저자
소개

알란 우(Alan H.B. Wu)는 미국 펜실베니아주 도일스타운(Doylestwon)에서 태어났다. 유년기 때 그는 아버지의 직장을 따라 시카고로 이사해갔고 결국 인접한 도시인 일리노이주 모튼(Morton)에서 청소년 시절을 보냈다. 그는 일리노이주의 Niles West High School을 졸업한 후 인디애나주 퍼듀대학(Perdue University)에서 화학과 생리학을 전공했다. 그는 분석화학의 대가였던 그의 지도교수, Harry Pardue의 조언에 따라 일리노이 대학(University of Illinois) 대학원의 Howard Malmstadt 교수 밑에서 분석 화학(Analytical Chemistry)을 배우며 박사학위를 이수했다. 1980년 알란 우는 하포드병원(Harford Hospital) 임상화학과에서 박사후 과정 수련을 밟았다. 그는 여기서 George Bowers 박사와 Robert McComb 박사에게서 간효소와 칼슘 분석 방법에 대해 배웠고, Robert Burnett 박사에게서 혈액가스분석에 대해, Robert Moore 박사에게서 임상화학 전반과 내분비 검사에 대해 배웠다. 1982년 알란 우는 휴스턴에 위치한 텍사스 헬스 사이언스 센터(Texas Health Science Center) 대학 병원 진단검사의학과(Pathology and Laboratory Medicine)의 조교수가 되었다. 그는 곧 Hermann Hospital의 부교수로 승진했고 이곳에서 10년 근무했다. 이후 그는 박사후 과정을 수련했던 하포드병원의 임상화학검사실의 책임자로 이동하였고, 이후 코넷티컷 대학(University of Connecti-cut) 병원의 진단검사의학과 교수로 임명되었다. 2004년 그는 캘리포니아 주립 샌프란시스코대학병원(University of California, San Francisco, UCSF) 진단검사의학과의 교수로 임명되었다. 현재 그는 샌프란시스코 종합병원 임상화학과의 책임자로 있으면서 캘리포니아주 독극물중독관리센터의 의학자문위원회에 소속되어 있다. 알란 우는 부인과 함께 캘리포니아주 팔로알토에 거주 중이며 슬하에 네 자녀가 있다.

서문

현대인들은 수많은 약을 복용하고 있다. 해열제나 진통제로 먹는 타이레놀, 불면증에 시달릴 때 먹는 수면제, 불안할 때 먹는 진정제 등 여러 약물을 너무나 쉽게 구해서 복용하고 있다. 그러나 우리가 쉽게 구해서 먹는 약들 때문에 수많은 사람들이 죽음에 이르고 있다는 사실을 사람들은 모르고 있다.

나는 지난 30여 년 동안 진단검사의학과의 교수로 근무하면서 다양한 약물중독 환자들을 경험했다. 이 중에 여러 환자가 법정 분쟁의 당사자여서 나는 다양한 의료소송의 증인으로 참여하였고 안타까운 일들을 많이 경험했다. 잘못된 감기약 복용으로 사랑스런 아이를 잃어버린 젊은 어머니, 진통제와 수면제로 사용되는 케타민을 남용해서 젊은 나이에 요절한 의사, 진정제의 오남용으로 아버지를 잃은 딸, 진통제를 잘못 복용해서 교통사고로 사망할 뻔한 천재, 한 순간의 호기심으로 투약한 마약 때문에 사망한 소녀 등 사랑하는 친지를 떠나보내고 비통해하는 사람들을 볼 때마다 마음이 너무 아팠다. 나는 약물중독 분석 전문가의 리더로서 내가 경험했던 사실들을 대중에게 알려 이들이 이런 불행스런 일을 경험하지 않도록 하고 싶은 소망이 있었다.

해열진통제인 타이레놀이나 항생제인 페니실린, 마취제인 코카인 같은 약물들은 인류의 삶을 개선시키는데 지대한 공헌을 했다. 그러나 이렇게 이로운 약물도 오남용이 일어나면 죽음을 부른다. 나의 업무 중 주요 파트가 환자의 혈액 속에 존재하는 이들 약물의 농도를 체크하여 적정 용량이 투여되고 있는지 확인하는 일이었기 때문에 나는 어느 누구보다도 더 이런 사건의 심각성을 크게 인식하고 있다.

이 책에 서술된 나의 경험이 일반 대중에게 약물 오남용의 심각성을 깨닫게 해주는 계기가 되기를 바란다.

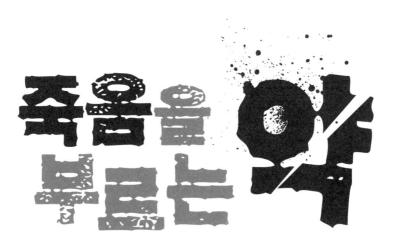

TOXICOLOGY!

BECAUSE
WHAT YOU DON'T KNOW CAN KILL YOU

죽음을 부르는 약

첫째판 1쇄 인쇄 | 2020년 1월 28일
첫째판 1쇄 발행 | 2020년 2월 07일

옮 긴 이   이혜경 이승옥 김영식
발 행 인   장주연
출 판 기 획   한수인
편집디자인   양은정
표지디자인   김재욱
발 행 처   군자출판사(주)
　　　　　　등록 제4-139호(1991. 6. 24)
　　　　　　본사 (10881) **파주출판단지** 경기도 파주시 회동길 338(서패동 474-1)
　　　　　　전화 (031) 943-1888   팩스 (031) 955-9545
　　　　　　홈페이지 | www.koonja.co.kr

ISBN   979-11-5955-515-2
정가   16,000원

역자
서문

인간이 살아가는 세상은 다양한 물질이 존재한다. 주변에서 흔히 보는 흙, 돌, 철, 플라스틱, 합성섬유, 고무 등은 인간 체내에 존재하는 물질이 아니다. 인간의 신체는 매우 정제된 성분으로 이루어져 있어서 물(H_2O)이 체중의 약 60%를 차지하고 있고, 나머지는 뼈와 근육 등 유기물질이 차지하고 있다. 그래서 물의 구성성분인 산소(oxygen)가 체중의 약 65%를 차지하게 된다. 나머지는 유기물의 주성분인 탄소(약 18%), 수소(약 10%), 질소(약 3%)가 차지하고 있다.

인간의 신체는 정제된 공간을 유지하기 위해 정교한 시스템을 갖추고 있다. 즉, 신체에 해로운 물질이 유입되면 이를 제거하는 간과 신장을 가지고 있다. 물론 독버섯이나 비소 같은 독약이 몸에 해롭다는 사실을 인간은 지구상에 존재한 이후 경험적으로 알고 있다. 그래서 이런 독약을 먹지 못하도록 교육받아 왔다.

그렇지만 치료약으로 투약된 약(medicine)도 독약이 될 수 있다는 사실도 우리는 알아야 한다. 즉, 투약된 약이 간과 신장에서 원활히 제거되지 못하고 신체에 쌓이게 되면 정제된 공간의 균형이 깨져서 독약이 됨을 알아야 한다. 이 책은 실제 현장에서 일어난 일이 기술되어 있어서 약(medicine)의 위험성을 체감하기에 유익하다. 이 책의 저자인 닥터 우는 임상 화학의 권위자로 수많은 법정 다툼의 증인으로 참여했었다. 그리고 그 사건들 중 일부가 이 책으로 소개되어 있다.

이 책이 진통제를 과다 복용 중인 만성통증 환자들에게, 의료계통에 종사하는 의료인들에게, 의료인을 꿈꾸는 청소년들에게, 신체에 호기심 있는 사람들에게 좋은 교훈이 될 수 있기를 소망해본다.

목차

감기약으로
사망한
아이

레드플레인이라는 동네는 캘리포니아주 동쪽 시에라 국립공원과 인접한 시골마을이다. 1900년대 초반 금광이 발견되면서 형성된 마을로 당시 5백 명 정도가 거주하는 조그마한 광산 마을이었다. 그 후 따뜻한 기후와 비옥한 토질 때문에 자두와 복숭아, 포도 등을 재배하는 농장들이 많이 생겨났다. 농장들의 성장과 함께 레드플레인도 인구가 2천 명에 육박하는 소도시가 되었지만 대도시인 프레스노나 샌프란시스코와는 차이가 매우 컸고 이들 지역과 멀리 떨어진 시골 소도시였다.

광부의 아들이었던 닥터 포드는 광산이 활기차던 1920년대에 이곳에서 태어났다. 그는 도시로 나가 의사가 된 후 바로 자신의 고향으로 돌아와서 가정의학과 병원을 개업했다. 조그마한 마을이 조금 더 큰 마을로 변해가는 것을 닥터 포드는 모두 지켜보았다. 시골이고 인구가 적다 보니 모든 지역주민들이 서로를 알고 지냈다. 도시가 작고 외진 곳에 있다보니 이 지역에 의사는 닥터 포드, 단 한 명 밖에 없었다. 50년 넘게 지역주민의 건강을 책임지면서 그는 포드라는 이름보다는 닥터라는 이름으로 불리는 경우가 많았다.

대도시에서 멀리 떨어진 외진 지역이라서 주변 마을에서도 몸이 아프면 닥터 포드를 찾아왔다. 마을 사람들은 포드를 사랑하고 존경했다. 아프면 모두 포드에게 갔고, 포드의 처방대로 약을 먹었고, 포드의 조언대로 대도시의 큰 병원을 찾아갔다. 산모는 포드에게 와서 아이를 출산했다. 그 지역 사람들 대다수가 세상에 태어날 때 포드와 함께 했다. 어떤 가족은 네 세대에 걸쳐서 모든 아이를 포드가 받았다. 닥터 포드는 80세가 넘는 나이였지만 자신의 의료지식을 끊임없이 개선하기 위해 노력하는 정열가였다.

포드는 50년 넘게 한 지역사회의 의료를 책임져왔다는데 커다란 자부심을 느꼈다.

"난 초음파 기기나 간이 혈액검사 기기가 없어도 환자의 질환을 알아내는 데 큰 문제가 없어. 청진기랑 머리만 있으면 돼. 요즘 젊은 의사들은 너무 기계에 의지해."

포드가 커피를 마시러 자주 들르는 근처 약국의 약사에게 요즘 세태를 한탄하며 종종 이야기했다. 지난 50년 동안 커다란 의료 사고 없이 환자를 치료해왔기 때문에 포드는 1차 진료에 매우 큰 자신감이 있었다. 포드는 청진기로 심장 질환 환자의 심장소리를 잘 구별해내었고, 폐렴 환자들의 호흡 소리도 잘 구별해내었다. 촉진을 하는 그의 손은 아직도 민감했고, 환자들이 호소하는 괴로움과 고통을 듣고서 환자가 가지고 있는 질환을 잘 유추해내었다. 환자가 감기나 그저 경미한 질환을 앓고 있으면 처방해준 약을 먹고 집에 돌아가 잘 먹고 편히 쉬라는 조언을 해주었다. 만약 환자가 수술을 요하는 질환을 앓고 있다든지 생명에 중한 질환을 앓고 있다고 의심이 되면, 환자를 인근 대도시 큰 병원으로 소견서와 함께 보냈다.

"스트레스가 만병의 근원입니다. 항상 스트레스를 피하시고, 너무 몸을 혹사시키면 안됩니다. 아프면 잘 쉬어야 합니다." 닥터 포드는 생활습관을 중요시여겼다.

"제 때에 적당량의 식사를 해야 합니다. 그리고 규칙적인 운동이 중요하죠. 항상 마음을 밝게 가져야 합니다." 닥터 포드가 항상 자신을 찾아오는 환자들에게 했던 말이었다.

"가능한 술을 멀리해야 합니다." 포드는 이 말을 할 때, 항상 확신에 차 있었다. 포드가 볼 때 술은 만병의 근원이었다.

닥터 포드는 시내 중심부에 조그만 병원에서 진료했다. 그 병원에는 한 명의 원무과 직원과 한 명의 간호사가 함께하고 있었다. 간호사 베티는 25년 넘게 이 병원에서 일했고, 원무과 직원인 프리실라는 베티의 큰 딸이었다. 닥터 포드에게도 세 명의 자식이 있었지만 이미 30여 년 전에 대도시로 떠나고 없었다. 또한 아내는 10년 전에 대장암으로 사망했기에 닥터 포드는 베티 모녀를 가족처럼 생각했다. 과거에는 사설 의료보험 가입자가 많지 않았기 때문에 병원을 방문한 환자들은 현금이나 신용카드로 치료비를 냈다. 그러나 요즘은 찾아오는 환자들 대부분이 의료보험에 가입되어 있는지라 의료보험 회사에 비용을 청구하는 업무가 병원 원무과의 주요 일이었다. 닥터 포드는 병원에 찾아올 수 없는 거동이 불편한 환자나 운전을 못하는 환자들을 위해 왕진을 다녀오기도 했다. 또한 포드는 새로운 의료지식을 습득하기 위한 노력을 등한시하지 않았다. 그는 매달 레드플레인으로부터 70km 떨어진 대도시인 콜린스빌의 종합법원 응급실에서 5일 동안 페이닥터로 근무하며 자신의 의학지식을 새롭게 하기 위해 열정을 불태웠다.

코너스 마테오와 안드레아 마테오는 레드플레인으로 이주한 신혼부부였다. 둘은 근처 대도시인 콜린스빌 출신으로 서로 같은 고등학교를 다녔었다. 코너스는 자기 여동생의 친구였던 안드레아를 어렸을 때부터 봐왔다. 어렸을 때는 4살이라는 나이 차이 때문에 단순히 동생으로만 여겼었는데 안드레아가 고등학생이 되자 이성에 대한 감정이 싹트기 시작했다. 코너스는 대학에서 경제학을 배웠고 졸업하자마자 안드레아를 찾아가 청혼했다. 대학에 가서 공부하는 것이나 개인적인 재능을 키우는 것보다는 단지 사랑하는 사람과 함께 있는 것이 더 좋았던 안드레아는 고등학교를 졸업하자마자 코너스의 청혼을 받아들였다.

둘은 코너스의 직장이 있던 레드플레인으로 이주하여 신혼을 꾸렸다. 코너스는 고등학교 야구부 시절 이 지역 고등학교와 정기전을 하기 위해 자주 레드플레인에 방문했었다. 코너스는 이 지역에 대한 추억이 좋았기 때문에 졸업하자마자 이 지역 신용금고 채용에 응시했었다. 다행히 채용되었고, 결혼도 할 수 있었다. 둘은 시 외곽에 집을 얻었고, 안드레아는 남편과 함께 꿈 같은 날을 보냈다. 아이를 갖고 싶었던 안드레아의 소망대로 결혼한지 4달만에 아이가 생겼다. 둘은 너무 행복했고, 안드레아는 태아를 위해 가끔 마시던 맥주도 일체 하지 않았다. 집 근처에 산부인과 병원이 없었기 때문에 그녀는 70km 떨어진 콜린스빌의 산부인과 병원에 정기적으로 방문하여 태아의 건강을 체크했다.

아이는 여름에 태어났다. 원래는 한 달 뒤에 태어나야 했지만 임신 9개월만에 태어난 것이다. 아이는 만삭의 신생아에 비해 체구가 작았는데 체중이 1.5kg 밖에 안되는 미숙아였다. 아이의 폐는 미성숙 상태였기 때문에 호흡이 원활하지 않았다. 폐의 수축과 확장을 도와주는 표면활성물질(surfactants)의 생성 부족으로 인해 호흡을 원활하게 할 수 없어서 급성호흡곤란증후군(acute respiratory distress syndrome)에 빠진 것이었다. 아이는 인공호흡기의 도움으로 호흡을 유지해야 했다. 또한 아이는 황달이 심해서 눈동자를 비롯한 온몸이 노랗게 보였다. 아이의 간(liver)이 미성숙하여 황달을 일으키는 빌리루빈을 원활히 제거하지 못했기 때문이었다. 아이는 신생아중환자실에서 14일 동안 치료받은 다음에야 호흡과 간기능이 제대로 돌아와 퇴원할 수 있었다. 퇴원 당시 아이의 체중은 2.4kg로 다른 신생아들에 비해서 아직 가벼운 저체중 상태였다.

초보 엄마인 안드레아는 약해 보이는 아이를 위해 모유 수유에 정성을 다했다. 분만 후 2주 동안 아이와 떨어져 있으면서 애닳아했던 그녀는 자신의 가슴에 파묻혀 젖을 먹고 있는 아이가 그렇게 사랑스러울 수가 없었다.

아이가 집으로 돌아온 지 일주일 되던 월요일부터 아이는 고열이 나면서 매우 보채기 시작했다. 코너스는 퇴근하자마자 아내와 함께 아이를 데리고 소아과가 있는 콜린스빌 종합병원으로 달려갔다. 도착한 시간이 저녁이었기에 둘은 아이를 응급실로 데려갔다. 그날 응급실 당직의사였던 닥터 포드가 아이를 진찰하게 되었다. 포드는 아이의 상태를 부모에게 들은 후 청진기 등을 이용해서 진찰하고나서 아이가 감기에 걸렸다고 판단했다. 아이는 미숙아였고 감기로 인해 모유 수유가 쉽지 않았기 때문에 응급병동에 입원해서 수액 등 보존적 치료를 받았다. 포드는 아이의 감기 증세 완화를 위해 브로마탄(bromatane) 시럽 1cc를 하루에 네 번 경구투여하며 치료하였다. 아이는 브로마탄 시럽을 먹으며 증세가 호전되어 입원한 지 3일만에 퇴원하였다. 퇴원하는 아이에게 닥터 포드는 브로마탄 시럽을 동일하게 처방해주었다.

"안드레아, 아이가 다 나을 때까지 이 시럽을 하루에 네 번 계속 먹이세요."

집에 돌아온 안드레아는 아이에게 규칙적으로 약을 먹였다. 그리고 또한 모유 수유도 거르지 않았다. 아이는 기침도 줄어들고 모유도 잘 먹게 되었다. 그러나 퇴원 5일째부터 아이의 움직임이 둔화되기 시작했고 젖도 조금밖에 먹지 않았다. 안드레아는 아기에게 열이 없었기 때문에 심각하게 생각하지 않았다. 이틀이 더 지난 아침에 아이가 잠에서 깨지 않자 안드레아는 너무 무서워 911에 구급요청을 했다. 곧이어 구급요원이 도착하고 아이는 콜린스빌 종합병원으로 이송되었다. 응급실에 도착했을 때 아이는 이미 사망상태였다. 응급실에서 아이의 사망을 선고받은 안드레아는 제대로 서 있을 수가 없었다. 안드레아를 옆에서 부축하던 남편은 눈물을 흘리며 아내를 위로할 수밖에 없었다.

아이가 갑자기 사망했기 때문에 경찰뿐만 아니라 아이의 부모도 부검을 요청했다. 경찰은 아이 부모의 아동 학대를 의심했기 때문이었고, 아이 부모는 이틀 전까지도 자신들을 바라보며 밝게 웃었던 아이의 죽음을 이해할 수 없었기 때문이었다. 부검의는 상해나 뇌출혈, 위장관출혈, 위장관출혈, 심혈관계이상,

독극물 등이 존재하는지 세심히 검사했다. 부검 결과 물리적 손상이나 질병에 의한 사망 소견은 없었다. 그러나 혈액검사에서는 감기약 성분인 슈도에페드린(pseudoephedrine)과 브롬페니라민(brompheniramine)이 고농도로 측정되었다. 이 두 가지 약물은 포드가 처방한 감기약인 브라마탄 시럽의 주성분인데 아이의 혈액에서 측정된 농도가 슈도에페드린의 경우 755ng/ml였고, 브롬페니라민의 경우 68ng/ml였다. 이 정도의 혈중 농도면 아이를 죽음으로 몰아넣을 수 있는 치명적인 고농도였다. 부검의는 이 두 가지 약물이 아이를 죽음으로 이끌었을 가능성이 높다고 결론지었다.

부검이 끝나고 그 다음날 아이의 장례식이 레드플레인 공동묘지에서 치뤄졌다. 닥터 포드와 두 명의 병원 직원 그리고 부부의 지인들이 아이의 장례식에 참여하여 아이의 죽음을 애도했다. 지역 주민들은 어느 누구도 아이의 죽음과 관련하여 닥터 포드를 비난하지 않았다. 50년 넘게 오지와도 같은 자신들의 마을에서 함께하며 지역주민들의 건강을 지킨 닥터 포드를 지역주민들은 비난하고 싶지 않았던 것이다. 지역주민들은 포드를 자신들의 가족으로 여겼다. 포드에 의해서 자신의 가족 중 누군가가 생명의 구함을 받았던 기억들이 많이 있었다. 주민들은 아이가 미숙아였기 때문에 죽었을 것이라 생각했다. 다른 아이들이 감기에 걸렸을 때 흔하게 먹는 감기약 때문에 안드레아의 아이가 죽었을 것이라 생각한 지역주민은 없었다.

그렇지만 안드레아와 코너스 부부는 달랐다. 그들은 이곳 레드플레인에서 자라지도 않았고, 이 80살 먹은 노인에 대한 어떤 존경심도 가지고 있지 않았다. 그들은 왜 아이가 죽었는지 진실이 밝혀지길 원했다. 그들은 콜린스빌에 있는 변호사 사무실을 찾아갔다. 그들은 변호사 맥카프리에게 자신들이 당한 억울함을 호소했다. 사람들이 아이의 죽음을 아이나 아이 부모였던 자신들에게 돌리는 것 같아서 너무나 마음이 아팠다. 자신의 품에 안겨 웃고 있던 죄없던 아이를 생각하니 억울함이 더 커졌다.

"안드레아, 알겠습니다. 제가 최선을 다해서 아이의 사인을 밝혀보겠습니다."

코너스 부부가 닥터 포드를 상대로 의료소송을 제기하려 한다는 소문이 퍼지자 지역주민들은 코너스 부부를 이상하게 바라봤다. 코너스의 직장 동료들도 코너스의 처사에 불만을 제기했다.

"어떻게 닥터 포드를 고소할 수 있어? 그분은 열심히 치료한 것 밖에 없는데."

변호사 멕카프리는 아이에게 투여한 감기약이 정말로 아이를 사망에 이르게 했는지, 아이에게 적당량이 투여되고 있었는지 밝혀야 한다는 사실을 이해했다. 그는 자신이 알고 있는 소아과 의사에게 이 사건에 대해 조언을 구했다. 그리고 그 소아과 의사는 나에게 전화를 걸어 이 사건 해결을 도와줄 것을 부탁했다.

나는 세 아이의 아버지로서 아이들을 양육해 보았기 때문에 코너스 부부의 상황이 매우 안타깝게 느껴졌다. 많은 환자들이 의사의 처방전 없이도 구입할 수 있는 감기약들을 무분별하게 복용해서 수많은 위험에 처하는 상황을 나는 자주 보아왔기 때문에 이 사건이 남의 일 같지가 않았다.

변호사 멕카프리와 나 그리고 소아과 전문의 제프가 모여서 이 사건을 논의했다.

"유아나 어린이는 치료 시 특히 세심한 주의가 요구됩니다." 소아과 전문의 제프가 말했다.

"현재 사용되고 있는 약들은 대부분 성인이나 청소년을 대상으로 하기 때문에 이런 약을 아이들에게 처방할 때는 용량 감량이나 부작용 등 많은 요소를 고려해야 합니다. 감기로 심하게 앓고 있지 않는 유아들에게는 수분 보충 등 보존적 치료만 필요한 경우도 많습니다. 감기가 자연적으로 소멸되도록 기다리는 것이죠. 그렇지만 이를 결정하는 것도 쉬운 일은 아닙니다. 왜냐하면 아이들은 자신이 아픈 정도를 표현하지 못하기 때문에 실제로 심하게 앓고 있는데도 불구하고 의사가 모르고 치료 시기를 놓치는 경우도 있기 때문입니다. 닥터 포드의 처방이 전적으로 잘못되었다고 말할 수는 없습니다. 아이의 상태를 100% 모두 알 수는 없으니까요." 제프가 다시 말했다.

약리학을 배웠던 나는 미숙아와 유아가 약물을 대사하는 능력에 큰 차이가 있음을 언급했다.

"일반적으로 소아나 청소년은 성인에 비해 신진대사가 활발해서 약물의 적정 투여량도 성인에 비해 상대적으로 많아야 합니다. 그러나 미숙아는 이에 해당되지 않습니다. 미숙아는 신체 장기가 성장해 가는 과정 중에 있습니다. 그런고로 약물을 대사하여 제거하는 장기인 간의 기능도 매우 약합니다. 안드레아의 아이는 임신 10개월이 아닌 임신 9개월에 태어난 미숙아였습니다. 그래서 간기능이 완전하게 작용하지는 못하고 약한 상태였을 것입니다. 정상적으로 태어난 아이들에 비해 안드레아의 아이는 좀 더 적은 용량의 약을 투여했어야 합니다. 설사 아이가 2주 동안 신생아중환자실에서 입원했었더라도 아이가 아직 미숙아라는 사실은 변하지 않습니다. 태어난 후 2주가 지났지만 실제로는 아직도 태아와 비슷한 상태인 것이죠." 내 생각을 이야기했다.

나는 부검의로부터 죽은 아이의 혈액에서 측정된 혈중약물농도 결과를 받았다. 혈중 슈도에페드린 농도가 755ng/ml였고, 혈중 브롬페니라민 농도가 68ng/ml였다. 나는 의료정보문헌 검색을 통해 혈중 슈도에페드린 농도가 700ng/ml를 넘을 때 사망한 영유아 사건을 많이 찾아볼 수 있었고, 혈중 브롬페니라민 농도가 50ng/ml를 넘을 때도 다수의 영유아가 사망한 경우를 확인할 수 있었다.

'아이가 사망한 데에는 닥터 포드의 과실이 있을 수밖에 없겠구나.' 속으로 생각했다.

변호사 맥카프리의 생각으로는 이 사건을 의료소송하면 당연히 코너스 부부가 이기는 것이었다. 공신력 있는 기관이 발행한 약전에서도 슈도에페드린과 브롬페니라민 약은 신생아와 미숙아 그리고 산모에게는 처방하면 안되는 것으로 적혀 있었기 때문이었다. 그는 닥터 포드가 아이의 사망에 대해 사과를 하고 보상금을 줌으로써 이 사건을 마무리 지을 수 있다고 생각했다. 그러나 맥카프리의 예상과는 다르게 닥터 포드측 변호사 제리는 이에 동의하지 않았고 닥터 포드의 무죄를 주장했다.

"포드측 변호사가 합의를 하지 않는 것을 보니 저쪽에서 무언가 믿는 것이 있나봅니다." 맥카프리가 전화로 나에게 알려왔다. 레드플레인은 조그마한 도시라 이 지역에서 활동하는 변호사들은 서로 알고지냈다. 닥터 포드는 이 지역에서 명망 있는 인사였기 때문에 이를 담당한 변호사도 이 노신사에게 불명예를 안겨주기 싫었다.

변호사 제리는 부검의가 제출한 소견을 반박하기 위해 저명한 약리학자를 증인으로 세웠다. 닥터 스테판은 약리학과의 부교수였다. 그녀는 변호사 제리와 함께 재판 전 사전심리에 참석해서 상대측 변호사인 맥카프리에게 사망한 아이의 혈중농도검사 결과 해석이 잘못되었음을 이야기했다.

"저는 아이의 혈중에 존재하는 슈도에페드린과 브롬페니라민의 농도에 대해 생각해보았습니다. 이 두 가지 약물이 체내에서 제거되는 반감기(half-life)를 고려했을 때 아이가 죽은 이후 채혈한 혈액에서 측정된 두 가지 약물의 혈중농도는 처방전대로 약을 투여했을 때 도저히 나올 수 없는 농도입니다. 너무 높게 나타난 것입니다. 그런 이유로 처방전보다 더 많은 약이 투여되었다는 가정이 성립됩니다. 아이 엄마인 안드레아가 너무 걱정되어 약을 자주 먹였거나 다른 약을 약국에서 구입하여 추가로 먹였을 수 있습니다." 스테판이 이야기했다.

"교수님, 안드레아는 절대 그런 일이 없었다고 말했습니다. 그녀는 닥터 포드가 처방한대로 잘 맞추어 아이에게 약을 먹였다고 했습니다. 우리는 안드레아가 아이에게 먹인 약병을 보관 중에 있습니다. 남은 약을 보면 안드레아의 말이 사실임을 알 수 있습니다." 변호사 멕카프리가 말했다.

"그렇지만 안드레아가 다른 약국에서 추가적으로 약을 구입해서 아이에게 먹였을 수 있습니다. 우리는 이 사실을 이해해야 합니다. 사람들은 아프고 불안하면 생각보다 약을 더 많이 먹기 쉽습니다." 스테판이 말했다.

"네, 그럴 수 있습니다. 그러나 레드플레인은 작은 도시이고 약국이 몇 개되지 않습니다. 우리는 그 약국들을 모두 찾아갔었습니다. 그리고 안드레아뿐만 아니라 안드레아 가족이 약국에서 또 다른 감기약을 구입했는지 확인했었습니다. 그 자리에는 경찰도 있었습니다. 확인한 바로는 이분들이 감기약을 추가적으로 구매하지 않았다는 것입니다." 멕카프리가 말했다.

"그렇지만 아이의 혈중농도검사를 보면 슈도에페드린의 농도가 브롬페니라민에 비해 매우 높습니다. 이것을 보면 아이의 가족이 아이에게 슈도에페드린만을 추가적으로 먹였다는 것을 의심할 수밖에 없습니다. 그리고 브로마탄 시럽은 슈도에페드린과 브롬페니라민, 덱스트로메토판 등 세 가지 약제의 혼합물입니다. 아이가 규칙적으로 브로마탄 시럽을 먹었다면, 혈중에 슈도에페드린과 브롬페니라민뿐만 아니라 덱스트로메토판도 함께 검출되었어야 합니다. 그런데 부검 당시 검사한 혈액검사에서는 덱스트로메토판이 검출되지 않았습니다. 그런고로 아이는 브로마탄 시럽 이외에 슈도에페드린이 포함된 다른 감기약을 먹었다고 볼 수가 있습니다." 스테판이 이야기했다.

변호사 멕카프리는 스테판교수가 반론한 부분에 대해 제대로 대답할 수가 없었다. 그는 사전심리가 마치자마자 나에게 전화를 걸었다.

"상대가 제시한 가정이 매우 사실적입니다. 이대로 가다가는 우리가 패소하게 됩니다. 박사님, 어떻게 하면 좋을까요?" 멕카프리는 침울한 목소리로 나에게 물어보았다.

"슈도에페드린을 경구투여했을 때 이 약이 위장을 통해 체내에 흡수되고 나서 체내에서 제거되는 정도가 사람마다 다른데 이들의 반감기를 보면 5시간에서 8시간 사이를 보입니다. 브롬페니라민은 사람마다 더 다양해서 반감기가 10시간에서 30시간 사이의 분포를 보입니다. 덱스트로메토판은 2시간에서 4시간 사이의 분포를 보입니다. 덱스트로메토판이 다른 두 가지 약물에 비해 체내에서 보다 빨리 제거되기 때문에 혈중농도가 아마 낮게 유지되어 있을 것 같습니다. 너무 낮아서 검사자가 실수로 빠뜨렸을 수도 있습니다. 아이의 혈액검사 결과 원본을 우리가 면밀히 검토할 필요가 있습니다." 나는 아직 패소하지 않았다는 사실을 말하며 멕카프리를 위로했다.

우리는 아이의 혈액이 검사되었던 국립독극물검사실에 찾아갔다. 멕카프리는 검사실 책임자에게 부검결과에 대한 의료소송건으로 인해 원본 검사결과를 확인할 필요가 있어서 왔다고 말하며 협조를 구했다. 혈중 약물농도인 슈도에페드린과 브롬페니라민은 단순한 방법으로는 측정이 되지 않는다. 그래서 가스크로마토그래피(gas chromatography)와 결합된 질량분석기(mass spectrometry)로 측정된 것이었다. 질량분석기는 매우 민감한 검사기기로 극미량의 약물도 혈액내에 존재하면 검출해내는 기기다. 나는 질량분석기의 결과 데이터를 면밀히 검토했다. 그 결과 원본 검사결과에서 덱스트로메토판이 의심되는 검사 소견을 찾아내었고, 검사실 책임자에게 혈액을 다시 검사해줄 것을 요청했다. 검사가 진행되는 동안 우리는 대기실에서 기다렸다. 3시간이 지난 후 검사실 책임자가 우리에게 어색한 표정으로 다가왔다.

"박사님 말씀처럼 혈액 속에서 덱스트로메토판을 발견할 수 있었습니다. 다른 물질과 혼동해서 우리가 실수를 했습니다. 죄송합니다." 우리는 검사실 책임자의 진심어린 사과를 듣고서 안도했다. 그리고 검사실 책임자에게 감사함을 전했다. 왜냐하면 검사실 책임자가 자신이 했던 오류가 밝혀지는 것을 꺼려해서 검사를 다시 하고서도 새로 확인된 사실을 올바르게 말해주지 않았을 수도 있었기 때문이었다. 검사실은 곧바로 검사 결과를 정정해서 새로운 보고서를 내주었다. 그리고 결과지를 다시 팩스로 부검의에게 보내주었다. 아이의 혈액에서 검출된 덱스트로메토판도 300ng/ml로 매우 높아 치명적인 농도였다.

재판 전 사전심리가 진행된 곳이 레드플레인과 가까운 곳이었기 때문에 이곳에서 재판이 진행된다면 재판에 참여한 배심원들이 공정한 판결을 내리기 어렵다는 의견이 있었다. 그래서 재판은 멀리 떨어진 캘리포니아주 프레스노에서 진행되었다. 나는 약물중독분석 전문가로서 원고측 증인으로 증인대에 섰다.

"박사님, 국립독극물검사실에서 재검한 결과에 따르면 사망한 아이의 혈액에서 덱스트로메토판이 검출되었습니다. 이것이 아이의 사망과 어떤 연관이 있다고 보십니까?" 멕카프리가 나에게 물었다.

"사망했을 당시 아이의 혈액에서 덱스트로메토판이 검출되었는데 그 농도가 치명적으로 높았습니다. 건강한 사람에게 투여했을 때는 체내에서 잘 제거되는 약물도 유아, 그 중에서도 미숙아에서는 제거가 잘 안 됩니다. 왜냐하면 혈액 속 약물을 제거하는 장기인 간과 신장이 덜 성장해서 약물을 원활하게 제거할 수 없기 때문입니다. 그래서 투여량을 줄여 주어야 합니다. 특히 미숙아에서는요. 이것을 고려하지 않고 약을 투여하게 되면 약이 체내에서 더디게 제거되면서 축적이 일어나게 됩니다. 결국 계속 투여하다 보면 혈중에 약물 농도가매우 높아져 치명적인 상태가 되고 환자가 사망하게 됩니다. 우리는 사망한 아이가 사망 당시 미숙아 상태였다는 확실한 증거들을 가지고 있습니다." 나는 대답했다.

"박사님, 그 증거들이 어떤 것들인가요?" 멕카프리가 물었다.

"크게 세 가지가 있습니다. 첫 번째로는 아이가 저체중아로 한 달 먼저 태어났다는 것입니다. 두 번째로는 아이가 태어났을 당시 황달이 심해서 자외선 치료를 받은 것입니다. 황달이 발생한 이유는 간기능이 좋지 않아서 황달을 일으키는 빌리루빈(bilirubin)이 간에서 원활하게 제거되지 않았기 때문입니다. 세 번째로는 폐 성장이 미숙해서 아이가 급성호흡곤란증후군을 앓았다는 것입니다. 이런 사실들로 미루어보면 아이는 미숙아로 태어난 것입니다." 나는 대답했다.

"조금 전에 보셨다시피 아이의 어머니는 아이에게 임의로 약을 더 주거나다른 약을 추가로 투여하지 않았다고 증언했습니다. 또한 경찰관 등이 조사한바로는 아이의 부모가 추가적으로 약을 더 샀다든지 더 주었다는 어떤 증거도발견되지 않았습니다. 그녀는 20살에 불과한 초보엄마로 의사의 지시를 거역할정도의 경험이 많은 사람이 아닙니다. 박사님, 생각하시기에 아이의 사인은 무엇이라고 보십니까?" 멕카프리가 물어보았다.

"아이는 브로마탄 시럽의 과다 복용으로 사망했다고 생각합니다." 나는 대답했다.

상황이 불리하게 돌아가자 닥터 포드측 변호사는 판사에게 잠시 휴회를 요청했다. 닥터 포드측 변호사는 멕카프리에게 다가와서 협상을 제시했다. 아이의 부모는 닥터 포드의 처벌을 원한 것이 아니었다. 단지 진실이 밝혀지고 사과를 받고 싶었던 것이다. 부모측 변호사였던 멕카프리는 협상안을 제시했다. 닥터 포드측은 아이 죽음에 대해 사과를 하고 배상금을 지급하겠으니 소송을 중단하자고 요청했다. 아이의 부모는 이런 제안보다는 닥터 포드가 일선 진료에서 물러나야 한다고 생각했다. 닥터 포드는 80세로 일선 진료를 하기에는 너무 고령이었다. 다른 아이들이 혹시라도 자신들의 아이처럼 의료사고로 사망할 수 있다는 걱정 때문이었다. 변호사는 한쪽 옆에서 기다리고 있던 닥터 포드에게 가서 상황을 이야기했다.

"아이의 부모는 선생님께서 더 이상 일선에서 진료를 보면 안된다고 생각하고 있습니다. 이번 의료사고도 어쩌면 선생님의 잘못이 아닐 수도 있습니다. 그렇지만 이 소송에서 우리가 이길 가능성은 거의 제로에 가깝습니다. 선생님은 아무도 개업하려고 하지 않는 외진 조그만 소도시에서 50년이 넘도록 지역주민의 건강을 책임져왔습니다. 이제 명예롭게 은퇴하셔도 좋다는 생각입니다." 변호사는 닥터 포드에게 위로의 말을 건넸다.

닥터 포드는 이번 소송을 통해서 자신이 처방한 약이 태어난지 한 달도 안된 아이를 죽음으로 몰고 갔다는 사실을 깨달았다. 지난 50년 넘도록 감기 때문에 병원에 방문한 소아나 청소년, 그리고 성인들에게 브로마탄 시럽을 자주 처방했었지만 아무런 후유증 없이 모두 건강을 회복했었다. 그런 경험 때문에 의료소송이 제기되었을 때 닥터 포드의 느낌은 황당 그 자체였다. 그러나 이 감기약이 미숙아로 태어난 유아에게는 매우 치명적이 될 수 있음을 이번 사건을 통해 깨닫고 회한의 눈물을 흘릴 수밖에 없었다. 닥터 포드는 의자에서 일어나 아이의 부모에게 다가가서 진심으로 사죄했다.

닥터 포드는 자신의 병원으로 돌아와서 자신을 기다리고 있던 베티와 프리실라에게 말했다.

"베티, 난 이제 너무 늙었어요. 새로운 세대가 이 지역을 책임질 수 있도록 저는 은퇴를 하는 것이 맞다고 생각합니다. 지금까지 함께 해줘서 감사했습니다."

6개월 뒤에 레드플레인 시장은 닥터 포드를 위해 은퇴식을 열었다. 그 은퇴식에는 닥터 포드에게 치료를 받았던 지역주민 천여 명이 참여했다. 이 조그만 소도시에 이렇게 큰 인파가 몰린 것은 처음 있는 일이었다. 지역사회에 헌신한 이 노신사에 대한 감사의 마음 때문이었으리라······.

닥터 포드가 은퇴한지 2년이 지나서야 이 소도시에 다시 병원이 개원되었다. 이 40대 의사가 이 소도시를 찾아왔을 때는 이미 닥터 포드는 고인이 되어 있었다. 오직 평생을 외길로 하나의 목표를 정진해오던 노신사는 갑자기 자신의 목표를 잃어버리자 정신과 육체의 노화가 급격히 진행되어 은퇴한지 1년도 못 되어 사망한 것이다. 그리고 자신들의 첫 아이를 잃은 슬픈 기억과 의료소송 때문에 지역주민들과 갈등을 빚었던 안드레아 부부는 레드플레인을 떠날 수밖에 없었다. 그들은 콜린스빌로 이사했으며 그곳에 있던 지방 금융기관에 취직했다. 그들은 곧 두 번째 아이를 가졌다.

처방전 없이도 다양한 약을 약국에서 구입할 수 있다. 사람들은 언제, 어디서나 살 수 있는 비전문의약품을 안전하다고 생각한다. 그러나 그것은 사실이 아니다. 특히 약품에 동봉되어 있는 안내서에 적혀져 있는 대로 약을 먹지 않았을 때는 매우 위험하다. 최근 들어 감기약 때문에 사망한 사례가 점점 많아지고 있다. 비전문의약품은 바쁜 현대인의 생활 스타일에 맞추어 강력한 약효가 좀 더 빨리 나타나는 형태로 바뀌고 있다. 이렇게 선전된 약들이 특정한 사람들에게는 매우 위험하다. 왜냐하면 이런 약물들은 기존 약에 비해 약 용량이 증대되어 있기 때문이다.

미숙아는 간의 대사 기능이 매우 미약하기 때문에 건강한 아이에게 투여되는 약물용량이 치명적일 수밖에 없다. 아쉽게도 간의 대사 능력을 병원 임상에서 실제적으로 측정할 수 있는 방법은 개발되어 있지 않다. 아이가 태어났더라도 아이의 간기능이 좋은지 나쁜지를 정확히 알 수는 없다. 단지 임신기간과 생후 연령으로 간기능 상태를 추정할 뿐이다. 과거에는 많은 미숙아들이 태어남과 동시에 혼흡곤란 등으로 사망했다. 그러나 최근에는 의료기술의 발달로 아주 심한 미숙아도 생존하는 경우가 흔하다. 이런 미숙아를 만삭아와 동일한 기준으로 치료하면 매우 위험하다.

일부 청소년이나 젊은 성인들이 덱스트로메토판이 함유된 감기약을 대량 구매하여 과다복용하기도 한다. 고농도의 덱스트로메토판이 환각효과를 나타내기도 하기 때문이다. 감기약의 주요성분인 슈도에페드린의 과다복용은 심박동수 증가나 불안, 환각, 출혈 등 다양한 부작용이 있다. 이러한 이유로 미국 41개 주의 약국에서 비전문 일반의약품으로 판매가 불가능하도록 제재하고 있다. 또한 약국에서 약물 판매 추적을 통해 일정 기간 동안 과도한 용량이 판매되지 않도록 제재하고 있다. 현재 병원 등 대부분의 의료기관에서 슈도에페드린이나 덱스트로메토판 같은 감기약의 혈중농도를 측정할 수 있는 측정기기를 구비하고 있는 곳은 없이 실정이다. 그래서 모든 환자는 임상 증상을 통해 중독이 의심되는 경우에 약물중독 치료를 받고 있다. 물론 미국의 몇몇 약물중독 분석검사기관에서 이들 약물의 존재여부를 검사해주고 있지만 검사 결과를 받기까지 너무 시간이 오래 걸려서 응급을 요하는 환자 치료에 별 도움이 되지 못하고 있다.

　나는 변호사 멕카프리를 통해서 닥터 포드의 죽음을 전해 들었다. 약물중독 분석 전문가로서 의료소송에 도움을 주기 위해 참여했지만 그로 인해 평생을 지역사회 의료에 헌신한 노신사를 갑작스럽게 죽음으로 내몬 것 같아서 마음이 착잡했다. 대도시로부터 멀리 떨어진 소도시에서 의료를 펼치려는 의사를 보기는 쉽지 않다. 지역주민을 위해 최신의 의료지식을 습득하기 위해 노력했던 노신사의 마음을 알기에 더 마음이 울적했다.

역자 톡(Translator Talk)

브로마탄 시럽은 현재 미국에서 판매되는 어린이 시럽 감기약으로 슈도에페드린과 브롬페니라민, 덱스트로메토판 등 세 가지 성분이 혼합된 약이다. 여러 가지 브로마탄 시럽이 존재하고, 이것들은 세 가지 성분의 구성비가 조금씩 다르다. 영유아에 처방되는 시럽 1cc 속에는 슈도에페드린 12mg과 브롬페니라민 1mg, 덱스트로메토판 3mg이 들어있다. 슈도에페드린은 코막힘을 완화하고, 브롬페니라민은 항히스타민제로 콧물과 코막힘을 개선하며, 덱스트로메토판은 기침을 억제한다. 이 세 가지 성분은 지금도 다양한 감기 시럽에 용량을 달리하여 이용되고 있다. 그리고 타이레놀 같은 해열제 시럽을 함께 복용하는 것이 일반적인 어린이 감기약이다.

감기 시럽을 복용하면 약은 위장을 통해서 혈액으로 흡수된다. 흡수된 약은 혈액을 통해 전신으로 퍼져서 코와 인후, 기관지 부위에서 감기 증상을 완화시키며 동시에 신장과 간을 통해서 혈액 속에 있는 감기약이 제거되기 시작한다. 인간이 생존하며 발생하는 노폐물은 거의 모두 신장이나 간을 통해 제거되며 또한 외부에서 투여된 약도 거의 모두 신장이나 간을 통해 제거된다. 약물들은 증상완화에 작용을 하면서 사라지는 것이 아니라 신장이나 간에서 강제적으로 제거되면서 몸에서 사라진다. 그런고로 체내 노폐물이나 인체에 필요하지 않은 성분들을 제거하는 신장과 간의 작용을 이해하는 것도 유익하다고 하겠다.

혈액은 체중의 약 7~8%를 차지하고 있다. 혈액은 심장을 통해서 전신순환을 하게 되며 전신 구석구석으로 흐르게 된다. 혈액은 복강에 존재하는 신장이나 간을 통과하는 과정 중, 혈액 속에 존재하는 약물들의 제거가 이루어진다. 신장은 초미세 구멍이 뚫린 사구체와 세뇨관으로 이루어져 있는데 사구체를 통과하게 될 때 혈액내 다양한 성분들이 여과되어 배출되게 된다. 간에는 여러 가지 효소가 존재해서 간을 통과하는 혈액내 약물들을 대사하여 대변으로 배출되게 한다. 미숙아의 경우 간과 신장의 기능이 떨어진 경우가 보통이다. 간기능이 저하된 경우 혈액 속에 존재하는 약물들이 간에서 제거가 원할히 이루어지지 않는다. 즉, 간기능을 제대로 할 때는 간에서 제거되는 약물들은 혈액이 간을 통과할 때 거의 모두 제거된다. 그러나 간기능을 제대로 못하면 간을 통과하는 혈액 속 약물들이 일부만 제거되고 나머지는 다시 전신순환으로 돌아가게 되어 체내 약물량이 제때 줄어들지 못하게 된다.

환자들이 약을 하루에 세 번, 또는 두 번 일정하게 투여받는 이유는 체내에 투여된 약이 일정한 비율로 계속 제거되기 때문이다. 만약 체내 투여된 약이 제거되지 않는다면 굳이 약을 자주 투여할 필요도 없다. 그러나 우리 몸은 노폐물 제거 기관인 신장과 간이 존재하기에 체내 투여된 약물도 노폐물로 간주되어 체내에서 제거가 이루어지게 된다. 체내 투여된 약은 일정한 규칙으로 제거가 이루어진다. 왜냐하면 약물 제거 기관인 신장과 간에 혈액이 일정한 속도로 유입되기 때문이다. 체내 투여된 약물이 일정하게 제거되는 정도는 반감기(half-life)라는 개념으로 쉽게 알 수 있다. 반감기는 혈중 농도가 절반으로 줄어드는 시간을 의미한다. 즉, 체내에서 빨리 제거되는 약물은 반감기가 짧고, 체내에서 느리게 제거되는 약물은 반감기가 길다.

브로마탄 시럽 성분 중 브롬페니라민의 반감기는 10시간에서 30시간으로 사람마다 다르지만 다른 두 성분(슈도에페드린 5~8시간, 덱스트로메토판 2~4시간)에 비해 매우 길다. 그런고로 동일한 간격으로 약을 주게 되면 브롬페니라민의 농도가 혈액 속에 축적되어 계속 상승하게 된다. 그래서 시럽 속 성분 중 브롬페니라민의 함량이 가장 낮은 이유 중 하나이다.

미숙아들은 간과 신장이 완전하게 성장하기 전에 출산을 통해 세상 밖으로 태어난다. 그래서 간과 신장의 기능이 저하된 경우가 대부분이다. 이야기 속 아이는 미숙아였는데 안타깝게도 건강한 영유아들을 대상으로 투여하는 용량이 투여되었다. 브로마탄 시럽의 세 가지 성분은 닥터 포드의 예측했던 것과는 다르게 제거가 원활히 이루어지지 않았다. 이런 상태에서 약을 먹는 기간이 늘어나자 혈액 속에 약 성분들이 계속해서 축적되게 된 것이다. 이들 약물이 고농도로 체내에 축적되면 교감신경이 자극되어 초조하고 불안해지며 심장기능 이상 등으로 사망하게 된다.

감기 치료제로 사용되는 진해거담제와 항히스타민제 그리고 해열제는 매년 한국에서 가장 많이 처방되는 약물이다. 건강보험심사평가원의 자료를 분석해보면 진해거담제와 해열진통제가 처방 상위 1위와 2위를 다투는 것을 알 수 있다. 이런 약물들 중에서 과다복용으로 죽음에 자주 이르게 하는 약물이 바로 타이레놀이다. 우리나라 병원 응급실에 있다보면 종종 타이레놀 중독환자를 보게 된다. 타이레놀은 세계인이 가장 많이 애용하는 해열진통제로 마트에서도 쉽게 살 수 있는 범용 약물이다. 그러다보니 타이레놀 남용이 너무 흔하게 일어나고 있다. 많은 사람들이 몸이 너무 아파서, 그리고 빨리 통증의 고통에 벗어나고자 권장용량보다 훨씬 많은 용량을 복용하고 있다. 타이레놀은 추천 용량대로 복용한다면 매우 안전한 약물이지만 만약 과다복용한다면 간부전으로 죽음에 이르는 경우가 발생한다.

타이레놀은 아세트아미노펜(acetaminophen, paracetamol)이라고도 불리는 약간의 소염제 효과를 띠는 해열제이다. 과거에는 해열을 하지 못해 많은 환자들이 죽은 것을 생각하면 1800년대에 등장한 아스피린이나 타이레놀은 인류에게 축복이었다. 타이레놀은 반감기가 2~3시간이기 때문에 하루에 한 번 복용하면 흡수된 타이레놀이 간에서 모두 대사되어 제거되어 버린다. 하루에 세 번 복용하더라도 8시간마다 한 번씩 복용하는 꼴이기 때문에 적정량을 복용하게 되면 혈중에 타이레놀 성분의 축적은 거의 일어나지 않는다. 그런데 문제는 많은 양의 타이레놀을 복용하거나 적정 용량이더라도 하루에 5번 이상씩 지속적으로 장기 복용을 복용했을 때이다. 이런 경우 혈중 농도가 매우 높아져 간에 손상을 주게 되고 간의 괴사가 일어나 간부전에 빠져 결국 죽음에 이르게 된다.

현재 미국에서 간이식을 하는 주된 이유는 바로 타이레놀 중독으로 인한 간의 괴사(necrosis)이다. 미국에서 일어나는 간부전(liver failure)의 50% 이상이 바로 타이레놀 과다복용이고, 이들 환자 중 0.4% 정도가 사망하는 것으로 나타나고 있다. 이런 상태가 꾸준히 지속되는 이유는 그만큼 타이레놀의 유용함이 커서 꾸준히 사람들의 선택을 받고 있기 때문이다.

타이레놀을 복용하면 혈액에 흡수된 타이레놀은 전신으로 퍼지게 된다. 전신에 퍼진 타이레놀은 해열작용을 하면서 동시에 간에서 대사되어 대변으로 배출되기 시작한다. 혈중 타이레놀은 간을 통과할 때 간세포에 흡수되어 간세포 내에서 분해된다. 이때 관여하는 효소가 시토크롬 P450(cytochrome P450) 효소이다. 간세포에는 시토크롬 P450 효소가 다량으로 존재해서 간세포 내에 흡수된 타이레놀을 분해한다. 그렇지만 너무 많은 양이 간세포 내로 흡수되면 타이레놀 분해산물들이 원활히 제거가 되지 못하고 간세포내에 축적되게 되는데 이런 물질들이 역으로 간세포를 파괴(necrosis)하는 상황이 벌어진다. 타이레놀 중독 상태 때문에 간세포들이 급격히 파괴되기 시작하면 간염환자들에게서 나타나는 것처럼 전격성 간부전 상태가 나타나게 된다. 결국 사망하게 되는 것이다. 특히 타이레놀을 복용 중일 때 알코올 섭취를 주의해야 한다. 왜냐하면 알코올이 간효소인 시토크롬 P450의 기능을 저해하기 때문이다. 결국 알코올로 인해 간세포 내에 흡수된 타이레놀이 제대로 제거되지 못하는 상황이 초래된다.

타이레놀은 진통제 등 다양한 약품에 혼합되어 판매되고 있다. 사람들은 현재의 아픔에서 해방되고자 이런 약물들을 과다복용하는 경우가 흔하다. 의사가 처방약 복용 지침을 인지시켜주지만 이를 따르지 않는 경우가 흔하다. 왜냐하면 아프기 때문이다. 순간의 고통을 벗어나기 위해 무분별하게 약물을 과다복용하게 되면 결국 사망에 이른다는 사실을 사람들이 모른다는 것이 안타깝기 그지 없다.

강요된
평온

게일은 30대 중반의 미모의 여성으로 샌프란시스코 소재 미연방지방법원의 법원 서기로 근무하고 있었다. 그녀는 지적이고 보수적인 성격이었는데 그때까지 여러 남성을 만나보았지만 특별히 마음에 드는 남자가 없어서 홀로 시내 오피스텔에서 지내오고 있었다. 그녀의 주된 관심사는 홀로 살아가고 있는 아버지 맥스였다.

맥스는 70대 중반으로 샌프란시스코에 인접한 소도시에서 연금으로 생활하고 있었다. 그는 평생을 경찰로 복무하였고 은퇴한 후 얼마 되지 않아서 아내가 암으로 사망하는 불행을 겪었다. 그의 세 딸들 중 둘은 이미 결혼해서 멀리 동부 보스톤과 뉴욕에서 생활하고 있었고 오직 막내딸 게일만이 서부에 위치한 샌프란시스코에 살면서 일주일에 한두 번 아버지를 찾아가 저녁식사를 함께 하는 형편이었다.

맥스는 자상하거나 사랑스러운 사람은 아니었지만 가족을 위해 일생을 바친 아버지였다. 그는 술을 많이 먹지도 않았고 불륜을 저지른 적도 없었다. 오직 아내와 아이들을 바라보며 살아왔던 것이다. 아이들의 발레 공연이나 수영대회에는 꼬박꼬박 참여했지만 직장 일도 철두철미하여 끝나기 전에 자신의 볼일을 보러 나가는 사람이었다. 그가 70세가 되었을 때 그의 아내가 암으로 고통받다가 사망하게 되었다. 항상 자신의 말벗이 되어주던 아내의 죽음은 맥스를 우울하고 무기력하게 만들었다. 그런 외로운 아버지를 위해서 막내 딸 게일만이 가끔 그의 집으로 찾아오곤 하였다.

어느 날 맥스가 집 앞에서 쓰레기를 버리다가 넘어져 골반뼈가 부러지는 중상을 당했다. 맥스는 가까이 있는 딸에게 전화를 걸었다. 게일은 근무 중에 아버지 전화를 받고 놀라서 달려갔다. 집에 도착하니 아버지가 현관문 앞에서 엎드려 있는 자세로 통증을 참고 있었다. 게일은 바로 응급차를 불러서 근처 큰병원으로 모시고 갔다. 다행히 골절 크기가 크지 않아서 수술로 호전될 수가 있었다. 골반뼈가 부러지는 큰 부상을 당했지만 동부에 거주하는 딸들은 전화로 안부를 묻는 것이 전부였다. 게일은 말로만 걱정을 하고는 그 어떤 도움도 주지 않는 언니들이 조금은 원망스러웠다.

맥스가 골반 골절로 치료받은 지 5년이 지나서 맥스는 치매증상을 보이기 시작했다. 현관문 열쇠를 어디에 놓아두었는지 잊어버려서 딸에게 전화를 걸어 열쇠의 행방을 묻는 경우가 비일비재했다. 어느 날에는 차를 끓이려고 가스불을 켜두고서는 끄질 않아서 부엌에 화재가 일어날 뻔했었다. 게일은 아버지를 홀로 두면 안 된다는 사실을 자각했다. 그녀는 불쌍한 아버지가 편히 쉴 수 있는 요양병원을 알아보았다. 그녀의 눈에 띈 것이 셔우드엠 요양병원이었다. 이 병원은 평온하고 평화로운 노년을 목표로 운영되는 고급 요양병원이었는데 입원료가 매우 비쌌다. 그녀는 동부에 사는 언니들에게 전화를 걸었다.

"언니, 아빠가 치매에 걸렸어. 매우 심해. 혼자서는 살아갈 수 없다고 판단해서 치매 전문 요양병원을 알아보았는데 아빠가 받는 연금으로는 치료비를 충당하는데 좀 부족. 언니, 좀 도와줄 수 있어?"

"음… 게일, 너도 알다시피 내가 살고 있는 보스턴은 생활비가 매우 비싼 곳이야. 피터 피아노 레슨을 시키기도 빠듯한 지경이야. 게일, 아빠를 조금 더 저렴한 요양병원에 입원시키면 안될까?"

게일은 언니들이 불쌍한 아버지를 생각해주지 않는 것 같아 매우 슬펐다. 그녀는 가족을 위해 평생을 살아왔다가 치매에 걸린 불쌍한 아버지를 평온하게 모시고 싶었다. 그녀는 자신이 좀 부담스러웠지만 아버지를 셔우드엠 요양병원에 입원을 시켰다.

'잘한 거야. 몇 년 있으면, 몇 년 지나면 돌아가실 지도 모르는데 짧은 기간이나마 편한 곳에서 지낼 수 있다면 내 마음이 아프지 않을 것 같아.'

게일은 근무가 끝나면 자주 아버지를 찾아왔다. 찾아올 때마다 아버지의 기력이 점점 쇠해지는 것을 알 수 있었다. 그녀는 마음이 너무 아팠고, 그럴수록 더 자주 병원을 찾게 되었다. 요양병원에 입원한 지 2년이 지나자 아버지의 건강이 급속히 악화되었다. 치매 증상은 더 심해졌고, 고집을 부릴 때가 많았으며, 체중이 점점 줄어서 뼈가 드러날 지경이 되었다. 게일은 주기적으로 요양병원을 찾았기 때문에 아버지의 상태 변화를 아픈 마음으로 지켜보았다. 어느 날부터 맥스는 정신이 혼탁할 때가 많았고, 우울증을 보이다가 갑자기 안절부절하고 격분하는 태도를 보이는 경우가 잦았다. 환자를 담당하고 있던 병원 간호사는 이런 행동을 보일 때마다 퀴티아핀(quetiapine)이라는 약을 복용시켰다. 이 약은 정신분열증과 조울증 치료제였는데, 맥스는 과거에 한 번도 복용해 본 적이 없던 약이었다. 이 약은 맥스가 정신적으로 불안하고 격분할 때 사용되었다. 이 약을 복용시킬 때마다 간호사는 간호기록에 맥스의 평온한 시간(Max's Quiet-a-Time)이라고 적었다.

어느 때처럼 토요일에 아버지를 찾아갔을 때 아버지는 고열과 함께 전신을 급격히 떨고 있었고, 정신은 혼탁한 상태여서 아버지는 게일을 알아보지 못했다. 게일은 너무 놀라서 간호사에게 의사를 불러줄 것을 요청했다.

"아버지가 저를 알아보지 못해요. 이마를 만져보니 너무 뜨겁습니다. 아버지가 무척 아픈 것 같아요. 당직의사를 불러주세요."

"보호자님, 너무 걱정하지 마세요. 저희는 이런 경우를 많이 봐왔습니다. 해열제를 투여하고 지켜보다가 호전이 안되면 당직의사에게 연락하겠습니다."

수간호사는 맥스가 독감에 걸린 것이라고 게일을 안심시켰다. 게일은 불안한 마음으로 그날 저녁에 집으로 돌아갔다. 그러나 수간호사의 예측과는 다르게 맥스는 다다음날 월요일 아침 사망한 채로 그의 침대에서 발견되었다. 월요일 아침 직장에서 아버지의 사망 소식을 들은 게일은 잘못 전해들은 것이 아닌가 생각하며 급히 병원으로 달려갔다. 야윈 아버지가 죽은 듯이 침대에 누워 있었다. 게일은 너무 놀라서 우두커니 사망한 아버지를 바라볼 뿐이었다. 월요일 출근한 의사는 맥스의 사인이 노환이라고 단정지었다. 이틀 전까지만 해도 자신의 곁에서 자신을 희미하게나마 알아보던 아버지가 독감을 이기지 못해서 갑자기 죽었다는 사실을 게일은 받아들이기 힘들었다.

게일은 곧바로 부검을 의뢰하였다. 담당 부검의사는 전신을 부검하면서 사망과 관련된 단서를 찾기 위해 노력했다. 사체에서 혈액을 채취하고 혈액 속에 죽음과 관계된 약물이 존재하는지 검사하였다. 부검한 결과, 심장의 관상동맥에 중등도의 동맥경화가 발견되었지만 혈관이 막혀 있는 상태가 아니라서 심근경색을 배제할 수 있었다. 그 외에 근육 위축 소견과 관절염 소견 등이 발견되었을 뿐 다른 특이 사항은 발견되지 않았다. 혈액 검사에서는 퀴티아핀 약물 농도가 기대치보다 높게 측정되었지만 부검의는 이것이 사인과 별 연관이 없다고 판단했다. 부검의는 맥스가 노환으로 사망했다고 추정했다.

게일은 부검의의 소견을 받아들일 수 없었다. 마지막으로 헤어졌던 토요일 저녁에 아버지 맥스는 약간의 의식이 돌아와서 자신을 바로보며 희미한 미소를 보냈기 때문이었다. 아버지는 감기 이외에 다른 질환을 앓아본 적이 없었다. 그런 아버지가, 80세도 되지 않은 분이 노환으로 갑자기 죽었다니 믿을 수 없었다. 게일은 부검의에게 여러 가지를 물어본 후 의심스러운 점을 발견할 수 있었다. 그것은 바로 혈액검사에서 조금 높게 측정된 퀴티아핀 농도였다. 부검의는 퀴티아핀이 맥스의 사망과는 관계가 없다고 말했지만 그녀는 그것을 받아들일 수 없었다. 왜냐하면 그 사실을 받아들이면 아버지는 노환으로 사망한 것이 되기 때문이었다. 그녀는 퀴티아핀과 관련된 죽음이 과거에도 있었는지 인터넷과 책을 통해 알아보았다. 그녀가 직장도 휴직을 하고 아버지의 사인 찾기에 몰입하자 그녀의 언니들이 걱정하기 시작했다.

"게일, 아버지는 노환 때문에 돌아가셨어. 나이가 80세 가까이 되셨으니 천수를 누렸다고 봐. 너도 아버지를 가까이서 챙기기 힘들었잖아. 이젠 잊어버려."

"언니, 언니는 아이들을 키우고 있어서 더 이상 아빠 생각이 나질 않았겠지만 난 아빠가 소중했어. 나에겐 아빠가 단 하나 밖에 없던 가족이었다고. 난 그렇게 건강하던 아빠가 갑자기 노쇠해지면서 돌아가셨다는 것이 믿기지 않아. 언니는 더 이상 아빠의 죽음에 대해 신경쓰지마. 물론 나에 대해서도 마찬가지야."

홀로 아버지 문제를 고민하다가 게일은 두 달 후 의료소송을 전문으로 하는 변호사를 찾아가서 아버지의 죽음에 대해 상담하였다. 그 변호사는 과거에 종종 나에게 약물 검사에 대한 자문을 구했었는데 이번에도 나에게 전화를 걸어 도움을 청하였다. 변호사의 전화를 받은 후 나는 곧 게일의 전화를 받을 수 있었다. "저는 요양병원으로부터 의무 기록을 복사해서 가지고 있습니다. 그리고 부검 보고서도 가지고 있습니다. 저는 박사님께서 이 기록을 검토해 주셔서 저의 아버지가 자연사인지 아니면 다른 이유로 돌아가셨는지 파악해 주셨으면 감사하겠습니다." 그녀가 전화로 말했다.

"아버지를 돌아가시기 이틀 전에 뵀었는데 전신을 떨며 너무 불안해했습니다. 제 생각에는 병원에서 안정제를 너무 많이 투여한 것 같습니다. 특이하게도 아버지가 돌아가시기 직전 주말에 적혀 있어야 할 의무기록이 없습니다. 그날 어떤 처방을 했는지 알 수가 없습니다." 전화기를 통해 그녀의 분노가 전해

저 왔다.

"확인해 볼 필요가 있을 것 같습니다." 나는 그녀에게 말했다.

"의무기록 사본과 부검 보고서를 스캔해서 저에게 보내주세요. 그렇지만 제가 아버님의 사인을 확실히 밝혀드릴 수 있을 것이라는 약속은 드릴 수 없습니다."

나는 게일로부터 서류를 받자마자 부검 보고서에 기록된 쿼티아핀 측정치를 먼저 확인했다. 고인의 혈액 내 쿼티아핀 농도는 952ug/ml이었다. 정상인에서 쿼티아핀의 적정 치료농도는 100~500ug/ml이므로 적정 치료농도보다 높았지만 부검의는 이 농도가 죽음을 초래한 원인이 아니며 자연사로 판단된다고 판단했다. 담당 부검의는 닥터 리사라는 여의사였는데 과거 나에게서 수련을 받았었다. 리사는 매우 매력적인 여성이었는데 당시 레지던트 수련을 같이했던 동료 남성들로부터 많은 흠모를 받았었다. 그녀는 성격도 매우 적극적이어서 부검 실습에 빠지지 않고 열정적으로 참여했었다.

나는 리사에게 전화를 했다.

"리사, 고인의 혈액 속에서 쿼티아핀이 높게 측정되었는데 이게 사인과 직접적인 연관이 없는 것인가요?"

"박사님이 저에게 가르쳐주신 사후 혈액성분 재배치 현상(phenomenon of postmortem redistribution)에 근거해서 정상적인 현상으로 판단했습니다." 리사가 대답했다.

사람이 죽게 되면 혈액 성분이 급격히 변한다. 사망으로 호흡이 중단되면 혈관 밖 여러 장기가 산소 공급 중단으로 인해 부패가 시작되고 이로 인해 장기 내 여러 성분이 혈액으로 유출되면서 여러 가지 성분들이 급격히 증가하기 때문이다. 이렇게 조직으로부터 혈액으로 유리되는 성분들의 양은 시체의 상태와 사후 경과 시간에 영향을 받는다.

"저는 저희 기관에 속한 법의학 독물 전문가와 이 검사 결과에 대해 상의를 했었습니다. 비록 고인의 혈액 속에 존재하는 쿼티아핀이 높게 측정되었지만 우리는 이 증가가 사후 혈액성분 재배치 현상 때문인 것으로 판단했습니다. 교수님께서도 아시겠지만 의료소송 사회에서는 이런 판단을 매우 보수적으로 합니다."

리사의 대답은 특별히 오류가 없었기 때문에 나는 그녀의 판단을 받아들였다. 그렇지만 나의 뇌리에서는 무언가 찜찜함이 존재했다. 왜냐하면 주말에 행해졌던 의무기록이 보이지 않았기 때문이었다. 나는 다시 한번 의무기록과 부검 보고서를 읽어보았다.

나는 게일의 변호사에게 고인의 혈액내 약물 검사 전반에 관한 서류를 보내줄 것을 요청했다. 변호사는 소환장을 발부해서 부검기관에 맥스의 약물 검사에 관련된 모든 자료를 요구한 후 그 자료를 보내주었다. 나는 검사에 관련된 모든 내용을 하나하나 분석했다. 검사에 이용되었던 검사 장비가 올바르게 작동하고 있었는지 그리고 검사 결과가 제대로 해석되었는지를 확인했다. 부검기관의 검사실은 약물 분석을 위해 최신 장비인 가스 크로마토그래피/질량분석기 (gas chromatography/mass spectrometry)를 사용하고 있었다. 나는 검사상 어떤 잘못도 찾아낼 수 없었으며 '리사는 잘못이 없으니 다행히 소송에 휘말리지 않겠구나' 생각하며 안도의 한숨을 내쉬었다.

그렇지만 한편으로 맥스의 죽음에 대한 사인을 규명할 수 없어서 실망하기도 했다. 나는 변호사에게 결과를 알려주기 전에 마지막으로 다시 한번 더 약물 분석 결과지를 검토하였다. 일견하기에 쿼티아핀이 높게 측정되었다는 것 이외에는 특별하게 발견되는 약물은 없었다. 그런데 아주 세밀히 보니 아주 저농도의 프로클로르페라진(prochlorperazine)을 발견할 수 있었다. 이 정도의 농도는 너무 낮아서 대부분의 부검의가 무시할 만한 수준이었지만 내가 볼 때는 이상한 검사결과였다. 왜냐하면 사후 혈액성분 재배치 현상으로 쿼티아핀의 농도가 높았다면 프로클로르페라진 같은 다른 약물들도 높게 나타나는 것이 일반적이기 때문이었다. 나는 쿼티아핀 농도가 높게 측정된 것을 단순히 사후 혈액성분 재배치 현상으로만 치부하기에는 무리가 있다는 것을 깨달았다.

나는 즉시 게일에게 전화해서 맥스가 무슨 약들을 복용하고 있었는지 물어보았다. 그녀는 아버지가 쿼티아핀과 프로클로르페라진을 함께 투여받고 있었다고 말했다. 의무기록을 보니 맥스가 지난 12개월 동안 쿼티아핀과 프로클로르페라진 약물을 표준 용량으로 처방받았다고 기록되어 있었다. 나는 닥터 리사에게 전화를 걸어 검사에 이용되었던 부검 당시 사체의 혈액이 아직까지 보존되어 있는지 물어보았다. 일반적으로 부검기관들은 빈번한 의료소송 등을 대비하기 위해 사체에서 얻은 검체를 약 6개월 정도 냉동보관하였다. 그런데 당시 내가 맥스의 사후 검체를 요청했을 때는 이미 8개월이 지난 상태라 모두 폐기처분 되었을지도 몰랐기 때문이었다.

"우리 법의학 세계에서는 눈알 속 유리체액(vitreous humor)도 냉동보관합

니다." 리사가 웃으며 대답한 것을 듣고는 나는 안심했다. 왜냐하면 이런 긍정
적인 유머는 리사가 아직도 맥스의 혈액 검체를 보관하고 있음을 의미하기 때
문이었다. 나는 리사에게 그 검체를 한 번 더 검사해 주기를 부탁했다.

"다시 검사한다고 무슨 차이가 있을까요? 교수님께서 부탁하시니 한 번 더
검사하도록 하겠습니다. 다음에 만나면 저에게 한턱 내셔야 합니다." 리사가 말
했다. 나는 수련 과정 때의 생기발랄하던 리사의 모습을 생각하며 "당연하죠."
기쁘게 말했다. 나는 검사 결과가 팩스로 오기를 초조하게 기다렸다. 일주일이
경과한 뒤 리사로부터 연락을 받았다. 책상 위의 팩스에서 검사 결과지가 한 장
한 장 복사되어 나오는 동시에 바로 결과지를 분석하기 시작했다. 그리고 내가
추측한 검사 결과를 확인했을 때 안도했고 바로 게일에게 전화했다. "아버님 사
인에 중요한 검사 결과를 확보했습니다. 변호사를 불러서 함께 이야기했으면
합니다."

내가 발견해낸 사실을 바탕으로 리사는 아버지, 맥스의 죽음에 대해 셔우드
엠 요양병원을 상대로 법정소송을 제기했다. 나는 법정에 참석해서 참고인 진
술을 하게 되었다. 피고인 요양병원의 변호사, 톰이 나를 상대로 질문을 했다.
처음에는 나의 경력에 대해 물어보고 이 소송에 참고인이 될 수 있는지를 파악
했다. 그런 다음 본격적으로 질문하기 시작했다.

"박사님, 박사님의 제자였던 부검 기관의 부검의도 맥스의 죽음을 자연사
로 판단했습니다. 박사님은 부검 당일에 그곳에 있지 않으셨죠?" 나는 고개를
끄덕이며 수긍을 했지만 피의자 변호사는 구두로 답변하기를 재촉했다. 나는
구두로 "그렇습니다."라고 대답했다. 그러자 변호사는 바로 질문을 했다. "당시
부검에 참여하지도 않았고 이미 8개월이 지난 상태인데, 박사님은 어떻게 맥스
가 쿼티아핀 중독으로 사망했다고 확신하실 수 있는지요?"

"네, 저는 부검 당시 현장에 있지는 않았습니다. 단지 8개월이 지난 후 과
거에 검사했던 검사 결과를 다시 분석했을 뿐이었습니다. 당시 부검의는 쿼티
아핀 농도가 유독할 정도로 높게 있는 것을 파악했지만 이는 사후 혈액성분 재
배치 현상 때문인 것으로 판단했습니다. 자연사한 사체에서 흔하게 일어나는
현상으로 치부했고, 이런 사실이 일반적으로 옳다고 받아들여지고 있는 현실
입니다. 그렇지만 저는 이런 판단을 반박하는 증거를 발견하였습니다. 그리고
부검 당시 혈액 검체를 얻어서 다시 한번 검사해서 이 사실을 확인했습니다."
나는 대답했다.

피의자 변호사는 의아한 표정으로 저를 다그쳤습니다.

"제가 알고 있기로는 맥스를 부검했던 부검 기관은 맥스의 혈액 검체를 6개월이 지나자 모두 폐기처분했었습니다. 그렇지 않습니까?"

"이번에는 운이 좋아서 맥스의 검체가 영하 70도 냉동고에 보관되어 있었습니다." 나는 대답했다.

"요양병원의 처방 기록을 보면, 맥스는 항정신병 치료제인 쿼티아핀과 프로클로르페라진을 동시에 투여받고 있었습니다. 모두 표준용량을 투여받고 있었는데요. 사후 혈액 검사 결과를 보면 두 가지 약물 중에서 쿼티아핀만 너무 높게 측정되었습니다. 만약 사후 혈액성분 재배치 현상이 일어났다면 두 가지 약물 모두 높게 측정되어야 하는데, 그렇지가 않았습니다. 쿼티아핀만 높게 측정되었습니다."

피의자 변호사는 의아해하며 물어보았다.

"부검 기관에서는 프로클로르페라진 농도에 대한 언급이 없었습니다. 박사님은 어떻게 확신할 수 있으십니까?"

"제가 근무하는 검사실에는 부검 기관에서 맥스의 혈액을 검사했던 검사 장비와 동일한 모델의 장비가 있습니다. 농도가 알려진 쿼티아핀과 프로클로르페라진 용액을 이 검사 장비로 측정해서 결과를 맥스의 검사 결과와 비교해보면 맥스의 사후 혈액 속에 존재하는 쿼티아핀과 프로클로르페라진 양을 정확히 추정해낼 수 있습니다." 나는 대답했다.

그러자 피의자 변호사가 물어보았다.

"부검 당시 맥스의 혈액 검사를 했을 때 부검 기관 검사실에서는 프로클로르페라진에 대해서 정량적으로 칼리브레이션(calibration)하지 않았기 때문에 프로클로르페라진의 양을 정확히 알 수 없었습니다. 물론 8개월 후에 재검한 검사에서도 검사실은 프로클로르페라진에 대해서 정량적으로 칼리브레이션하지 않았다고 들었습니다. 박사님은 어떻게 프로클로르페라진의 양을 정확히 유추할 수 있다는 것인가요?"

"네, 의아해하실 수 있다고 생각합니다. 이를 이해하기 위해서는 맥스의 사체 혈액 검사에 이용된 방법인 가스크로마토그래피 방법을 이해해야 합니다. 다양한 약물의 혼합물을 가스크로마토그래피 장비에 주입하면 약물 성분의 분자량과 이온화 정도에 따라 장비를 통과하는 시간(retention time, 체류 시간 또는 유출 시간)이 달라집니다. 그런고로 동일한 장비를 사용하고 동일한 운용 시약을 사용한다면 특정 성분의 유출 시간이 거의 동일합니다. 결과지를 보시면 프로클로르페라진의 유출 시간은 5.15분이고 쿼티아핀의 유출 시간은 3.50분입니다. 이 시간은 8개월 후에 재검사한 결과지에서도 동일함을 확인하실 수 있습니다. 이 5.15분에 측정된 성분의 양이 프로클로르페라진 양입니다. 쿼티아핀의 양을 알 수 있으면 상대적 비교를 통해 프로클로르페라진 양도 알 수 있게 되는 것입니다." 나는 대답했다.

피의자 변호사는 궁금해하며 다시 질문했다.

"유출 시간이 5.15분에서 측정된 성분이 프로클로르페라진이라는 것을 어떻게 알 수 있습니까?"

"네, 프로클로르페라진 표준 물질만을 따로 가스크로마토그래피 장비에 주입해보면 유출 시간이 5.15분임을 확인할 수 있습니다. 가스크로마토그래피 검사상 유출 시간 5.15분에 나타난 성분은 프로클로르페라진이라는 것이죠." 나는 대답했다. "유출 시간 5.15분에 나타난 성분의 그래프 높이를 보면 프로클로르페라진 양을 계산해낼 수 있습니다. 그리고 유출 시간 3.50분에 나타난 그래프 높이를 측정해서 쿼티아핀 농도를 파악할 수 있습니다. 제가 계산해보니 맥스의 사후 혈액내 프로클로르페라진 농도는 높지 않았고 적정 치료 농도 범위 이내였습니다."

"그렇다면 박사님의 말씀은 무엇을 뜻하는 것인가요?" 피의자 변호사가 물었다.

"요양병원의 처방 기록에 따르면 맥스는 두 가지 약물에 대해 표준 용량을 처방받고 있었습니다. 그렇다면 맥스의 혈액 속에는 두 가지 약물이 모두 적정 치료 농도 범위에 존재할 것입니다. 프로클로르페라진 농도를 보면 적정 치료 농도였습니다. 만약 맥스가 죽은 다음에 사후 혈액성분 재배치 현상이 급격히 일어났다면 혈관 밖 여러 장기 속에 축적되어 있던 두 가지 약물이 모두 혈액으로 유리되어 나오기 때문에 두 가지 약물 모두 높게 측정되어야 합니다. 그런데 검사를 해보니 쿼티아핀만 높게 측정되었고, 다른 약물인 프로클로르페라진은 높지 않게 측정되었습니다. 즉, 맥스는 죽기 전에 이미 쿼티아핀 과다 투여 상태였음을 의미합니다." 나는 대답했다.

피의자 변호사는 표정이 심각해지며 나에게 다시 물어보았다.

"박사님, 법의학 세계에서 검사 당시 정량해내지 않은 프로클로르페라진 양을 몇 달이 지난 다음에 칼리브레이션해서 유추하는 것이 유의한 것인지요?"

"임상검사에서 검사 방법에 따라서 칼리브레이션을 다르게 하고 있습니다. 어떤 검사 항목은 매일매일 칼리브레이션을 해서 농도를 결정하고, 어떤 검사 항목은 한 번 설정한 칼리브레이션으로 일주일 동안 사용하기도 합니다. 또 어떤 검사 항목은 한 번 설정한 칼리브레이션으로 한 달을 사용하기도 합니다. 그렇지만 이번처럼 8개월이 지난 상태에서 새롭게 설정한 칼리브레이션으로 과거 검사한 프로클로르페라진의 농도를 유추하는 것은 오류의 소지가 있습니다. 그 측정 농도가 정확하다고 어느 누구도 장담할 수 없습니다. 그러나 법의학 세계에서는 매우 유용하다고 생각합니다. 특히 이 사건처럼 쿼티아핀과 프로클로르페라진이 동시에 처방되어 혈액 속에 함께 존재할 때 혈액 속 약물 농도로 처방량을 추정할 때 유용하다고 생각합니다." 나는 대답했다.

피의자 변호사는 내 답변을 듣고 한참을 생각하더니 침울한 목소리로 "더 이상 참고인에게 질문할 것이 없습니다."라고 판사에게 말했다.

그로부터 2주 후 게일이 나에게 전화를 주어 소송이 어떻게 진행되고 있는지 말해주었다.

"교수님의 진술 이후에 법정은 아버지가 사망하기 직전에 아버지를 간호했던 담당 야간 당직 간호사를 불러 당시 상황을 진술하도록 했습니다. 우리측 변호사가 담당 간호사에게 당시 무슨 일이 있었는지 물었습니다. 담당 간호사는 떨리는 목소리로 당시 상황을 말하더군요. 그날 저녁 아버지는 전신을 떨고 헛소리를 하면서 매우 불안해했다고 합니다. 그 소리가 너무 커서 병동 환자들이 제대로 잠을 잘 수 없는 상태라서 수간호사에게 알렸다고 합니다. 수간호사는 쿼티아핀 용량을 두 배로 주어서 환자를 진정시키라고 했는데 자신은 그 이야기를 듣고 너무 불안했다고 합니다. 약이 너무 많이 투여되는 것 같다고 수간호사에게 말했지만 받아들여지지 않았다고 합니다. 아마 요양병원에서는 환자가 불안하고 흥분했을 때는 과용량의 쿼티아핀을 습관적으로 사용했던 것 같습니다. 너무 불안했던 간호사는 과용량의 쿼티아핀을 아버지에게 투여한 후 이 상황을 간호기록에 자세히 적어놓았다고 합니다. 혹시 있을지 모를 의료소송에서 자신을 보호하기 위해 적어놓았는데, 이날 기록이 감쪽같이 찢겨져 사라졌다고 합니다. 저와 변호사를 보면서 흐느끼며 죄송스러워하더군요. 그렇지만 수간호사는 너무 뻔뻔했습니다. 자신은 그런 지시를 내린 적이 없다고 발뺌했습니다. 그날 밤에 적힌 간호기록은 아직 발견되지 않고 있습니다. 아마 수간호사가 폐기해 버렸다고 생각됩니다. 이제 수간호사는 더 이상 병원에 출근할 수 없게 되었어요. 왜냐하면 그 요양병원이 해고시켜 버렸거든요."

"당신 언니들은 뭐라고 하던가요?" 나는 게일에게 물어보았다.

"언니들이 갑자기 아버지의 죽음에 관심을 나타내더군요. 이번 의료사고로 아마 큰 배상금이 생길 것으로 기대하나 봅니다. 정말 기분이 안좋아요. 그래서 제가 언니들에게 양심도 없다고 일침을 가했습니다. 지난 10개월을 생각하니 너무 분하고 어이없었습니다. 그렇지만 법적으로 그렇게 되지는 않을 것 같습니다. 제 변호사가 배상금을 나눠줘야 한다고 합니다. 우습죠?" 게일이 대답했다.

게일은 아버지의 억울한 죽음을 밝혀냈다는 사실에 안도해했다. 그리고 곧 언니들과도 화해했다. 이 세상에 오직 하나뿐인 혈연을 단지 작은 오해로 끊기에는 너무 소중했기 때문이다. 언니들이 아버지 집에 왔을 때 게일은 함께 아버지 묘소에 가서 아버지와 함께 했던 추억을 생각했다.

게일은 이번 의료소송을 통해 법률가가 되고 싶다는 생각이 들었다. 아버지의 억울한 죽음을 자기 혼자 힘으로 밝혀냈기 때문에 무엇을 하든지 잘할 수 있다는 마음이 생겼다. 그녀는 직장을 그만두고 법학전문대학원에 입학했다. 그리고 그곳에서 그녀는 인생의 반려자를 찾게 되었다.

쿼티아핀 같은 항정신병 치료제는 부작용이 매우 심하기 때문에 처방 시 매우 주의해야 한다. 이런 약물들은 일반적으로 사람마다 적정 치료 용량이 다르다. 이는 사람마다 약물 치료에 반응하는 정도가 다를 뿐만 아니라 사람마다 체내 약물을 제거하는 정도도 다르기 때문이다. 그래서 처음 투여할 때는 독성 효과가 없이 치료 효과만 나타나지만 일부 환자에게서는 체내 약물이 계속 축적되어 심각한 결과가 초래된다. 이런 약물을 처방할 때에는 전문 지식을 가지고 있는 의사의 지도가 필수적이다. 이런 약물을 투여 받고 있는 환자를 간호하는 간호사는 환자의 거동을 시간 단위로 면밀히 파악해서 약물유해반응(drug toxicity)이 나타나고 있는지 살펴보아야 한다.

불안증이나 우울증, 정신분열증으로 고통 받고 있는 환자들은 굉장히 불안하고 자살 충동을 느끼기 쉽다. 이런 환자들에게 투여되는 치료약이 환자에게 죽음을 초래할 정도로 독성이 심하다는 사실이 아이러니다. 이런 약을 처방하는 의사가 환자에게 평온한 삶을 주기도 하고 죽음에 이르게 하기도 한다. 맥스의 죽음을 통한 나의 경험은 미국의 요양병원에서 이루어지는 간호사의 약물 처방 권한이 너무 무분별하다는 것을 말해주고 있다. 이런 위험한 약물을 처방할 수 있는 자격 요건을 강화시키는 법이 제정되어야 한다. 물론 이런 법이 제정되기까지 많은 난관이 존재한다. 그러나 베이비붐 세대인 우리 세대가 나중에 맥스와 같은 위험에 처하는 것을 막기 위해서는 꼭 필요한 일이라 생각한다.

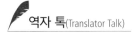 **역자 톡**(Translator Talk)

쿼티아핀은 조울증이나 우울증, 정신분열증 환자의 진정제로 많이 이용되고 있다. 그렇지만 과다 사용은 부정맥, 호흡곤란, 경련, 혼수 등을 유발하고 결국 죽음을 초래한다.

인간의 신경계는 약 1000억 개의 신경세포(neuron, 뉴런)로 이루어져 있는데 각각의 신경세포들은 시냅스(synapse, 접합부)를 통해 서로 간의 신호를 주고받고 있다. 한 개의 신경세포에는 여러 개의 시냅스가 존재해서 여러 신경세포들과 서로 연결되어 있는데, 하나의 신경세포에서 자극이 일어나면 시냅스로 연결된 여러 신경세포들도 동시에 자극되게 된다. 이때 시냅스를 통한 자극은 신경전달물질(neurotransmitters)이라는 물질의 매개로 이루어진다. 지금까지 알려진 신경전달물질만도 50가지가 넘는다. 그 중 대표적인 것이 도파민(dopamine), 세로토닌(serotonine), 히스타민(histamine), 에피네프린(epinephrine), 노에피네프린(norepinephrine), 아세틸콜린(acetylcholine) 등이다. 신경전달물질로 도파민은 신체근골격의 움직임을 활성화시키고, 의식을 집중하는데 관여하며, 즐거운 기분을 강화시킨다.

쿼티아핀은 시냅스에서 도파민의 작용을 강력히 억제해서 전정효과를 발휘한다. 쿼티아핀의 과다복용은 호흡곤란, 혼수, 부정맥, 심장정지 등을 야기해서 죽음을 초래하는데 아직까지 그 작용기전은 명확하게 밝혀지지 않은 상태이다. 프로클로르페라진도 마찬가지로 시냅스에서의 도파민 작용을 억제해서 진정효과를 발휘한다. 쿼티아핀과 프로클로르페라진, 두 가지 모두 체내에 흡수되었을 때 간에서 대사되어 제거된다. 두 가지 약물 모두 반감기가 약 6시간으로 일반적인 용량을 하루에 두 번 또는 세 번 투여하게 되면 큰 문제가 없다. 그러나 약을 과다복용한다든지 환자의 간기능이 손상되었다면 결국 혈중농도 증가로 사망에 이르게 된다. 이야기 속의 맥스는 치매를 앓는 노인으로 요양병원에서 노후를 보내게 되었다. 치매를 앓는 환자들은 기억력이 점점 사라지고, 이해력과 계산능력이 저하되며, 정신불안증을 보이기도 하고, 정신분열증 같은 증세를 보이기도 한다. 이런 환자들을 돌보는 의료인들 입장에서는 감정적인 노동이 매우 심할 수 밖에 없다. 그런고로 쿼티아핀이나 프로클로르페라진 같은 진정제를 자주 사용하고픈 유혹을 느낄 수 밖에 없다. 물론 증상 완화라는 좋은 의도가 있을 테지만 무분별한 진정제 사용은 결국 사망에 이르게 한다는 사실을 알아야 한다.

쿼티아핀의 반감기는 약 6시간이다. 즉, 쿼티아핀을 복용한 후 6시간이 지나면 복용된 양의 절반이 체내에서 제거된다는 것이다. 그리고 추가로 6시간이 더 지나면, 남아 있는 양의 절반이 체내에서 제거되게 된다. 이런 과정을 되풀이하다 보면 반감기의 5배 시간이 경과하게될 때 전체 복용된 양의 96% 정도가 체내에서 제거된다. 결국 하루에 두 번 또는 세 번 복용하는 경우 쿼티아핀이 체내에서 완전히 제거되기 전에 추가되는 것이므로 체내에서 약물의 축적이 일어나게 된다. 적정 용량에서는 약물 투여 기간이 아무리 오래되어도 약물의 체내축적이 처음 투여량의 두 배 정도에 불과하지만, 약물을 과다복용하게 되면 약물의 체내축적이 복용 수일 만에 5배, 6배, 7배 등 기하급수적으로 늘어나게 되어 결국 치명적인 상황이 벌어지게 된다.

맥스는 사망하기 이전부터 지속적으로 쿼티아핀을 투여받고 있었다. 단지 한두 번 더 쿼티아핀을 증량한다고 환자가 사망하지는 않는다. 이미 맥스의 혈중농도는 지속된 쿼티아핀 투여로 높아질 대로 높아져 있었고 결국 추가로 투여한 쿼티아핀이 호흡정지나 심정지를 발생시켰을 것이다. 이 요양병원에서는 맥스 같은 치매 환자들에게 쿼티아핀을 함부로 남용하고 있었을 것이다. 단지 맥스가 이 약물을 원활히 제거하지 못하는 유형의 사람이라서 혈중농도의 축적이 과도하게 일어난 상태였다고 생각한다. 왜냐하면 행동이 제어가 되지 않아서 쿼티아핀을 투여한 다른 치매 환자들은 사망에 이르지 않았기 때문이다. 다른 환자에게 투여한 약물이 안전한 상태였다고 다른 환자에게도 안전한 것은 아니다.

붉은
칵테일의
유혹

미국의 모든 응급의료센터는 알코올중독으로 입원한 환자를 치료할 수 있는 시설을 갖추고 있다. 알코올은 독성이 강해서 알코올을 처음으로 섭취한 10대 청소년들이나 폭음을 일삼는 성인들에게 위험한 상황을 초래한다. 알코올중독으로 입원한 사람들은 대부분 의식이 없거나 의식 상태가 정상이 아닌 경우가 많다. 이런 경우 의식 손상이 단순히 알코올중독 때문인지 아니면 뇌출혈 같은 뇌손상 등으로 발생한 것인지 구별이 불분명하다. 그래서 뇌CT 검사를 실시해서 뇌출혈 등 뇌병변 존재 유무를 응급으로 확인해 주어야 한다.

응급의료센터에 입원하는 많은 환자들이 교통사고 환자들인데 이중 다수는 음주운전을 한 경우이다. 그래서 응급의료센터에 입원한 환자들은 대부분 혈중 알코올 농도를 측정받게 된다. 채혈된 혈액은 진단검사의학과로 보내지게 되고 내가 책임자로 있는 임상화학검사부에서 검사가 이뤄진다. 이곳 샌프란시스코 종합병원 진단검사의학과에서는 하루에도 수천 건의 혈중 알코올 농도검사가 시행되고 있다. 대부분의 알코올중독 환자들은 입원 후 8시간 정도가 지나면 의식을 찾게 되고 퇴원하려고 한다. 이곳 검사실에서 실시되는 혈중알코올농도검사는 단지 진단과 치료 목적으로 실시되고 있지만 지방검사와 변호사, 경찰 등이 수시로 검사실을 방문하여 환자의 알코올 농도가 어떤지 알아보고 있다. 왜냐하면 환자가 음주운전으로 고소당한 상태이거나 음주와 관련하여 고소를 당한 경우가 많기 때문이었다. 이들은 임상화학검사부의 책임자로 있는 나를 빈번히 찾아올 뿐만 아니라 또 검사를 시행한 임상병리사에게도 자주 찾아와서는 검사 과정에 대해 물어보곤 했다.

법정 소송과 관련되어 지방검사나 변호사들이 진단검사의학과에 찾아오는 것은 매우 성가신 일이었다. 이들은 나에게 또는 임상병리사에게 법정에 출두해서 증언해 주기를 빈번히 요청했다. 검사실 직원들은 법정에 나가서 혈중 알코올농도 검사가 올바르게 검사되었는지에 대해 추궁당하곤 했는데 우리는 매일 수천 건의 혈중알코올농도검사를 시행하고 있었기 때문에 특정 검사에 대해 세세히 기억하는 것은 불가능했다. 우리는 법조인들의 무분별한 증언 요청을 억제하기 위해 세부적인 검사 과정 안내서 및 혈중 농도 결과 해석 방법을 작성해서 제공하고, 궁금한 점이나 법정 출두 요청은 나에게 먼저 가능한지 요청하도록 했다.

법정에 출두하면 약물중독 전문가인 나에게 증언을 요청하는 주제는 크게 세 가지다. 그 중 한 가지가 '사람이 술을 먹은 후 얼마가 지나야 혈액 속에 알코올 농도가 가장 높게 나타나는지'이다. 이것을 답해주기 위해서는 그 사람이 얼마나 자주 술을 먹는지, 얼마나 많은 양을 먹는지, 그리고 이 사람의 체격이 어느 정도인지를 자세히 알아야 한다. 일반적으로 맥주 한 캔을 먹는 것은 와인 한 잔이나 위스키 한 잔을 먹는 것과 같다.

다른 한 가지 질문은 '혈중 알코올농도가 0.1%가 나왔을 때 채혈 이전 즉, 대략 2시간 전의 혈중 알코올농도는 어느 정도였을까요?'이다. 일반적으로 섭취한 술이 장에서 흡수되어 혈액으로 유입되면 간에서 지속적으로 대사되어 제거되기 때문에 혈중 알코올이 꾸준히 감소하게 된다. 즉, 시간당 약 0.016%가 감소된다. 그러므로 채혈 당시 혈중 알코올농도가 0.1%였다면 2시간 전에는 혈중 농도가 약 0.132%가 되는 것이다.

그리고 나머지 한 가지 질문은 '사고 당시 음주가 그 사고에 영향을 미쳤다고 생각하는지'이다. 이 질문은 답변하기 매우 곤란한데 동일한 혈중 알코올 농도일지라도 개인에 따라 영향을 미치는 정도가 서로 다르기 때문이다. 술을 자주 마시는 사람이나 술에 유전적으로 강한 사람은 술을 가끔 마시는 사람이나 술에 약한 사람에 비해 자신의 모션을 훨씬 잘 조절하기 때문이다.

과거 프랭크라는 변호사가 기준치보다 높게 측정된 혈중 알코올농도 때문에 자격증 취소 위기에 몰린 고객을 위해 나를 찾아왔었다. 그때도 나는 위와 같은 조언으로 도움을 줄 수 있었다.

닥터 올리비아는 산부인과 레지던트 3년차였다. 그녀는 친구들과 칵테일을 즐기는 매혹적인 여성이었다. 3일 연휴를 끝내고 거친 얼굴로 산부인과에 출근한 날이었다. 그녀의 얼굴이 초췌한 것을 본 4년차 수석 레지던트가 올리비아에게 음주측정을 명령했다. 올리비아는 산부인과에 비치된 휴대용 음주측정기에 입을 대고 숨을 불었다. 측정기에 표시된 알코올농도는 0.035%였다. 이는 기준치 0.02%보다 높았기 때문에 당사자인 올리비아뿐만 아니라 수석 레지던트도 매우 놀랐다.

미국 내에서 산부인과는 의료소송이 매우 빈번하게 발생한다. 출산 도중에 출혈로 인해 산모가 죽는 경우도 있고 출산 과정 중에 신생아 신체 손상이 많기 때문에 의료소송을 당하는 경우도 많다. 이 의료소송에서 패할 경우 막대한 손해배상을 해주어야 했기 때문에 모든 산부인과 병원들은 납입금이 아주 비싼 보험에 가입하고 있어야 한다. 그렇지만 비싼 보험료를 받는 보험회사일지라도 가입 의료기관에서 의료사고가 발생하면 보험금을 지급하지 않기 위해 여러 가지 트집을 잡았다. 이 때문에 병원에서는 산부인과 의사들에게 엄격한 의료행위를 하도록 강요하고 있다. 예를 들어 산부인과 의사는 절대 음주 상태로 환자를 치료하면 안된다. 이를 위반할 시 의사면허를 박탈하는 규정도 있다.

"올리비아, 어떻게 된 일이죠? 알코올농도가 기준치보다 높게 나타났습니다. 당신도 아시다시피 병원당국에서는 음주에 대해 엄격합니다. 이 음주위반에 대해서는 저도 어떻게 해줄 수가 없어요." 수석 레지던트가 걱정스럽게 이야기했다.

올리비아는 상기된 얼굴로 대답했다.

"저는 어제 저녁에 와인 세 잔을 마신 것밖에 없습니다. 무언가 실수가 있는 것 같아요. 다시 한번 측정해 보겠습니다."

다시 측정했지만 알코올농도는 여전히 높았다. 그것을 본 수석 레지던트가 말했다.

"올리비아, 당신도 아시다시피 의료보험회사가 매우 엄격합니다. 그들은 음주행위에 대해 어떤 아량도 베풀지 않습니다. 알코올농도가 0.02% 넘는 경우 주의사협회에 보고해야 한다는 사실을 알고 있죠? 당신은 오늘 환자 진료를 할 수가 없습니다. 마음이 아프지만 며칠 이내에 방문할 캘리포니아주 의사협회 소속 검사관을 만나보도록 하세요."

미국 각 주의 의사협회는 부적절한 의료행위로부터 환자들을 보호하기 위해 점검을 자주 실시했고, 심하면 의사면허를 박탈할 수 있다. 올리비아는 불안한 마음에 눈물을 흘릴 수밖에 없었다. 그렇지만 수석 레지던트가 해줄 수 있는 것은 아무 것도 없었다. 올리비아는 집으로 돌아가서 불안한 밤을 보내다 다음 날 아침 변호사 사무실을 찾았다. 그녀는 변호사 프랭크에게 자신에게 일어났던 일을 말하고 조언을 구했다.

"당신의 의사면허증은 한 번 박탈되면 다시 회복되기는 어려울 것입니다. 당신이 진실로 저녁식사 시간에 와인 세 잔을 마신 것 밖에 없고, 그 다음날 아침 알코올농도 측정기로 측정된 알코올농도가 높았다면 당신은 드물지만 술을 대사시키는 데 선천적으로 어려운 사람일 수가 있습니다. 이런 사람을 약물대사를 느리게 하는 사람(slow drug metabolizer)이라고 부릅니다. 이런 사람들은 간에 알코올을 대사시키는 효소(enzyme)가 부족하거나 효소의 기능이 원할하지 못한 경우입니다. 당신이 이런 부류의 사람일 수 있습니다. 내가 아는 약물중독분석 전문가가 샌프란시스코 종합병원에 있습니다. 이 분은 분명히 당신에게 도움이 될 것입니다." 프랭크는 불안에 떨고 있는 닥터 올리비아를 위로했다.

나는 과거에 이미 프랭크에게 의료소송건으로 조언을 준 적이 있었다. 프랭크는 대학에서 화학 학사를 수료한 사람으로 의학분야에 어느 정도 식견이 있음을 매우 자랑스럽게 생각했다. 프랭크가 닥터 올리비아의 소송건으로 나에게 전화했을 때 나는 이 사건을 매우 흥미롭게 받아들였다. 나는 프랭크에게 올리비아와 함께 와서 간단한 검사를 시행하자고 했다. 닥터 올리비아는 점심 무렵 프랭크와 함께 검사실로 나를 찾아왔다. 우리는 올리비아에게 세 잔의 와인을 마시게한 후 한 시간 간격으로 채혈을 해서 혈중 알코올농도를 측정하고자 했다. 이 평가는 환자의 알코올 대사 능력을 보기 위한 일반적인 검사였기 때문에 병원당국의 임상시험심사위원회(IRB) 허가를 받을 필요가 없었다. 간호사가 올리비아의 팔에 위치한 혈관에 헤파린캡을 위치시켜 쉽게 여러 번 채혈할 수 있도록 했다. 낮 12시에 세 잔의 와인을 마시게한 후 오후 1시부터 오후 6시까지 총 5차례 채혈을 했다. 검사 시간 동안 올리비아는 어떤 음료도 마시지 않았고, 또 음식도 먹지 않았다.

오후 1시에 채혈한 혈액의 알코올농도는 0.065%로 나왔다. 오후 2시에 채혈한 혈액의 알코올농도는 0.062%였다. 오후 3시에 채혈한 혈액의 알코올농도는 0.059%였다. 이후 채혈한 혈액도 비슷하게 0.003%씩 감소했다. 이런 혈중 알코올농도 감소 속도는 정상인의 1/5배로 매우 낮게 나타났다.

나는 플랭크에게 말했다.

"닥터 올리비아는 알코올 대사를 느리게 하는 사람(slow metabolizer)입니다."

프랭크와 올리비아는 검사 결과에 흥분했다. 그렇지만 플랭크는 변호사답게 여러 가지 가정을 상정해야 했다.

"혹시 검사 대상자가 채혈 도중에 남모르게 술을 조금씩 마시게 되면 혈중 알코올농도가 계속 높아져 잘못된 해석을 할 수도 있지 않습니까?"

"네, 그럴 수도 있습니다. 그러나 그런 경우는 혈중 알코올농도 값이 불규칙적으로 다양하게 분포할 것입니다. 왜냐하면 술을 불규칙적으로 서로 다른 양을 섭취하기 때문입니다. 그런데 올리비아의 혈중 알코올농도는 일정한 양으로 감소하고 있습니다. 이런 사실을 보면 검사 과정 중에 올리비아가 술을 추가적으로 먹지 않았다는 것이 증명됩니다."

나의 말을 들은 프랭크와 올리비아는 매우 만족했다. 프랭크는 모든 검사 데이터와 나의 소견을 받아서 돌아갔다. 나는 닥터 올리비아가 알코올 대사를 느리게 하는 유형이라고 소견을 밝혔다.

"이번 검사 결과에 따르면, 올리비아가 전날 저녁식사 시간에 세 잔의 와인을 마셨다면 그 다음날 아침에 혈중 알코올농도가 계속 높게 나타날 가능성이 높습니다."

나는 이 검사 결과가 1회일 뿐이므로 나의 소견이 100% 맞다고 생각하면 안 된다는 사실을 프랭크에게 말했다.

이번 검사 결과는 올리비아가 캘리포니아주 의사협회의 검사관을 상대로 자신의 정당함을 입증하는데 매우 긍정적으로 이용되었다. 다행스럽게도 그녀의 의사면허는 박탈되지 않았고 곧 정지에서 풀려났다. 단, 근무일 48시간 이전에는 술을 먹지 않는다는 조건이었다. 주 의사협회는 그녀의 혈중 알코올농도가 다시 한번 높게 나타난다면 의사면허를 박탈하겠다고 통고했다. 산부인과 진료실에 그녀가 나타나자 수석 레지던트는 다시 한번 주의를 주었다.

"닥터 올리비아, 만약 환자들의 불만이 접수되거나 환자 치료 과정 중에서 불미스러운 일이 있을 때는 바로 음주측정을 할 것이니 주의를 부탁합니다."

그 일이 있은 후 나는 올리비아의 소송건에 대해 까맣게 잊고 있었다. 그로부터 3개월이 지난 어느날 우리병원 응급실에 메탄올 중독 환자가 실려왔다. 메탄올은 알코올 즉, 에탄올과는 매우 달라서 10cc 정도만 섭취해도 영구적인 실명과 신체손상을 일으키는 독성이 매우 강한 약물이다. 메탄올은 우리 일상에서 흔히 볼 수 있는데 차량 워셔액이 바로 메탄올로 이루어져 있다. 메탄올은 가격이 저렴하고 어는 점(freezing point)이 영하 94도이기 때문에 겨울철 유리

세정제로 많이 사용된다. 그렇지만 드물게 일부 부랑자나 알코올 중독자가 술을 구할 수 없을 때 무분별하게 메탄올을 섭취하기도 한다.

　메탄올은 그 자체로의 독성은 약하지만 간에서 대사된 대사산물이 매우 강한 독성을 나타낸다. 메탄올은 간에서 대사되어 제거되는데 간세포에 존재하는 알코올 디하이드로제나제(alcohol dehydrogenase)에 의해 분해되는데 그 분해산물이 바로 포름알데하이드(formaldehyde)이다. 이 물질은 간에 존재하는 알데하이드 디하드로제나제(aldehyde dehydrogenase)에 의해 추가적으로 더 분해되어 포름산(formic acid)이 생성된다. 최종산물인 포름산이 독성이 강해서 눈을 멀게 한다. 메탄올을 섭취해서 응급실로 실려 온 환자에게는 즉시 해독제를 주게 되는데 이 해독제가 바로 포메피졸(fomepizole)이다. 혈관주사로 주입된 포메피졸은 간에 즉시 작용해서 알코올 디하이드로제나제의 기능을 억제하여 메탄올이 분해되지 않도록 막아 독성이 강한 포름산으로 변하지 못하도록 한다. 메탄올을 섭취했더라도 빠른 시간 안에 포메피졸을 투여받으며 큰 손상없이 회복된다.

　나는 응급실에 들러서 마약중독 환자들의 챠트를 리뷰하는 중에 우연히 메탄올 중독 환자의 치료를 보게 되었다. 해독제로 사용된 포메피졸이 알코올 디하이드로제나제의 기능을 억제한다는 사실을 듣고 갑자기 3달 전에 도움을 주었던 닥터 올리비아가 떠올랐다. 왜냐하면 포메피졸이 알코올의 대사를 직접적으로 억제하기 때문이었다.

　'만약 지난 번 올리비아가 와인 섭취 후 혈중알코올농도검사를 시행받았을 때, 만약 그녀가 먼저 포메피졸을 남모르게 투여하고 왔다면 술을 먹었더라도 알코올을 분해하는 알코올 디하이드로제나제의 기능이 억제되어 있었을 것이므로 알코올 대사를 느리게 하는 사람처럼 비슷하게 나타났을 가능성도 있었겠구나'

　나는 그녀가 나에게 거짓말을 했을 수 있고, 또 나의 잘못된 소견이 나쁜 결과를 초래할 수도 있다는 사실을 생각한 순간 매우 불안해졌다. 나는 3달 전에 검사했던 올리비아의 혈액 검체를 모두 냉동보관하고 있었다. 당시 평가는 소송과 관련된 것이었기 때문에 나는 당연히 장기간 보관해야 한다고 생각했다. 나는 이 혈액 검체 속에 포메피졸이 존재하는지 확인해 보고 싶었다. 우리 검사실은 세상에 존재하는 모든 약물들을 검출해 낼 수 있는 검사 기기가 존재했기에 확인해 보고 싶었다.

나는 변호사 프랭크에게 전화를 걸었다.

"프랭크, 지난 번에 시행한 닥터 올리비아의 혈액검사가 잘못되었을 가능성이 있습니다. 포메피졸이란 약물을 투여받은 상태에서 평가를 진행하면 모든 사람들이 다 알코올 대사를 느리게 하는 사람처럼 나타난다는 사실을 저번 검사할 때 제가 간과했습니다. 제 판단에는 닥터 올리비아가 검사하기 전에 먼저 포메피졸을 투여받았을 가능성이 있습니다. 다행히 우리에게는 당시 채혈한 올리비아의 혈액이 냉동보관 중입니다. 이 혈액을 녹여서 그 속에 포메피졸이 존재하는지 확인하고 싶은데 허락해 주실 수 있는지요?"

"음, 그런 일이 있을 수가 있군요. 그러나 저는 닥터 올리비아에게 고용된 변호사입니다. 그당시 교수님이 시행했던 검사 덕분에 올리비아는 의사면허를 유지할 수 있었습니다. 저는 고객의 의뢰를 성공적으로 수행한 것입니다. 이 문제를 다시 거론하고 싶지 않습니다."

"혹시 그녀가 포메피졸이나 다른 약물을 이용하지 않았을까요?

"저는 그에 대해 아는 바가 없습니다."

"그렇다면 그녀가 검사 당일에 어떤 약을 먹었는지 물어봐 주실 수는 없는지요?"

"설사 제가 그녀에게 물어본다손 치더라도 그 결과를 박사님에게 말해줄 수는 없습니다. 그녀는 저의 고객이니까요. 법적으로도 박사님은 저에게 그것을 강요할 수가 없습니다."

나는 답답한 마음에 다시 한번 부탁했다.

"만약 그 검사가 잘못되었다면 그녀는 요즘 업무 중에도 술을 먹고 있을지도 모릅니다. 정말로 환자의 안전에 치명적인 결과를 초래할 수 있는 것이죠. 환자의 안전을 생각해서 한 번만 더 생각해 주시면 안될까요?"

"박사님, 미안합니다. 어떠한 경우에도 그녀의 혈액이 다시 검사되는 일이 벌어지면 안 됩니다. 박사님이 보관 중인 혈액 검체는 닥터 올리비아의 것이니 오늘 제가 즉시 회수해 가도록 하겠습니다."

나는 마음이 너무 무거웠다. 나는 병원 전담 변호사를 찾아가 이 문제에 대해 상의했다.

"박사님, 지금 현재로서는 닥터 올리비아가 거짓말을 했다는 객관적인 증거가 없는 상태입니다. 그런고로 단지 의심만으로 환자의 사생활을 함부로 들출 수는 없습니다. 설사 환자의 안전이 위급한 지경이더라도 법적으로는 어쩔 수 없는 상황입니다."

다음날 변호사가 보낸 택배기사가 냉동보관 중인 올리비아의 혈액 검체를 모두 수거해 갔다. 들리는 소식에 의하면 모두 폐기했다고 한다.

나의 의심이 사실로 드러나기까지 그리 오랜 시간이 필요하지 않았다. 어느날 16세 소녀가 원치 않는 임신으로 낙태를 하기 위해 산부인과에 방문하면서 문제가 발생했다.

16세 소녀 케이시는 5달 전에 3살 위인 오빠의 친구를 사귀기 시작했다. 사귄지 한 달만에 남자친구는 케이시에게 성관계를 요구했다. 케이시는 그때까지 순결을 지키고 있었기 때문에 너무 무서웠고 꺼려졌다. 그렇지만 그녀는 남자친구를 정말로 좋아했다. 만난지 세 달째에 그녀는 마침내 남자친구의 요구를 받아들이게 되었다. 케이시는 학교에서 배운대로 남자친구에게 콘돔 사용을 요구했다. 그 이후 성관계가 잦아지면서 콘돔을 사용하지 않을 때가 발생했다. 불행하게도 16세 소녀는 임신을 하게 되었다. 케이시는 너무 두려워하며 부모에게 울먹이면서 그 사실을 알렸다.

"엄마, 용서해 주세요. 제가 임신을 했어요. 흑흑."

"케이시, 너의 잘못이 아니란다. 모든 것은 엄마, 아빠의 잘못이야. 함께 산부인과에 가서 상태가 어떤지 확인해 보자꾸나." 케이시의 어머니는 낙담했지만 겉으로는 따뜻이 딸을 위로해 주었다. 다행히 태아는 임신 2개월째였고 낙태가 가능했다. 케이시의 부모는 딸아이의 미래를 위해 낙태를 권유했다. 케이시는 낙태를 결심했고 시술을 예약했다. 낙태를 시술할 의사로 올리비아가 배정되었다. 낙태 시술 전날 저녁에 올리비아는 남자친구와 칵테일 바에서 즐거운 시간을 보냈다. 이 둘은 새벽 2시까지 칵테일을 즐겼다. 과음에다가 잠을 제대로 자지 못했기 때문에 병원에 단정하지 못한 상태로 출근한 올리비아는 낙태 시술이 거의 불가능할 정도였다. 그렇지만 올리비아는 자신의 상태를 동료 의사들에게 말할 수가 없었다. 그녀는 두통이 크게 밀려왔지만 옆에서 도움을 주고 있는 간호사 때문에 밖으로 표현할 수가 없었고 바로 낙태 시술을 시행했다.

낙태 시술은 순조롭게 진행되지 않았다. 지난 밤 과음으로 올리비아는 두통이 너무 심했기 때문이었다. 실수로 자궁에 너무 많은 손상을 주는 바람에 대량 출혈이 발생했다. 올리비아는 놀라서 응급수혈을 요청했다. 낙태수술을 받던 케이시의 출혈이 너무 심해서 적혈구 혈액을 2L나 투여받고서야 안정을 찾을 수 있었다. 응급처치를 하기 위해 달려왔던 수석레지던트는 올리비아에게 즉시 휴대용 음주측정기로 알코올농도 검사를 받게 했다. 알코올농도가 기준치의 약 두 배인 0.035%였다. 그녀의 의사면허는 즉시 박탈되었다.

　나는 이 소식을 듣고 매우 괴로웠다. 16살 소녀가 나의 부주의로 인해 목숨을 잃을 수도 있었다는 사실을 알고 나서 며칠 동안 잠을 이루지 못했다. 과거 올리비아의 알코올에 대한 간 대사 능력을 평가하는 검사를 시행하기 전에 나는 먼저 그녀의 변호사에게 나의 권리에 대해 확인을 했어야 했다. 평가에 이용된 검체는 우리 검사실 소유며, 검사 평가가 불확실할 때는 재검 등을 통해 추가적인 검사를 시행할 수 있다는 조건을 달았어야 했다. 환자가 죽기라도 했다면 나는 죄책감 속에 살아야 했을 것이다.

　메탄올 중독으로 응급실을 방문하는 환자가 가끔 있다. 주로 겨울철에 발생하는데 대부분 부랑자들이 추위에 떨다가 몸을 따뜻하게 하기 위해 공짜로 얻은 메탄올을 술이라고 생각하고 마시면서 발생한다. 이런 환자들이 응급실로 실려오면 즉시 포메피졸을 투여하고, 만약 포메피졸이 없다면 알코올을 체내에 대량 투여하여 간에 도달하는 알코올 농도가 메탄올보다 많게 해서 메탄올이 대사되는 것을 막는다. 알코올과 메탄올은 간에서 동일한 효소인 알코올 디하이드로제나제에 의해 분해되므로 고농도의 알코올이 혈액으로 유입되어 간에 도달하면 이 간 효소가 알코올 분해에 이용될 수밖에 없으므로 메탄올의 분해가 이루어지지 않게 된다.

　나중에 알게된 사실이지만 닥터 올리비아는 산부인과를 수련하기 전에 1년간 응급의학과 수련과정을 밟은 경력이 있었다. 그녀는 응급의학과에 흥미를 느끼지 못하고 산부인과를 전과한 것이다. 그녀는 이 기간 동안 포메피졸을 경험했을 가능성이 높았다.

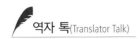

입으로 먹은 모든 물질은 체내에 흡수된 후 체내 수많은 세포에서 대사되어 없어지거나 그렇지 않은 경우에는 간이나 신장을 통해 체외로 배출이 된다. 물론 땀이나 호흡, 장 등에서 배출될 수도 있지만 그 양은 미미하기 그지없다. 그러므로 체내 노폐물이나 이물질 제거는 간이나 신장을 통해서 이루어지고 있다라고 말할 수 있다. 인간의 몸속은 무균 상태로 매우 정제된 공간이다. 그러므로 정제된 공간에 다른 이물질이 들어오면 그 이물질이 혈액을 타고 돌면서 간이나 신장을 통해 자연스럽게 몸 밖으로 배출되게 된다. 성인들이 즐겨마시는 술도 간을 통해 체외로 배출이 된다.

일반적으로 20,000Da (달톤, 분자량) 이하 크기의 물질은 신장의 그물망 같은 사구체에서 여과되어 소변으로 배출되지만 많은 성분들이 다시 신장의 세뇨관에서 재흡수되어 혈액으로 돌아가게 되어 실제적으로 사구체에서 여과되었더라도 소변으로 배출되는 물질은 제한되어 있다. 이렇게 신장에서 제거되지 못한 성분들은 일반적으로 간에서 분해되어 제거된다. 만약 신체의 다양한 기관에서 에너지원으로 분해되어 사라지지도 않고, 신장과 간에서도 제거되지 않는 물질을 인간이 섭취하게 되면 결국 이 물질이 체내에 축적되어 인간은 죽게 된다. 그런고로 경험적으로 인간은 이런 물질을 먹지 않게 되었고 그런 물질들을 경험상 이미 알고 있다. 우리가 먹는 쌀밥은 탄수화물로 이루어져 있어서 섭취되면 근골격계의 세포뿐만 아니라 뇌, 장, 간, 심장 등 수많은 장기에서 에너지원으로 이용되면서 분해되어 없어진다. 우리가 먹는 고기와 우유, 생선 등도 마찬가지이다. 그렇지만 인간이 먹는 술은 근골격계나 여러 장기에서 이용되지 않는다. 이 물질은 체내에서 거의 이용되지 않고 결국 간에서 대사되어 배출된다.

인간이 섭취하는 술은 에탄올(ethanol or ethyl alcohol)이다. 에탄올은 곡물의 효소분해로 얻어지는데 술, 소독제, 가솔린 대체 연료, 메탄올이나 에틸렌글라이콜의 해독제 등으로 이용되고 있다. 에탄올(C_2H_5OH)은 46달톤으로 분자크기가 매우 작아서 인간의 뇌에 직접적이고 신속하게 작용을 하게 된다. 밥이나 음료 등을 먹었을 때 흡수되는 포도당(glucose, $C_6H_{12}O_6$)의 분자량이 180달톤이니 에탄올이 얼마나 작은 물질인지 알 수 있다.

술을 섭취한 후 흡수되는 에탄올은 뇌를 포함한 신경계의 모든 신경세포에 악영향을 주게 된다. 즉, 세포는 세포막으로 둘려싸여 있는데 세포막을 통해 포도당이나 도파민 등 다양한 물질이 이동을 하면서 세포는 기능을 하고 있다. 그런데 에탄올이 이 세포막의 기능을 저해한다. 사람의 사고기능과 시각기능, 청취기능, 움직임 등이 모두 신경세포막의 신호전달을 통해 이루어지는데, 술이 이 기능을 제대로 못하도록 저해하고 있는 것이다. 이로 인해 술을 먹게 되면 사고기능이 낮아지고 시야가 좁아지며 행동이 굼떠진다. 계속된 술 섭취는 결국 이런 신경세포들을 죽이게 되어 뇌의 크기 자체가 줄어드는 불상사가 벌어지게 된다. 알코올 중독자들은 사고가 협소해지고 더 이상 창조적인 사고를 할 수 없어서 자신이 속한 사회의 주인공으로 살아가는 것이 불가능해진다.

또한 술을 많이, 오랫동안 복용하면 간에 심각한 손상을 초래한다. 일반적으로 간을 통과하는 혈액에 포함된 에탄올 중 약 80%가 간에 흡수되고 대사되어 제거된다. 그렇지만 너무 많은 양의 에탄올이 간에 흡수되면 에탄올 대사산물 등이 너무 많아져서 오히려 간세포를 파괴시키는 알코올성 간염이 나타나게 된다. 이런 상태가 지속적으로 반복되다보면 간세포가 죽어 사라진 공간에 섬유조직들이 들어차고 살아남은 간세포 내에도 지방들이 많이 침착하여 지방간으로 변화되게 된다. 결국 간기능이 제대로 이루어지지 않게 되어 혼수 등 죽음에 이르게 된다.

많은 사람들이 술에 중독이 되는 이유는 술이 진정효과도 있지만 자극효과도 있기 때문이다. 심박수가 빨라지고 공격성이 증대되며 인지능력이 저하되면서 사람이 또 다른 사람으로 변한다. 술로 인해 겁이 없어지고 무모해지면서 약간의 쾌감을 느끼게 된다. 그래서 스트레스를 받고 있는 사람이나 우울증 같은 정신질환을 앓고 있는 사람들이 쉽게 알코올 중독에 빠져든다. 또 청소년기에 술을 접한 아이들도 쉽게 알코올 중독에 빠진다.

고달픈 현실을 도피하고자 또는 순간적인 쾌감을 위해 술에 빠져들지만 이들은 자신의 뇌가 술로 인해 괴사되어 점점 사고기능이 저하된 불쌍한 인간이 되어간다는 사실을 인지하지 못하고 있다는 사실이 아쉽기만 하다.

범재로
변한
천재

캘리포니아 주립대학 엘에이(UCLA) 화학공학과 4학기를 수강하고 성적표를 받아든 러스티는 마음이 너무 이상했다. 대학생활 내내 모든 과목에서 A 학점이었는데 4학기째에는 여러 과목에서 B 학점을 받았기 때문이었다. 러스티는 최근 자신에게 일어난 변화를 받아들이기 힘들었다. 그는 자신의 대학생활 지도교수를 찾아갔다.

"교수님, 제가 지금까지 맞아본 적이 없는 B 학점을 받았습니다. 교수님도 아시다시피 저는 중학교와 고등학교를 조기졸업하고 이 대학에 입학했습니다. 그리고 3학기 때까지 모두 A 학점이었습니다. 그런데 이번 학기 성적은 B 학점이 많습니다. 저에게 무슨 일이 벌어진 것일까요? 조금 걱정입니다." 러스티가 불안한 얼굴로 지도교수에게 말했다.

"러스티, 부모님이 교통사고로 사망하신 것이 학생의 마음을 불안하게 해서 공부에 집중하지 못했을 수 있다고 생각해요. 그렇지만 그것보다는 주위 학생들이 과거에 비해 공부를 더 열심히 해서 상대적으로 학생의 성적이 떨어졌을 가능성이 높다고 봐요. 학생들이 졸업에 가까워지면 진로문제로 더 열심히 공부하는 것이 일반적이거든요. 여기에 입학한 학생들은 기본적으로 고등학교 때 모두 공부를 잘했던 학생들입니다. 그래서 이런 상황을 모두 고려해야 한다고 봐요." 개인적인 친분이 없었던 지도교수가 사무적인 어투로 러스티에게 말했다.

"네, 저도 그 사실은 알고 있습니다." 러스티가 멍하게 대답했다.

"러스티, 공부 스타일을 바꿔보는 것도 좋은 것 같아요. 다른 학생들이 어떻게 공부하는지 알아보고 학생이 놓치고 있는 부분이 무엇인지 확인해 보는 것이죠." 러스티는 지도교수의 말을 듣고 고개를 끄덕이다가 지도교수 사무실에서 무거운 발걸음으로 나왔다. 러스티는 자신이 범재가 되었다는 사실을 믿을 수가 없었다. 차를 타고 갈 때마다 스치듯 지나가는 경관을 카메라로 촬영하듯 머릿속에 그 모든 경관을 기억할 수 있는 천재의 머리를 가지고 있던 자기가 이제는 범재가 되었다는 사실을 받아들이기 힘들었다. 러스티는 그 다음 날 바로 삼촌이 살고 있는 샌프란시스코를 향해 차를 몰았다.

러스티는 태어나면서부터 천재였다. 러스티가 3살이 되었을 때의 일이다. LA에서 살고 있던 러스티 가족이 남쪽으로 두 시간 떨어진 샌디에고에 여행을 가게 되었다. 아버지 미첼이 운전을 하고 어머니 레지나가 보조석에 앉아 지도를 보며 길을 안내했다. 러스티는 어린이용 좌석이 장착된 뒷좌석에 앉아 있었다. 목적지인 샌디에고에 도달해서 레지나가 열심히 호텔을 찾으려고 두리번거리고 있을 때였다.

"엄마, 우리가 자려고 하는 호텔 방금 지나쳤어."

"뭐라고? 러스티, 우리가 방금 호텔을 지나쳤다고?" 엄마는 아이가 하는 말이 무슨 말인지 몰라서 물어보았다.

"응, 엄마가 보고 있는 책에 나와 있는 호텔이 조금 전에 있었어. 그 호텔은 2층인데 2층 창문이 5개였고, 주차장에는 차가 6대 있었어. 호텔 입구에는 양옆으로 야자수가 네 그루 있었고 주차장 둘레에는 야자수가 열 그루 심어져 있었어. 화단에 꽃도 심어져 있어." 러스티는 자신이 본 것을 자세히 엄마에게 말했다. 러스티의 말을 들은 미첼과 레지나는 미심쩍은 심정으로 차를 돌려 되돌아갔다. 조금 가보니 부부가 찾고 있던 호텔이 나타났다. 러스티가 말한 대로였다. 야자수 열 그루가 도로에 인접한 주차장을 둘러싸고 있었고, 호텔 출입구 양 옆으로도 야자수가 네 그루 서 있었다. 주차장에 주차된 차량 개수도, 호텔 창문 개수도 모두 러스티가 말한 그대로였다. 부부는 깜짝 놀랐다. 부모는 러스티가 6개월 전에 숫자를 세고 글자를 읽을 수 있어서 놀랐는데, 이번에는 그때보다 더한 충격을 받았다. 호텔 창문 개수나 주차장 둘레의 야자수 개수는 호텔 안내 책자에 나오지 않았던 내용인지라 아이가 안내 책자를 보고 추정했다고 보기 어려웠다.

"러스티, 너 어떻게 호텔 2층 창문이 5개고 주차장 야자수가 10그루인지 알았니?" 아빠가 부드러운 얼굴로 물어보았다.

"응, 차타고 지나가면서 봤어." 러스티가 웃으며 대답했다.

"러스티, 우리가 차타고 지나가고 있었는데 그것을 봤단 말이야? 차량 대수도 보고?"

"응, 파란 차 옆에 빨간 차가 있었어. 그 옆에는 회색 트럭이 있었고, 그 다음은 빈공간, 그 다음에 흰 차가 있었어." 미첼은 주차장에 주차된 차량을 보니 아이의 말이 사실이라는 것을 알 수 있었다. 미첼과 레지나는 자신들의 아이가 눈에 보이는 광경을 그대로 사진 찍듯이 뇌에 저장하는 특별한 기억 능력을 가지고 있다는 사실을 깨달았다. 그 뒤로도 러스티는 부모를 놀라게 하는 놀라운 기억력을 자주 보여주었다.

러스티가 7살이 되어 초등학교에 들어가게 되었을 때 부부는 아이에게 말했다.

"러스티, 너의 기억력은 매우 뛰어나단다. 알고 있니?"

"응."

"러스티, 다른 친구들은 너처럼 기억력이 뛰어나질 않아. 너처럼 눈에 보이는 광경을 그대로 머리 속에 기억하는 친구는 아무도 없어. 친구들이랑 선생님이 너를 이상하게 볼 수가 있어. 그래서 너가 기억을 잘한다는 것을 아무에게도 말하면 안 돼. 알았지?" 부부는 등교하는 러스티를 붙들고 다시 한번 강조했다. 부부는 자신의 아이가 보통의 아이들처럼 살아가기를 바랬다. 부부가 보기에 아이는 단지 머리 기억력만 좋은 연약한 아이였다. 부부는 아이의 특별한 능력 때문에 아이가 다른 사람들에게 이용당하다가 자신의 꿈도 펴보지 못하고 이 세상에서 사라지게 될까봐 걱정했다.

러스티는 부모님의 말을 잘 따랐다. 학교에 가서는 결코 재능을 드러내지 않았다. 학교수업을 따라가는 것이 너무 쉬웠기 때문에 공부보다는 친구들과 공차고 야구하는 것에 열중했다. 러스티는 친구관계가 원만했고 학교가는 것을 좋아했다. 러스티는 남보다 공부하는 시간이 많지 않았는데도 불구하고 학업성적이 매우 좋았다. 중고등 교육과정을 16살에 조기 졸업하고 캘리포니아 주립대학인 UCLA 화학공업과에 입학했다. 러스티의 부모는 아들의 학업 성취에 매우 기뻤다. 부모는 바로 그해 여름 그리스의 지중해로 온 가족이 휴가를 가기로 결정했다.

러스티의 여름방학이 시작되자 가족은 곧 그리스 아테네로 휴가를 떠났다. 러스티는 부모님과 함께 파르테논 신전도 구경가고 고대 올림픽 경기장도 구경갔다. 그리고 하루는 지중해 해안가 투어를 예약해서 떠나게 되었다. 아침에 투어 가이드가 호텔로 찾아왔다. 러스티와 부모는 가이드의 안내로 8인승 밴에 올라타고 해안가 관광을 떠났다. 푸른 지중해와 띄엄띄엄 떠 있는 아름다운 섬 그리고 기암괴석이 즐비한 해안가 절벽 등을 관광하며 러스티 가족은 시간 가는 줄 몰랐다. 가족 모두가 차창에 비친 아름다운 경치를 감상 중이었고 차량이 커브길을 조심해서 돌고 있었다. 그때 갑자기 마주오던 차량이 나타나더니 커브길의 원심력을 이기지 못하고 러스티가 타고 있던 밴을 향해 돌진해왔다. 밴의 운전 기사가 놀라서 피하다가 그만 차가 가드레일을 들이받고서 5m 언덕 아래로 굴러떨어졌다. 안전벨트를 매고 있던 운전기사와 앞 좌석에서 안전벨트를 매고 있던 러스티는 머리가 차체에 부딪혀 의식불명이 되었지만 죽지는 않았다. 그러나 뒷좌석에 타고 있었던 여행 가이드와 그의 부모는 안전벨트를 매지 않았던지라 차량이 언덕 아래로 구를 때 신체가 차량 밖으로 튕겨져 나가면서 차량에 깔려 사망했던 것이다. 곧 구급차가 달려와서 의식을 잃은 운전기사와 러스티를 응급실로 옮겼다. 러스티는 의식이 쉽게 돌아오지 않았다. 샌프란시스코에 살고 있던 삼촌이 동생 내외의 죽음을 전해듣고 망연한 표정으로 그리스로 급히 달려왔다. 그는 의식불명으로 누워있는 조카가 천애고아가 되었다는 사실에 착잡한 마음이었다. 그는 곧 장례를 치렀고 조카의 병간호를 하다가 조카의 의식이 회복되는 것을 보지 못하고 미국으로 돌아갔다.

러스티는 의식불명인 상태로 그리스의 병원에서 3개월 동안 누워 있어야 했다. 다행히 병원비는 여행사가 가입한 보험에서 지급이 되었지만 의식을 회복한 러스티에게는 부모의 사망 소식은 청천벽력이었다. 혼수상태에서 의식을 차리고도 두 달을 더 병원에 입원해 있다가 러스티는 미국으로 돌아올 수 있었다. 러스티는 삼촌이 살고 있는 샌프란시스코로 찾아갔다. 삼촌은 러스티에게 남아 있는 가장 가까운 혈육이었다. 삼촌은 러스티의 보호자가 되어주었다.

러스티는 미국으로 돌아왔지만 학업을 재개할 수가 없었다. 왜냐하면 사고 당시 다발성 골절을 당해서 상처 부위가 매우 아팠고, 또한 부모님의 부재가 러스티의 마음을 매우 불안하게 했기 때문이었다. 러스티는 상처 부위뿐만 아니라 머리가 너무 아팠기 때문에 매일 진통제를 복용하면서 통증을 잊고자 노력했다. 겨울과 봄이 지나가면서 러스티의 건강도 예전과 비슷하게 회복되었다. 삼촌은 러스티가 복학해야 한다고 생각했다. 그는 러스티에게 자신이 타고다니던 자동차를 선물로 주면서 러스티에게 복학을 권유했다.

"러스티, 하늘나라에 계신 너의 부모님도 네가 꿈을 찾아 앞으로 나아가길 바라고 있을 거야."

"네, 삼촌. 그런데 삼촌, 머리가 너무 아파요. 사고로 부러졌던 부위의 통증은 많이 좋아졌는데 두통은 여전히 심해요."

"러스티, 마음을 편히 가지렴. 두통도 시간이 지나면 점점 나아질거야."

러스티는 삼촌의 격려로 힘을 얻었다. 그는 그해 여름, 복학했다. 러스티가 복학을 하니 한 해 전에 자기와 함께 수업을 들었던 학생들은 벌써 2학년이 되어 있었다. 그는 후배들과 함께 1학년 2학기 수업을 듣게 되었다. 후배라고 해도 조기입학했던 덕분에 대부분 러스티보다 나이가 한두 살 많았다. 다행히 러스티는 대학생활에 잘 적응했다. 교통사고로 당했던 뇌진탕이 기억력을 감소시키지는 않았다. 성적도 모든 과목에서 A를 받았으며 교우관계도 고등학교 때처럼 좋았다. 단지 두통 때문에 일주일에 서너 번 두통약을 복용한다는 것이 다른 점이었다. 복학을 하고 1년이 지났어도 두통은 좀처럼 없어지지 않았고 두통이 발생하는 빈도가 점점 더 많아졌다. 두통이 심해질 때면 사고 당시의 부모님에 대한 기억이 자주 떠올라서 더 괴로웠다.

4학기를 공부할 때부터 두통은 더 심해졌다. 러스티는 주기적으로 치료를 받았던 병원에 들러서 두통이 더 심해졌음을 호소했다.

"선생님, 요즘은 머리가 아플 때는 2~3시간 지속이 됩니다. 구역질이 나오고 눈이 빠져버릴 것처럼 아픕니다. 공부를 하기 어려운 지경입니다. 두통약을 먹어도 두통이 가라앉질 않습니다."

러스티의 증세를 듣던 의사는 신중한 모습을 보였다.

'환자에게 처방한 약은 아스피린이나 타이레놀 같은 일반적인 두통약이 아니라 아주 강력한 약이었는데… 이런 약에도 불구하고 두통이 저렇게 심하니 어떻게 해야할까? 편두통인데, 편두통 발생을 예방적으로 억제하는 약을 줘볼까?'

의사는 신중한 모습을 보이다가 처방약을 바꿔주었다.

"환자분, 이 약은 편두통 발생을 예방적으로 억제하는 약입니다. 지금까지 써왔던 약이 강력한 편두통 진통제였는데 다른 약을 처방해봅니다. 환자분, 인지능력이 저하되거나 시력이 흐려지면 부작용이 발생한 것이니 복용을 중단하고 다시 병원에 방문해주십시오."

의사는 러스티에게 약을 하루에 한 번, 아침에 복용하도록 했다. 새로 처방받은 약은 약효가 좋았다. 매일 일정 용량을 먹기만 하면 편두통이 나타나지 않앉다. 수업 시간에 훨씬 집중할 수 있었고 친구들을 보면 웃을 수 있는 정신적 여유가 생겼다. 마음의 여유가 생긴 러스티는 친구들의 생일파티에 참여하기 시작했다. 처음 파티에서는 들뜬 마음에 친구들 하는 모양을 바라보기만 했는데 두 번째 참여한 파티에서는 친구들과 함께 맥주도 마시며 파티를 즐겼다. 그렇지만 맥주를 마시고 한 시간도 못돼 너무 어지러워 도저히 파티에 머무를 수 없게 되었다. 러스티는 친구에게 기숙사로 데려다 달라고 말했다. 그러나 그 말이 입 밖으로 나오지 않았고 그저 확실하지 않는 단어 몇 개만 더듬거리며 말할 뿐이었다. 친구들은 러스티가 술에 취해서 말을 어눌하게 하고 제대로 서 있지 못한다고 생각했다. 친구들은 그를 부축하여 소파 한귀퉁이에 앉혀두었다. 친구들은 밤이 깊어지자 그를 부축해서 기숙사로 향했다. 다음날 아침 러스티는 지난 밤에 무슨 일이 있었는지 기억하지 못했다. 친구들도 러스티가 술 취했다고 생각했기 때문에 이 일을 대해 이야기하지 않았다.

그 사건 이후, 러스티의 학습능력이 눈에 띄게 저하되었다. 수업시간에 그는 교수의 강의에 집중할 수가 없었다. 잠깐 집중한다해도 수업 내용이 이해가 되지 않았다. 화학분야 전공과목은 수업 내용이 단순 암기식이 아닌 종합적인 사고력이 필요한 과목이었다. 러스티는 수업시간 동안 멍한 상태였었는데 결국 시험성적이 좋지 못해서 B 학점을 맞게 되었다. 스스로는 이 상황을 해결할 수 없어서 지도교수를 찾아가 상담받았지만 지도교수의 조언을 그대로 받아들일 수는 없었다.

러스티는 불안한 마음을 가라앉히기 위해 삼촌을 만나보기로 마음먹었다. 평소처럼 아침 식사 후 기숙사에서 두통약을 먹고 약병을 기숙사에 놓아둔 채로 삼촌집을 향해 차를 몰기 시작했다. 5시간 정도 운전을 하던 러스티는 허기가 져서 앞에 보이는 휴게소로 차를 몰았다. 휴게소에 늘어서 있는 식당들을 향해 러스티의 차가 느리게 다가갔다. 그러나 러스티의 차는 식당 앞 주차장에 멈추는 것이 아니라 그대로 식당을 향해 계속 서서히 나아갔다. 식당가 앞 인도에서 식후 여유를 즐기던 행인들이 인도를 향해 다가오는 차를 보고 놀라서 소리 지르며 급히 피했다. 운전을 하고 있던 러스티는 자신이 식당을 향해 차를 몰고 있다는 사실도 몰랐고 그저 멍한 상태였다. 식당 벽에 충돌한 충격으로 차안의 에어백들이 모두 터졌다. 러스티는 다치지 않았지만 의식이 혼미한 상태로 근처에 있던 행인들에 의해 차 밖으로 옮겨졌다. 곧이어 구급차가 왔고 러스티는 샌프란시스코 종합병원으로 후송되었다.

혼수 상태로 응급실에 도착한 러스티는 곧바로 혈중 알코올농도와 코카인, 헤로인, 마리화나 등의 검사를 즉시 시행받았다. 검사 결과는 음성이었다. 러스티 주치의였던 닥터 스튜어트는 환자의 의식이 혼미해진 이유로 마약 복용을 의심했었는데 검사상 발견되지 않아서 의아해했다. 그는 뇌출혈이 있는지 확인하기 위해 뇌CT를 찍어보았다. 그러나 뇌에서도 별다른 이상소견이 보이지 않았다. 심장질환도 발견되지 않았다. 닥터 스튜어트는 환자가 의식이 소실된 이유를 찾지 못해 괴로워하다가 나에게 찾아와 조언을 구했다.

내가 응급실로 내려가서 환자를 살펴보니, 20살가량의 이 환자는 의식이 없는 상태로 자신이 무엇을 먹었는지 말할 수 없는 상태였다. 또한 그의 의복과 차량에는 어떤 약물도 발견되지 않았다.

"닥터 스튜어트, 혈액 검사상 알코올과 코카인, 헤로인, 암페타민, 마리화나가 검출되지 않았습니다. 그러나 다른 약물들이 검출될 수도 있습니다. 스튜어트의 혈액과 소변을 즉시 우리 검사실로 보내주시기 바랍니다. 환자의 혈액과 소변에 또 다른 약물이 존재하는지 확인해보도록 하겠습니다." 나는 상세히 말해주었다. 나는 혈액과 소변 검체가 검사실에 도착하자 엘에스디(LSD)와 메스칼린(mescaline), 케타민(ketamine), 환각 버섯(psychedelic mushrooms) 등 환각제 성분이 존재하는지 먼저 검사해보았다. 그러나 혈액과 소변에는 환각제 성분이 존재하지 않았다. 그렇지만 특이한 성분을 발견했다. 그것은 항경련제로 많이 사용되는 토피라메이트(topiramate)였다. 나는 토피라메이트를 복용했을 때 나타나는 부작용을 학술문헌을 통해 알아보았다. 그리고 다음날 닥터 스튜어트에게 전화를 걸었다.

"닥터 스튜어트, 나는 환자의 혈액에서 토피라메이트 성분을 찾아냈습니다. 혈중 토피라메이트 농도가 높은 것은 아니지만 이 약에 예민한 환자는 혼수도 올 수 있다는 보고가 있습니다." 나는 검사 결과를 알려주고서 환자가 입원해 있는 병실에 내려갔다. 다행히 환자는 입원 다음날 의식을 찾아서 삼촌과 대화 중이었다. 나는 러스티에게 다가가서 약물 복용력을 물어보았다.

"러스티, 요즘 먹고 있는 약이 있나요?"

"네, 지난 1년 반 동안 두통약을 먹고 있습니다. 요즘 들어서 모든 일에 집중이 안되고 말을 더듬기도 하고 있습니다." 러스티가 대답했다.

"요즘 들어서 그렇다고요? 혹시 최근에 두통약을 바꾸었나요?"

"네, 두통이 너무 심해져서 한 달 전에 병원을 방문해서 다른 처방약을 받아서 먹고 있습니다. 두통이 많이 완화되었지만 최근 들어 말도 더듬고 머리가 너무 멍합니다." 러스티가 심각한 얼굴로 대답했다.

"당신이 먹은 약은 토피라메이트라는 약으로 주로 간질환자들의 간질 발작을 막기 위한 항경련제로 많이 사용되는 약입니다. 또한 편두통 환자들에게도 통증 발생을 예방하기 위해 사용하는데 일부 환자에서 당신과 같은 부작용이 발생하는 것으로 보고되고 있습니다." 나는 환자가 알기 쉽게 이야기해주었다.

토피라메이트는 간질(seizure)을 치료하는데 사용되는 약제이다. 그리고 편두통 환자의 치료제로도 이용된다. 이 약물을 복용한 환자 중 일부에서 말을 더듬고 적당한 말이 떠오르지 않는 부작용이 나타난다. 이런 환자들은 의미기억(semantic memory)이 방해를 받아서 단어의 기본적인 의미가 떠오르지 않는 상태가 된다. 예를 들어 색깔을 나타내는 단어가 어떤 것이 있는지 기억나지 않고, 다양한 동물들의 명칭이 무엇인지도 기억나지 않으며, 일상적으로 접하는 생활도구들의 명칭도 기억나지 않는다. 이런 기억은 어렸을 때 쉽게 기억되는 것인 개인적인 경험(episodic memory)과는 다른 기억이다. 의미기억이 손상되어 있는지는 1분 동안 가축에 해당되는 동물들을 말해보라는 등의 기억검사를 해보면 쉽게 알 수 있다. 물론 언어구사능력의 저하 때문에 환자가 교통사고를 일으켰다고 볼 수는 없다. 이 토피라메이트는 언어구사능력 저하 이외에도 의식저하, 현기증(dizziness), 안구 움직임이 자의로 제어되지 않는 안구진탕(nystagmus), 제대로 움직이지 못하는 운동실조(ataxia) 등의 부작용이 있다. 러스티는 토피라메이트를 복용했을 때 나타나는 다양한 부작용이 거의 모두 나타난 토피라메이트에 예민한 환자였다.

러스티는 충돌의 부상이 경미했기 때문에 다음날 퇴원할 수 있었다. 치료를 담당했던 닥터 스튜어트는 러스티가 편두통으로 치료를 받고 있었던 병원 의사에게 전화를 걸어 러스티의 상태를 말해주고 현재 처방되고 있는 토피라메이트 처방을 중단해야 함을 알려주었다. 의사는 동의했고 다른 약으로 바꿔 처방하겠다는 말을 했다. 다른 약을 처방받은 러스티는 인지능력저하가 다시 나타나지 않았고 이후 정서적 안정과 더불어 편두통도 점점 호전되게 되었다.

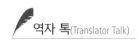

우리나라에도 편두통으로 고통받고 있는 환자들이 약 50만 명에 달한다. 머리가 욱신욱신 쑤시고 구토가 나오거나 눈이 빠질 것처럼 아프기 때문에 많은 환자들이 진통제를 복용하고 있는데, 자주 먹게 되어 과다복용하는 경우가 흔하다. 두통약은 주로 진통제인 아스피린이나 타이레놀, 이부프로펜 등으로 이루어져 있다. 혈관을 수축시켜 편두통을 완화시키는 수마트립탄(sumatriptan)이나 졸미트립탄(zolmitriptan) 등도 치료제로 사용되고 있다. 또한 트립탄 약물보다 효과는 떨어지지만 카페인도 편두통 치료제로 사용되고 있는데 카페인은 편두통이 48시간 이상 지속되는 경우 효과적이다. 그러나 이런 통증 완화제로도 편두통이 치료되지 않으면, 사전에 편두통이 발생하지 않도록 예방적 치료를 하게 된다. 편두통 예방적 치료제로 사용되는 것들이 바로 고혈압약이나 우울증약, 간질약 등으로 사용되고 있는 약들이다. 두통을 호소하는 환자들은 너무 아프기 때문에 진통제를 자주 또는 많이 복용하게 된다. 그렇지만 과다복용으로 인해 간이 괴사되거나 혼수 등에 빠질 수 있다는 사실을 대부분 모르고 있다는 점이 아쉽다.

한국에서 두통약으로 많이 선전되고 있는 것이 게보린과 펜잘이다. 게보린의 성분을 보면 게보린 한 알에 타이레놀(아세트아미노펜) 300mg과 이소프로필안티피린 150mg, 카페인 50mg으로 이루어져 있다. 펜잘 한 알에는 타이레놀(아세트아미노펜) 300mg과 에텐자미드 200mg, 카페인 50mg이 들어있다. 두통의 특성상 이런 약물을 과다복용하게 되는데 과다복용 시 나타나는 부작용을 알고 있는 것이 건강을 지키는 지름길이다. 이 두 가지 제품은 모두 세 가지 성분으로 이루어져 있는데 두 제품 모두 타이레놀과 카페인을 함유하고 있다. 나머지 한 성분은 이소프로필안티피린 또는 에텐자미드이다. 게보린이나 펜잘을 자주 먹게 된다는 말은 타이레놀과 카페인, 이소프로필안티피린 또는 에텐자미드를 과다복용한다는 말과 동일하다. 앞에서도 이야기했듯이 타이레놀 과다복용은 결국 간 괴사로 이어져 간이식을 받아야하는 상황이 발생한다.

카페인은 분자량이 194달톤인 식물성 알칼로이드 물질로 흥분제(자극제)이다. 커피를 자주 마시는 미국인들의 경우 하루에 약 300mg의 카페인(커피 2~3잔)을 섭취하는 것으로 조사되고 있다. 카페인은 흥분제라서 피로를 못느끼게 하고 집중력을 향상시킨다. 보통 섭취 후 15분부터 효과가 나타나서 6시간 동안 지속된다. 그러나 일반적으로 1000mg의 카페인을 복용하면 초초해지고 불안하며 심박동이 빨라지고 몸이 떨리며 경련이 일어난다. 커피 중독 여성에게서 저체중아 출산이 많다는 연구도 있고, 급사가 커피 중독과 연관이 있다는 연구도 있어서 카페인 과다 복용은 피하는 것이 좋다. 커피를 많이 마시는 산모의 모유를 통해 아이가 카페인 중독에 빠질 수 있다는 사실도 유념해야 한다.

청소년기에서 카페인 섭취는 반드시 피해야 하는 것으로 알려져 있다. 이 카페인이 뇌의 성장을 방해하기 때문이다. 또한 카페인을 섭취하게 되면 수면 방해를 초래하고 이로 인해 학습능력 저하가 뚜렷이 나타나는 것으로 보고되고 있다. 또한 카페인이 흥분제이다보니 이를 복용한 청소년들이 쉽게 술이나 또 다른 흥분제에 빠져들게 된다.

카페인의 반감기는 약 6시간이다. 즉, 카페인을 복용한 후 6시간 정도가 되면 복용한 양의 절반 정도가 체내에서 제거된다. 카페인의 제거는 간에서 이루어지는데 흡연을 하게 되면 카페인 제거가 더 빨라진다.

이소프로필안티피린은 해열효과와 소염효과를 갖고 있는 진통제이다. 이 약은 타이레놀이나 이부프로펜 같은 비스테로이드 항염증약(NSAIDs)과 함께 병용되는 것이 일반적이다. 그렇지만 이 약의 약리작용에 대해서는 많이 알려져 있지 않다. 에텐자마이드도 소염제로 이용되는 진통제인데 중등도 이하의 진통제로 주로 이용된다. 이 약의 약리작용에 대해서도 많이 알려져 있지 않다.

이야기 속 환자에게 사용된 토피라메이트는 간질환자의 치료제로 이용되는 약이다. 이 약은 1996년부터 상품화되었는데 처음에는 간질 치료제로 사용되었지만 2000년대 초부터 편두통 치료제로도 사용될 뿐만 아니라 2012년에는 비만 치료제로 미국 FDA의 승인을 받기도 했다. 토피라메이트는 편두통 발생을 억제하는 효과는 있지만 편두통이 발생했을 때 통증을 완화시키는 효과는 없다. 연구에 따르면 토피라메이트를 복용한 편두통 환자의 약 10% 정도에서 인지능력 저하, 발음 장애 등이 나타나고 일부에서 대사성 산증, 졸림, 기면, 환각, 의식 소실 등의 증세가 나타난다.

토피라메이트의 반감기는 약 21시간이다. 주로 신장을 통해서 여과되어 배출되고 일부는 간을 통해 대사되어 제거된다. 이런 반킴기는 여러 사람들의 평균 반감기인데 어떤 사람은 반감기도 10시간 정도로 짧기도 하고, 어떤 사람은 반감기가 30시간이 넘기도 한다. 즉, 이야기 속 러스티의 토피라메이트 반감기가 24시간이 넘었을 수도 있다는 것이다. 반감기가 긴 환자에게 24시간마다 토피라메이트를 복용시키면 체내에 토피라메이트가 조금씩 축적되게 된다. 그래서 어느 정도 기간이 경과하면 체내 토피라메이트 농도가 매우 높아지는 상황이 초래된다. 러스티가 이 경우에 속했을 확률이 높다.

새로운
삶

조안은 1952년 뉴욕에서 태어났다. 그녀의 원래 이름은 캔디스(Candice)였는데 그녀는 어렸을 때 이 이름을 매우 싫어했다. 왜냐하면 친구들이 사탕(캔디)이라고 부르며 놀렸기 때문이었다. 그녀는 16살이 되었을 때 자신이 좋아하는 가수, 조안 배즈(Joan Baez)의 이름을 따서 조안이라고 개명했다. 그녀의 부모는 그녀가 어렸을 때 이혼했는데 그녀는 알코올중독자인 어머니와 따로 살게 되었다. 어머니는 남자를 자주 바꿔가며 만났다. 집에는 항상 새로운 남자들이 다녀갔고 조안은 그런 남성들의 끈적끈적한 눈초리를 받아야했다. 그녀의 아버지가 따로 생활비를 도와주지 않았고 어머니는 알코올 중독인지라 두 모녀는 가난한 삶에 처하게 되었다. 이런 환경은 꿈많은 소녀의 삶을 암울하게 만들었다. 불행하게도 그녀에겐 삶의 방향을 알려줄 사람들이 존재하지 않았다. 그녀는 신앙도 가지고 있지 않았고 학교생활도 열심히 하지 않았다. 그녀는 고등학교를 졸업할 때까지 우울한 시간을 보낼 수 밖에 없었다. 그녀는 도시 빈민가를 벗어나고 싶었다. 칙칙한 콘크리트 건물들을 벗어나고 싶었다. 우울한 마음이 들다가도 TV에서 멋진 샌프란시스코 광경이 나오면 기분이 좋아지기도 했다.

고등학교를 졸업하자 그녀는 새로운 남성에 빠져 있는 어머니를 뒤로 하고 집을 뛰쳐나갔다. 그녀는 드디어 자유를 느꼈다. 그녀는 무작정 샌프란시스코를 향해 나아갔다. 길을 걷다가 차를 얻어타기도 하고, 아르바이트도 하면서 서부로 나아갔다. 뉴욕을 떠난지 세 달만에 그녀는 샌프란시스코에 도착했다. 봄의 향기를 내뿜고 있던 샌프란시스코는 히피들의 천국이었다. 우울한 삶을 살아왔던 조안에게 자연인으로 살기를 원하는 히피들이 무척 편안하게 다가

왔다. 당시 미국은 1960년부터 시작된 베트남전쟁과 1963년 케네디대통령 암살 등으로 사회가 혼란스러웠고 기성세대의 행태에 환멸을 느낀 젊은이들이 기득권과 자본주의적 소비문화를 거부하고 자연으로의 회귀를 주장하며 무소유, 공동거주, 자유분방한 삶을 추구하고 있었다. 조안이 샌프란시스코에 도착했을 때는 이미 히피문화가 샌프란시스코의 주류로 떠올라서 가난이 부끄럽지 않은, 부모와 결별한 것이 부끄럽지 않은, 남녀가 무분별하게 어울리는 것이 부끄럽지 않은 그런 세상이 펼쳐지고 있었다. 조안은 바로 히피들의 세계에 빠져들게 되었다.

조안은 집과 직업 없이 거리생활을 하는 히피들과 친구가 되었고 이들과 공동생활을 하게 되었다. 조안은 이들과 함께 알코올, 대마초, 코카인, 헤로인 등을 투약하며 젊음을 낭비했다. 그녀는 대마초나 마약을 구매할 돈을 얻기 위해 식당에 웨이트리스로 취직하거나 숙박업소에서 청소부 등으로 일했다.

히피들과 어울린지 10년이 넘은 어느 날 조안은 술을 마신 상태로 운전하고 가다가 거리의 가로등을 크게 들이받는 사고를 냈다. 안전벨트도 하지 않았던지라 그녀의 몸은 전방으로 급격히 쏠려나갔다. 흉골이 운전대에 부딪혀 부러져 함몰되었고, 여러 개의 갈비뼈도 부러졌다. 얼굴은 전면 유리창에 부딪혀 커다란 흉터가 남게 되었다. 매력적이던 얼굴은 커다란 흉터 때문에 더 이상 과거의 얼굴이 아니었다. 더군다나 부상을 입은 자리가 한시도 쉬지 않고 계속 얼얼거리고 아팠다. 병원에 입원하여 치료받는 도중에 조안은 자신이 C형 간염에 감염되어 있다는 것을 알았다. 그녀와 함께 마약 주사기를 여러 번 공동 사용하던 동료 중에 간염 환자가 있어서 그녀도 간염에 감염된 것이다. 당시 그녀는 간염이 자신의 삶에 어떤 영향을 줄지 상상하지 못했다. 왜냐하면 당시에는 간염으로 인한 염증이 심각하게 발생하지 않았기 때문이었다.

조안은 병원을 퇴원한 뒤로도 마약을 계속 투약했다. 교통사고의 후유증으로 상처부위의 통증이 없어지지 않아서 기회가 있을 때마다 마약을 투약했다. 가끔 마약을 맞을 때면 끔찍한 통증 대신에 황홀한 기분이 들었다. 황홀함은 그녀를 살아가게 하는 원동력이었다. 간염을 앓고 있으면서도 그녀는 친구들과 계속 술과 마약을 상습적으로 복용했다. 그녀의 간 상태는 급격히 나빠졌다. 나빠진 간 때문에 술을 먹은 뒤에는 항상 피곤했고 얼굴은 누렇게 뜬 상태가 되었다.

몇 년이 지나자 조안은 곁에 있던 친구들이 하나둘 안보인다는 사실을 인지하기 시작했다. 그녀는 이제 더 이상 아름다운 얼굴을 가지고 있지도 않았고, 레스토랑에서 웨이트리스로 일할 수도 없었다. 그녀는 이제 더 이상 마약을 구매하는데 별 도움이 되지 못했다. 그녀는 외로움을 느끼기 시작했다.

조안의 간 상태는 점점 나빠졌다. 그녀는 자신의 간 상태를 호전시킬 어떤 행위도 하지 않았다. 그저 방탕하게 사는 것밖에 몰랐기 때문에 간은 더 이상 기능할 수 없게 되었다. 얼굴은 항상 누렇게 떠 있었고 팔다리 피부까지도 노랗게 물들어 있었다. 체중이 너무 많이 빠져서 안스러워 보일 정도로 삐적 말라 보여 더 이상 웨이트리스 같은 일자리를 구할 수 없었다. 어느날 배고픔 때문에 길거리에 쓰러져 의식을 잃었을 때 그녀의 곁에는 아무도 남아있지 않았다.

그녀가 정신을 차렸을 때 그녀는 자신이 정부의 요양시설에 입원해 있다는 것을 알았다.

'내 곁에는 아무도 없구나. 죽을까?'

그녀는 무기력함을 느꼈고 자신의 몸이 너무 아프다는 사실에 좌절했다. 더 이상 세상을 살아갈 자신이 나지 않았다.

"안녕하세요? 환자분이 길거리에 쓰러져 있는 것을 응급구조사가 발견하고서 이곳으로 환자분을 데려왔습니다. 이름이 어떻게 되세요?" 20대 중반의 간호사가 밝은 얼굴로 친절하게 물어봤지만 조안은 삶에 대한 애착이 사라져 쉽게 대답할 수가 없었다.

그러나 밝은 얼굴의 간호사들과 편안한 병실 환경이 점점 조안의 마음을 평온케 했다. 그녀는 입원한지 3일만에야 말을 할 수 있었다. 시설의 의료진들은 입원환자들을 정성을 다해 보살폈다. 조안은 평생동안 이런 따뜻한 보살핌을 받아본 적이 없었다.

'친구들도 이렇게 무조건적으로 나를 향해 미소짓지를 않았지. 그들은 내 얼굴에 커다란 흉터가 생긴 순간부터 더 이상 내 얼굴을 따뜻이 바라보지를 않았어'

'사고 이후 그들은 내가 마약을 구해올 때만 나를 환호했지… 이곳은 많이 다르구나… 이런 밝음이 정상적인 생활일까? 내가 어렸을적 좋은 부모를 만났다면 내 삶이 이렇지는 않았을까?'

'아니야! 아니야! 어렸을적 불우했던 사람들도 자라서 훌륭한 사람이 되는 경우가 많은데 내가 이 무슨 한탄인가? 모든 것은 나 때문이야. 샌프란시스코에 오는 것이 아니었는데…. 휴우…'

조안은 30대 후반이 되어서야 자신의 삶을 되돌아볼 수 있는 마음의 여유가 생겼다. 그녀는 밝은 의료진을 대하면서 삶의 의욕을 조금씩 찾아가게 되었다. 그녀는 시설의 담당의사 말대로 술과 마약을 끊고자 노력했다. 알코올 금단증세가 그녀를 괴롭혔지만 자신의 비참했던 삶을 생각하며 참아내었다. 그녀는 입원한 지 세 달 만에 퇴원할 수 있었다. 전에 없던 활기찬 모습으로 퇴원하였고 다시 일자리를 구할 수 있었다. 그녀는 히피 친구들에게 돌아가지 않았다. 따로 거주지를 구했고 직장일을 하며 미래를 설계했다. 그녀는 치료시설에서 간호사들에게 감명을 받았기에 40살의 늦은 나이에 간호학과에 진학하였다. 그리고 4년 뒤 그녀는 간호사가 될 수 있었다.

조안의 삶은 달라졌지만 그녀의 건강 상태는 점점 나빠지기 시작했다. C형 간염 환자들 중에는 일부에서 자연적인 치유가 일어나기도 하지만 조안에게는 그런 행운이 발생하지 않았다. 간염이 만성적으로 발생해서 이제 더 이상 정상적으로 기능하는 간세포가 거의 존재하지 않게 되었다. 조안이 49세가 되었을 때 그녀의 간은 더 이상 기능을 하지 못했고 자주 혼수상태로 병원에 실려가게 되었다. 조안이 우리 병원 응급실에 실려왔을 때 그녀의 배는 복수가 가득 차서 임산부처럼 배불러 있었고, 혈액 내에 빌리루빈 수치가 증가해서 얼굴과 눈자위, 그리고 전신 피부가 노란색을 띠고 있었으며, 의식은 혼미한 상태였다. 응급조치를 시행해서 조안이 의식을 차렸을 때 조안을 치료한 간 전문의 블룸 박사는 그녀에게 간이식만이 해결책이라고 말해주었다.

블룸 박사는 자신을 찾아오는 환자들에게 헌신적인 의사였다. 그는 젊은 의사였지만 그가 환자를 대하는 태도는 요즘 젊은 의사들과는 달랐다. 환자가 자신의 질환에 대해 물어보면 친절하게 대답해주었고, 환자의 보호자들이 환자의 상태를 물어보아도 알기 쉽게 상세히 대답해주었다. 이렇다 보니 블룸 박사가 외래에서 상담하는 환자 수가 적을 수밖에 없었고 그로 인해 이익을 바라는 병원 운영진들의 불만을 종종 샀다. 블룸 박사가 응급실을 통해 입원한 조안을 보니 그녀의 간은 이미 회복 불능 상태였다. 그는 조안이 간이식을 받을 수 있는 조건에 합당한지 알아보았다. 왜냐하면 조안 이외에도 미국 전역에서 수많은 환자들이 간이식을 받기 위해 대기 중이었기 때문이었다. 보건 당국은 간이식 신청을 엄격히 제한했다. 만성 C형 간염은 간이식 신청에 합당한 질환이었지만 문제는 조안의 과거 행태였다. 그녀는 과거에 마약을 하다가 C형 간염에 전염된 것이었으므로 블룸 박사는 이에 관한 사항을 조안에게 자세히 물어보았다.

블룸 박사는 조안이 더 이상 마약을 하지 않는다는 보증이 필요하다고 말했다. 조안은 직장 고용주와 그녀의 주치의에게 부탁하여 지난 10년 동안 마약과 술을 하지 않았다는 사실에 대한 확약서를 받아서 블룸 박사에게 제출했다. 블룸 박사는 조안이 지난 10년 동안 선량한 시민으로 지냈기 때문에 보건 당국의 제한 기준을 통과함을 확인했다. 블룸 박사는 안심하며 조안을 간이식 대기자 명단에 올리기 위해 필요한 기본 검사를 실시하였다. 혈액검사와 소변검사를 통해 마약 복용 여부가 검사되었다. 그녀가 젊은 시절 즐겼던 알코올과 마리화나 그리고 코카인 검사는 음성이었다. 그러나 마약 일종인 암페타민 유사약물 검사에 대해서는 양성 반응을 보였다. 조안은 검사 결과에 너무나 놀랐다.

조안은 너무나 억울했다. 왜냐하면 지난 10년 동안 마약을 하지 않았었기 때문이었다. 그녀는 암페타민 유사약물인 메스암페타민(methamphetamine)이나 엑스터시(Ecstasy, 3,4-methylenedioxy-methamphetamine (MDMA))를 전혀 투약하지 않았었다. 그녀는 당연히 재검사를 요청했다. 검사상 오류가 있었을 것으로 생각했지만 재검사한 결과도 양성 반응이었다.

"박사님, 저는 정말로 마약을 하지 않았어요. 지난 10년간 정말로 하지 않았어요. 저는 정말로 지난 10년간 새사람이 되었어요. 믿어주세요." 조안은 눈물을 글썽이며 블룸 박사에게 호소했다.

"알았습니다. 조안. 나도 당신을 믿고 싶어요. 검사상 오류가 있었는지 확인해보도록 하겠습니다." 블룸 박사는 연민을 느끼며 이야기했다.

블룸 박사가 조안의 검사 결과의 오류 여부를 알아보기 위해 나를 찾아왔다.

"박사님, 저의 환자 중에 간이식 대기 신청자가 있는데 여기서 시행한 검사 결과상 암페타민 유사약물을 복용 중인 것으로 검사되었습니다. 환자는 지난 10년간 마약을 투여하지 않았다고 하는데 저도 답답해서 박사님을 찾아왔습니다." 블룸 박사가 차분한 어조로 나를 찾아온 이유에 대해 설명했다. 나는 조안의 검사 결과를 찾아서 확인해보았다.

"닥터 블룸, 2회에 걸쳐 실시된 조안의 검사 결과가 서로 동일합니다. 선별검사인 면역학적 검사방법(immunoassay)으로 했을 때는 마약류가 검출되지 않았습니다. 그렇지만 이 환자는 신장이식 대기자 신청자로서 추가적으로 정밀검사가 실시되었습니다. 바로 최첨단 질량분석기(mass spectrometry)를 이용해서 마약류를 검사한 것입니다. 우리 검사실이 보유한 최첨단 질량분석기는 소변 내에 존재하는 특정 마약들을 정확히 하나하나 검출해낼 수 있습니다. 즉, 면역학적 검사방법에서 양성을 보이게 된 마약이 어떤 것인지 종류별로 확인할 수 있습니다. 조안의 소변에서 우리는 메스암페타민과 유사한 마약을 검출했습니다. 요즘 길거리에서 많이 판매되고 있는 디자이너 암페타민(designer amine)이 었습니다." 나는 차분히 이야기해주었다.

"디자이너 암페타민은 무엇을 말하는 것인가요?" 닥터 블룸이 궁금해하며 물어보았다.

"마약을 집에서 불법적으로 합성해서 판매하는 불법 제조업자들이 페닐에 틸라민(phenethylamine)을 화학적으로 변화시켜 다양한 유도체를 만들어 길거리에서 판매하고 있습니다. 화학적 구조식이 암페타민이나 메스암페타민과 매우 비슷해서 이 마약을 먹으면 동일한 환각효과를 나타냅니다. 그렇지만 분자 구조가 이들 암페타민류의 마약들과 조금 달라서 기존 병원 검사실에서 사용하는 일반적인 검사 장비로는 검출이 안됩니다. 즉, 디자이너 암페타민류를 먹고서도 소변검사에서 음성이 나오는 상황이 벌어지는 것이죠. 그래서 요즘 길거리에서 이 디자이너 암페타민류가 많이 팔리고 있습니다. 다행히 우리 검사실은 최첨단 질량분석기를 이용해서 이 디자이너 암페타민류 마약을 검출할 수 있습니다. 조안의 소변에서 검출된 마약이 바로 디자이너 암페타민류 마약이었습니다." 나는 신중하게 이야기했다.

"그렇다면 조안이 평상시 먹고 있던 다른 약들 때문에 검사장비가 검사를 잘못했을 수 있을 가능성은 있나요?" 닥터 블룸이 체념한 듯한 표정으로 물어보았다.

"네, 좋은 말씀입니다. 조안이 먹는 진통제나 신경안정제 등의 분자구조가 디자이너 암페타민류 마약과 비슷하다면 위양성이 나올 수 있습니다. 나에게 당시 조안이 먹고 있던 처방약 리스트를 보내주시면 검토하도록 하겠습니다." 나는 긍정적으로 대답했다.

블룸 박사는 바로 조안에게 전화를 걸어서 소변 검사 당시 복용 중이던 약들이 어떤 것이 있었는지 물어보았다. 다른 중년 여성들처럼 조안도 여러 가지 약들을 복용 중이었다.

"콜레스테롤과 지방을 낮추어주는 약물인 리피터(Lipitor)와 갑상선 기능저하증 때문에 먹고 있는 신쓰로이드(Synthroid), 그리고 가끔 잠이 안 올 때 먹는 졸피뎀(zolpidem)을 복용 중입니다. 그리고 흉통 때문에 'T'라는 약물을 먹고 있어요." 조안은 또박또박 자신이 복용 중인 약물을 말해주었다.

"T라고? 타이레놀(Tylenol)?" 블룸 박사가 다시 한 번 확인했다.

"네. 타이레놀이 맞아요." 그녀가 확답했다.

나는 닥터 블룸에게서 조안이 복용 중인 약 목록을 확보한 후, 이들 약물들 중에서 마약 검사를 하는 데 있어서 간섭효과(interference)를 주어 위양성이 나타나게 하는 약물이 존재하는지 검토하기 시작했다. 물론 조안이 복용 중인 약들은 모두 일반환자들이 많이 사용하는 약물이라서 이 약물들이 마약검사에 어떤 영향을 미치는지 모두 충분히 검토되어 있었다. 나도 이런 사실을 알고 있었기 때문에 별다른 기대를 하지 않고서 연구논문들을 검토했었다. 조안에게는 안된 사실이지만 조안이 복용 중인 약들은 마약검사에 영향을 주지 않는 것으로 다시 한번 확인되었다. 나는 검토한 내용을 닥터 블룸에게 말해주었다.

닥터 블룸은 자신이 확인한 사실을 조안에게 말해주었다.

"조안, 검사상 어떤 오류도 찾아낼 수 없었습니다. 유감스럽게도 우리는 당신을 간이식 대기자 명단에 올릴 수가 없게 되었습니다. 당신의 간은 지금 현재 많이 손상되어 회복 불능인 상태입니다. 나는 합병증이 더 악화되는 것을 막는 치료를 하도록 하겠습니다. 당신의 삶은 1년 정도 남은 것으로 예상됩니다. 남은 여생을 의미 있고 행복하게 보내셨으면 좋겠습니다." 닥터 블룸은 조안을 위로하며 말했다.

조안은 닥터 블룸을 말을 듣고 무척 실망하고 당황스러워 했다.

"저는 정말로 마약을 하지 않았습니다. 정말로 거짓이 아닙니다." 그녀는 힘없이 이야기했다. 그녀는 낙담하며 일어설 수밖에 없었다. 그녀는 자신이 죽는다는 사실에 대해서는 크게 당황하지 않았다. 이미 과거 10여 년 동안 간염이 악화되어 자주 병원에 입원했었기 때문에 항상 죽을 수 있다는 사실을 생각했었다. 그러나 투약하지도 않은 마약이 소변에서 검출되었다는 사실을 받아들이기는 어려웠다. 그녀는 더 이상 자신이 할 수 있는 일이 아무것도 없다는 사실을 깨달았고 저녁 늦게까지 주차장에 세워진 차 안에서 눈물을 흘리며 신세를 한탄했다. 그녀는 이미 어머니와 연락을 끊고 지낸지가 벌써 30년이 넘었었다. 그녀는 어머니가 죽었는지 살았는지도 잘 몰랐다. 그녀는 방탕하게 보낸 지난 세월이 원망스러웠다.

'나는 이때까지 사회에 아무런 기여도 하지 않았고 오직 이 사회로부터 보호받고만 살아왔어. 정말 아무런 도움도 되지 않았고 정말 무책임하게 살아왔지. 어쩌면 벌받고 있는지도 몰라…' 그녀는 시간이 지나자 자신의 현재 상황을 받아들일 수밖에 없음을 이해했다. 그녀는 마음을 되돌렸다. 그녀는 집으로 돌아가는 길에 남은 여생을 사회에 봉사하며 보내야겠다고 생각했다.

나는 조안의 검사 결과에 대해 크게 신경쓰지 않았다. 마약 검출 검사실의 책임자로 있다보면 수많은 마약중독자들의 항의를 받게 된다. 자신은 마약을 하지 않았고 검사실의 검사 결과는 믿을 수 없다는 항의였다. 그러나 그런 이의제기는 모두 거짓으로 판명났다. 모두 마약중독자들이었고 우리 검사실의 결과는 옳았던 것이다. 우리 검사실은 마약 검사 분야에서 미국내 어떤 검사실과도 비교해서 뒤지지 않고 있었다. 우리 검사실에서 검출해내지 못한 마약 성분은 다른 어떤 검사실에서도 검출해내지 못했다. 그렇지만 조안이 나이가 50대로 혈기넘치는 나이는 이미 지나 있었고, 그녀의 간기능이 매우 저하되어 있었기 때문에 그녀가 마약을 투여했을 가능성은 매우 낮았다. 그래서 사실 나도 처음에는 검사 결과가 조금 미심쩍었다. 그러나 요즘 세상에서는 황당한 일들이 너무 많이 벌어지고 있었기 때문에 그런 의심을 억지로 억눌렀다. 우리 검사실의 검사 방법은 매우 정확했고 마약이 검출되었기 때문이었다.

조안의 사건이 있은 지 3개월 뒤에 나는 질량분석기와 관련된 학회에 발표자로 참석하게 되었다. 내가 준비해간 발표 주제는 목욕물 향료(bath salts)처럼 위장해서 판매되고 있는 디자이너 암페타민류의 위험성에 대해서였다. 길거리에서 불법으로 판매되고 있는 디자이너 암페타민류는 목욕물 향료처럼 위장했기 때문에 경찰관이나 부모의 감시로부터 피할 수 있어서 젊은이들이 보다 쉽게 구매할 수 있었다. 마약명칭도 아이보리 물결이나 바닐라 스카이처럼 은어로 표현되어서 은밀하게 젊은이들에게 빠르게 퍼졌다. 이 디자이너 암페타민류는 기존 마약인 암페타민과 유사한 분자구조라서 환각 효과가 거의 동일했다. 그리고 분자구조의 변화로 기존 마약 검사방법으로는 이들 마약들이 검출이 되지 않는 이점이 있다. 손쉬운 쾌락을 쫓아다니는 사람이 존재하는 한 마약은 이 지구상에서 사라지지 않을 것이며, 이런 마약을 불법 제조해서 판매하는 사람들도 사라지지 않을 것이다. 마약검사를 실시하는 우리 전문가들은 마약검사들이 검출해낼 수 있는 검사 능력의 한계를 올바르게 이해하고 끊임없는 연구를 통해 그 한계를 개선시킬 사명이 있음을 이해해야 한다. 그로 인해 검사의 질이 개선되고 혈중과 소변에 존재하는 마약을 잘 검출해서 사회에서 마약 퇴치에 앞장서야 한다는 내용의 발표였다. 나는 발표를 끝내고 학회장 한켠에 마련된 포스터 전시장을 찾았다. 젊은 연구자들이 연구한 수많은 주제의 연구보고서가 포스터로 잘 정리되어 전시되어 있었다. 200개 정도의 포스터가 일정한 간격으로 붙혀져 있고 10여 명의 사람들이 자신의 포스터 앞에서 연구결과를 학회 참가자들에게 설명하고 있었다. 보통 학회조직위는 이런 포스터들을 접수한 다음에 내용이 우수한 포스터들을 선정해서 연구자들이 자신의 포스터 앞에서 일정 시간 동안 발표할 수 있는 기회를 준다. 이 기회를 통해 젊은 연구자들은 기존 연구자들과의 안면도 넓히고 서로 질문과 답변을 하면서 지식을 교환하는 기회를 갖게 된다. 나는 몇 사람의 포스터 발표를 들은 후 전시되어 있는 포스터들을 관람했다. 여러 포스터 중에서 나의 관심을 크게 끈 것은 진통제인 트라조돈(trazodone)을 복용한 후 소변으로 배출되는 트라조돈과 그 분해산물을 질량분석기를 이용해서 검출하는 방법을 발표한 포스터였다. 나는 그 포스터를 읽으며 트라조돈의 분해산물이 암페타민의 분자식과 매우 유사함을 보고 놀랐다.

나는 학회 일정을 마치고 샌프란시스코로 돌아온 후 바로 검사실로 향했다. 검사실의 한켠에는 영하 90도를 유지하는 냉동고가 여러 대 세워져 있었는데 그곳에는 지금까지 우리 검사실에서 검사했던 마약검사 검체들이 보관되어 있었다. 간혹 제기되는 의료소송에 대비하여 우리 검사실은 마약검사를 했던 검체를 5년 동안 보관한다. 나는 그곳에서 조안의 소변 검체를 꺼냈다. 곧바로 소변내에 트라조돈이 존재하는지 질량분석기로 검사해보았다. 소변에서 트라조돈은 검출되지 않았다. 그러나 트라조돈의 분해산물이 존재함을 확인했다.

'이럴수가…'

'휴우…'

나는 조안의 말이 사실일지 모른다고 생각했다.

나는 즉시 닥터 블룸에게 전화를 걸었다.

"닥터 블룸, 3달 전 검사했던 조안의 소변 검체에서 트라조돈 성분을 검출해냈습니다. 아마 조안이 트라조돈을 복용 중이었다고 생각합니다. 어제 질량분석기 관련 전문학회에서 참석했었습니다. 그리고 거기서 발표된 포스터를 보니 트라조돈의 분해산물이 디자이너 암페타민과 비슷했습니다. 닥터 블룸, 조안이 복용했던 약들을 다시 확인해주시면 감사하겠습니다. 검사 결과가 위양성으로 잘못 보고되었을 가능성이 높습니다." 나는 진지하게 말했다. 내 말을 들은 닥터 블룸은 매우 놀랐다. 만약 그것이 사실이라면 그는 조안을 사지로 몰아넣은 꼴이 되기 때문이었다.

"조안에게 물어보았을 때 그녀는 타이레놀이라고 말했었습니다." 블룸은 보다 정확한 약물 복용 정보를 얻기 위해 조안의 가정의학과 주치의에게 전화를 걸었다.

"네, 조안은 저에게 지난 10여 년 동안 치료를 받고 있었습니다. 그녀에게 처방했던 약들은 리피터, 신쓰로이드, 졸피뎀, 트라조돈입니다." 주치의의 말을 들은 닥터 블룸은 자신의 부주의를 자책했다. 일반적으로 환자들은 복용 중인 약들을 자세히 알지 못한다. 단지 추측할 뿐인데 닥터 블룸이 곧이곧대로 믿은 실수를 저지른 것이다.

"닥터 우, 조안은 타이레놀이 아니라 트라조돈을 복용 중이었습니다." 블룸은 힘 빠진 목소리로 전화를 주었다. 나는 전화를 끊은 후 조안의 소변 검체를 다시 검사했다. 트라조돈과 그 분해산물 이외에 다른 마약 성분들이 검출되는지 확인해보았다. 트라조돈과 그 분해산물인 클로로페닐 피페라진(m-chlorphenyl piperazine)만 검출되었다. 이 분해산물이 분자구조식상 메스암페타민과 매우 유사했다. 나는 다시 반복 검사를 실시했다. 그렇지만 결과는 변하지 않았다. 지금까지 트라조돈 복용이 암페타민류 마약 검사상 위양성을 일으킨다는 보고는 없었다. 신중을 기하기 위해 스스로 트라조돈을 복용하고 4시간 있다가 소변을 받아서 질량분석기로 검사해보았다. 내 소변과 조안의 소변과 동일한 결과를 보였다. 나는 그 결과를 닥터 블룸에게 알려주었다.

닥터 블룸은 바로 미국장기이식관리센터(United Network for Organ Sharing, UNOS)에 전화를 걸어 조안을 간이식 대기자 명단에 넣도록 요청했다. 그는 담당자에게 이제까지 벌어졌던 사건을 이야기하고 조안이 실제로는 3달 전에 간이식 대기자 명단에 올려졌어야 함을 말하며 선처를 부탁했다. 특히 조안의 삶이 몇 달 안남았음을 분명히 이야기했다. 닥터 블룸이 조안에게 전화했을 때 조안은 노숙자들을 위한 쉼터에서 자원봉사를 하고 있었다. 그녀는 블룸의 이야기를 듣고 매우 기뻤다. 노숙자를 상대로 봉사를 하는 동안 많은 기쁨을 느꼈는데 블룸의 소식은 또 다른 기쁨이었다. 자신이 거짓말을 하지 않았다는 것을 상대가 인정해주었기 때문이었다. 그녀는 검사 과정에서 있었던 사고에 대해 어느 누구도 탓하지 않았다. 그저 자신이 간이식 대기자 명단에 포함되었다는 사실을 감사할 뿐이었다.

그 이후 그녀는 간이식을 기다리며 18개월을 더 살았다. 그녀가 간부전(hepatic failure)으로 사망했을 때 그녀의 간이식 대기자 순번은 71번째로 줄어 있었다. 한두 달만 더 살아 있었다면 조안은 간이식을 받아서 죽지 않았을 것이다. 나는 그녀의 죽음을 전해 듣고 매우 고통스러웠다. 내 일생에 있어서 가장 큰 실수였다.

미국에는 약 8만 명 정도의 환자들이 장기이식을 받기 위해 기다리고 있다. 간이식의 경우 친지로부터 자발적인 장기기증을 받는 경우도 많지만 또한 오토바이 사고 등으로 예기치 못하게 사망한 사망자에게서도 많은 기증을 받고 있다. 그러나 1992년 캘리포니주에서 오토바이 운전자의 경우 반드시 헬멧을 착용하도록 법을 제정하면서 오토바이 사고로 사망하는 사망자가 줄어들어 장기이식 건수가 약 37% 줄어들게 되었다. 이로 인해 불법적인 장기 밀매가 많아지게 되었다. 이런 불법에도 불구하고 아직도 많은 환자들이 장기를 이식받지 못해서 조안처럼 사망하고 있다. 이런 비참한 현실을 극복하기 위해 수많은 과학자들이 인공장기를 개발하기 위해 노력하고 있다. 최근에는 태반이나 대퇴골에서 얻은 조혈모세포를 분화시켜 간이나 신장 기능을 하는 장기로 만들려는 시도가 이루어지고 있다. 아직 성공하지는 못했지만 과학자들의 이런 시도가 죽음을 눈앞에 둔 장기이식 대기자들에게 커다란 희망이 되고 있는 것은 사실이다.

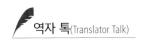

우신부전과 달리 간부전에 빠지면 간이식을 받지 않는 이상 살아갈 수 있는 방법이 없다. 신장의 경우 신장이 모두 파괴되어 기능을 못하더라도 노폐물을 외부에서 걸러주면 살아갈 수 있다. 왜냐하면 신장의 기능이 주로 체내에서 발생된 노폐물을 배출해 주는 것이기 때문이다. 나머지 기능으로는 적혈구 생성을 촉진하는 에리쓰로포이에틴(erythropoietin) 생성, 혈압을 조절하는 레닌(renin) 생성 그리고 골밀도 유지에 중요한 비타민D 생성 등에 관여하는데 이런 물질들은 약을 복용해서 살아가는데 큰 문제가 일어나지 않게 한다. 그런고로 노폐물을 외부에서 잘 제거해주면 신장이 기능을 완전히 못하더라도 살아갈 수는 있다. 수많은 병원에서 운영되는 혈액투석실이 바로 신부전에 빠진 환자들을 대상으로 체내에 쌓인 노폐물을 제거해주는 곳이다.

인간이 살아가면서 즉, 세포들이 살아가면서 영양분을 소비하고 대신 대사산물을 생성시킨다. 인간이 먹는 탄수화물과 지질은 체내에서 분해되면서 이산화탄소(CO_2)를 발생시키고, 단백질은 암모니아(NH_4)와 유레아(urea, CH_4N_2O)를 발생시킨다. 이 세 가지 물질은 신체에 매우 유독하다. 숨을 쉬지 못해 이산화탄소가 체내에 축적되면 체내 pH(산도)가 감소하여 세포가 기능을 하지 못해 인간은 사망하게 된다. 암모니아와 유레아가 체내에 축적되면 체내 세포에 독성이 심해져 혼수, 사망 등이 일어난다. 인간이 생존하고 있는 이유는 이런 노폐물들이 원활하게 제거되고 있기 때문이다. 이산화탄소는 폐에서, 암모니아는 간에서, 유레아는 신장에서 꾸준히 제거되고 있다. 혈액투석은 신장이 기능을 못해서 유레아나 암모니아가 체내에 축적될 때 이런 물질들을 제거하기 위해 시행한다.

그러나 불행하게도 간부전에 빠진 경우 혈액투석만으로는 환자가 살아갈 수 없다. 간은 신장과 비교할 수 없을 만큼 다양한 물질들을 만들어내고 있는데 이 모든 것들이 인간의 생존에 반드시 필요한 것들이기 때문이다. 간은 혈액에서 여러 가지 물질의 이동 매개체로 작용하는 알부민을 만들어내고, 지방질 소화에 관여하는 답즙을 생성하며, 출혈을 억제하는 혈액응고인자들을 생성하고, 비타민을 저장하며, 호르몬 등 다양한 성분들의 대사가 일어나는 곳이다. 이런 기능들은 혈액투석으로는 해결될 수 없는 것들이다. 결국 간이 완전히 파괴되면 인간은 간이식을 받지 않은 이상 사망할 수밖에 없다.

이야기 속 조안은 결국 간이식을 받지 못해 사망했다. 그녀는 10년 동안 마약을 하지 않았는데도 불구하고 검사상 오류로 인해 마약중독자로 인식되었다. 그녀가 복용했다고 오해받은 마약은 디자이너 암페타민으로 암페타민의 변종이었다. 가장 유명한 디자이너 암페타민은 메스암페타민의 변종인 엑스터시(MDMA, 3,4-methylene-dioxy-methamphetamine)와 MDA (3,4-methylenedioxy-amphetamine)가 있다. 히로뽕(필로폰)으로 많이 알려진 마약이 바로 메스암페타민이다.

마약들은 크기가 매우 작다. 암페타민의 경우 $C_9H_{13}N$으로 분자량이 135달톤이고, 메스암페타민은 $C_{10}H_{15}N$으로 분자량이 149달톤이고, 엑스터시는 $C_{11}H_{15}NO_2$로 분자량이 193달톤이다. 이렇게 크기가 작은 성분들이 극미량 혈액이나 소변에 존재할 때 이를 검출하는 방법은 매우 어렵다. 이런 아주 작은 크기의 성분과 결합하는 물질을 찾아내기도 어렵고 제조해내기도 어렵다. 이런 경우는 혈액 속에 들어 있는 성분 하나하나의 질량을 측정해서 질량에 따라 성분을 추측해내는 방법이 매우 유용하다. 즉, 혈액 속에서 135달톤의 질량을 가진 성분을 검출해내면 이 성분을 바로 암페타민으로 판단한다. 또 193달톤짜리 질량을 가진 성분이 검출되면 엑스터시가 검출된 것으로 판단한다. 이런 가정이 가능한 이유는 인간의 혈액은 매우 정제된 공간이기 때문이다. 인간의 신체는 신체 밖 환경과는 매우 다르다. 환경에는 다양한 물질이 존재하지만 체내에는 극히 제한된 성분만이 존재한다. 물과 단백질, 탄수화물, 지질, 호르몬, 미네랄 등 몇 천 가지가 넘지 않는다. 이런 성분들 중에서 분자량이 50달톤에서 200달톤 사이를 가진 성분은 얼마되지 않는다. 그런고로 혈액이나 소변에서 질량분석기를 이용해 다양한 성분을 검출해내는 것이 가능한 것이다. 그렇지만 이야기 속 조안의 예처럼 진통제인 트라조돈의 대사산물과 디자이너 암페타민류의 분자량이 동일할 경우 올바르지 못한 결과가 초래될 수 있다. 그래서 환자의 약물 복용력을 알아보는 것이 중요하다.

알코올을
생산하는
신체

티노와 테디는 철들기 전부터 단짝친구였다. 두 사람은 샌프란시스코 근교의 저소득층 밀집지역에서 자랐는데 모두 결손가정의 아이들이었다. 티노의 아버지는 티노가 5살 때 가정을 버리고 떠났다. 테디의 부모는 그가 9살 때 이혼했다. 둘 사이에 서로 다른 점은 티노는 형제가 없었던 반면에 테디는 누나와 동생이 있었다. 그나마 테디의 집은 조금 부유해서 허름한 아파트에서 생활했지만 티노의 집은 무허가 컨테이너였다. 두 사람의 집은 매우 가까웠는데 서로 형편도 비슷하고 성격도 서로 맞아서 바로 친구가 되었다. 두 사람은 초등학교 때부터 고등학교 때까지 같은 학교를 함께 다녔다.

고등학교를 졸업한 두 사람은 가정 형편상 대학에 갈 수 없었다. 특별한 기술이 없었던 두 사람은 함께 집근처 주유소에 점원으로 취직했다. 2교대 근무의 아르바이트로 이들은 주유소 옆 공터에서 맥주를 마시며 관심가는 여자나 돈벌이에 대해 이야기하는 것으로 시간을 소일했다.

"티노, 시청 옆에 있는 레스토랑에서 웨이터를 구하더라. 나는 거기에 지원서를 넣어봐야겠어."

"그래? 너는 인상이 좋으니 그 식당에서 좋아할지도 몰라. 나는 인상이 이렇게 험하니 어디에 취직하지?"

"넌 인상이 좀 험하니 얼굴 표정 좀 바꿔. 아니면 인상이 험하니 술집 경비로 취직해봐. 하하"

티노가 스무살이 되던 해 어머니가 알코올 중독의 후유증으로 사망했다. 간경화가 심각한 수준이었고 식도 주위의 정맥혈관이 부풀어올라 찢어져서 식도 출혈로 사망한 것이다. 갑자기 티노는 이 세상에 혼자가 되었다. 어머니가 살아 있었을 때는 술주정꾼에 불과했지만 그래도 컨테이너집으로 귀가하는 것이 무섭지 않았다. 그러나 어머니가 없는 컨테이너집은 너무 차가운 곳이었다.

이 세상에 홀로 남겨진 티노는 생계를 위해 닥치는대로 일했다. 주유소 점원, 편의점 점원, 정원사 보조, 페인팅 보조, 야간 술집 경비원, 피자배달부 등을 하면서 하루하루를 보냈다. 미래의 삶에 대한 계획보다는 술로 현실의 고단함을 위로받으려고 했다. 집으로 돌아가는 티노의 손에는 항상 맥주가 들려 있었다. 티노는 철이 들 무렵부터 여자친구가 없었다. 말주변도 없고 자신을 꾸밀 줄도 몰랐던 티노는 여자 앞에서 어떤 말도 할 수가 없었고 자신을 바라보는 여성의 눈초리가 부담스럽기만 했다.

"취미가 뭐예요?"

"집은 어디예요?"

"드라이브 가고 싶어요."

"부모님은 무슨 일 해요?"

"무슨 일 해요?"

"왜 대학을 안갔어요?"

"꿈은 뭐예요?"

"음악 좋아해요?"

티노는 자라오면서 어느 누구에게도 삶에 대한 진지한 조언을 들어본 적이 없었다. 여성들의 질문은 삶에 대한 꿈이 있는 사람이라면 부담스럽지 않았을 내용이었지만 착하기만 했던 티노에게는 부담스럽기만 했다. 그는 점점 여자친구에 대한 기대를 접게 되었다. 티노는 시간 여유가 있을 때면 테디가 근무하는 레스토랑으로 찾아가 친구의 얼굴을 보았고, 그 외 시간은 대부분 홀로 컨테이너 집에서 술을 마셨다.

미남에다가 호감가는 인상이었던 테디는 고급 레스토랑에 웨이터로 취직할 수 있었다. 식당에는 서빙하는 직원들뿐만 아니라 조리실까지 많은 직원들이 있었다. 그는 이들과 지내는 것이 매우 좋았다. 서빙하는 직원 중에는 예쁜 여자 직원들도 많아서 테디의 머리 속에는 온통 직장 일로 가득했다. 그는 여자 직원을 티노에게 소개시켜주기도 했지만 티노는 두 번 이상 만나지를 못했다.

주유소 점원을 전전하던 티노는 주유소 단골이던 화물차 업주의 소개로 화물보관업체 경비로 취직할 수 있게 되었다. 티노는 체격이 컸고 인상 또한 상대를 위압할 정도로 험하게 보였기 때문에 경비로 추천받았던 것이다. 도시 외곽에 존재했던 화물보관소는 크지 않아서 경비 직원이 총 네 명이었다. 그 중 한 명은 책임자였고, 나머지 세 명이 3교대로 근무하는 곳이었다. 티노는 어린 신참이었기 때문에 야간근무를 하였다. 저녁에 홀로 경비실에 앉아 화물을 지키는 경비 업무는 다른 사람과 어울리기 어려워하는 티노에겐 편안한 직장이었다.

'나에 대해 아무도 물어보는 사람이 없어서 편안하구나…'

'이렇게 혼자 있으니 긴장이 풀리네…'

근무를 마치고 아침에 컨테이너집으로 돌아가는 티노의 손에는 캔맥주 꾸러미가 항상 들려 있었다. 테디는 술 냄새를 풍기며 레스토랑으로 찾아오는 티노를 볼 때마다 마음이 불편했다.

"티노, 너 술을 너무 많이 마시는 것 같아. 지금 점심 시간이야. 너를 봐. 한낮인데 벌써 취해 있어. 넌 술을 줄여야 해."

"테디, 걱정마. 이 정도 양이면 아무 문제 없어. 너도 내가 얼마나 주량이 쎈지 알잖아. 야간근무라서 괜찮으니 걱정마. 솔직히 네 말처럼 술을 너무 자주 마시는 것 같아. 그렇지만 술을 안마시면 난 할 것이 없어. 너 말고는 따로 만나는 사람도 없잖아. 네가 내 사정을 잘 알잖아?"

테디는 죽마고우가 안쓰러웠다. 친구의 말처럼 친구는 맥주를 마시는 것 이외에 특별한 낙이 없었다. 자신은 여자친구를 만나며 행복한 시간들을 가졌지만 티노는 여성을 불편해했다. 아니 여성뿐만 아니라 다른 사람들도 불편해했다. 티노를 가끔 만날 때마다 술냄새를 풍기는 친구를 보며 테디는 자신이 해줄 수 있는 것이 없다는 사실에 마음이 아플 뿐이었다. 테디는 시간이 지나면서 티노에 대한 기대를 접게 되었다.

티노는 여자친구와 행복해하는 테디를 보면 부럽기만 했다. 테디의 식당을 찾아가도 테디의 얼굴을 볼 수 없는 날이 점점 늘어났다.

"테디, 나 왔어!"

"응, 별일 없었니?"

"응."

얼굴을 보아도 특별히 할 이야기가 없었다. 티노는 집에서 홀로 맥주를 마시는 시간이 더 많아졌다. 이제 티노의 삶에서 즐거움을 주는 일은 맥주를 마시는 것 밖에 남지 않게 되었다. 어느 날부터 그는 근무시간에도 맥주를 마시기 시작했다.

'난 주량이 쎄. 적당히 마시면 직장 근무를 하는데 아무런 문제도 되지 않을

거야! 이 정도는 아무 것도 아니야'

야간경비를 티노 혼자 맡고 있었기 때문에 밤에 티노가 맥주를 마셔도 어느 누구도 알지 못했다. 어떤 취미도 없었고, 여자를 사귀고 싶은 마음도 없었던 티노는 일해서 번 돈으로 마음껏 맥주를 마셨다.

'맥주만큼 맛 있는 것이 있을까? 마음도 편하고 좋네… 이렇게 좋은 직장에 이런 자유 시간까지 천국이 따로 없네…'

티노는 양다리를 책상 위에 쭉 뻗고서는 비스듬히 의자에 기대어 앉아 맥주를 홀짝이며 생각했다.

티노의 근무 중 음주는 점점 더 심해져 갔다. 만약 티노에게 직장 동료나 상사와 함께 근무했다면 이와 같은 일탈이 쉽지 않았을 것이다. 그러나 불행하게도 티노는 홀로 근무를 수행하였다. 단지 아침에 업무를 인계할 때 맥주 냄새만 없애면 아무 탈이 없었다. 업무 인계 후 집에 들어갈 때면 주류점에 들러 맥주 한 꾸러미를 사는 것이 일상이었다. 티노의 유일한 친구였던 테디는 여자 친구가 생겨 더 이상 과거의 그 테디가 아니었다. 더구나 테디는 여자 친구와 결혼하자 곧 아내를 따라 LA로 이사를 가버렸다. 티노에게는 오직 술만 남아 있었다.

고급 레스토랑에서 일하던 테디는 함께 일하던 여성과 결혼하였다. 둘 사이에 아이가 생겼지만 불행히도 식당이 부도나는 바람에 테디 부부는 아이의 양육을 도움받기 위해 아내의 부모가 있는 LA로 이사갔다. LA에서 테디는 장인의 도움으로 택배업체 기사로 취직할 수 있었다. 그리고 아이도 둘을 더 낳았다. 그는 택배차량의 기사였기 때문에 분기마다 알코올과 마약 검사를 실시받았다. 테디는 젊은 날의 습관 때문에 직장을 잃는 우를 범하고 싶지 않았다. 테디는 행복한 가정을 지키고 싶었고 단지 특별한 날에 먹는 와인 한두 잔 이 외에는 술을 입에 대지 않았다.

테디가 고향을 떠난지 2년이 지났을 때, 티노는 평소와 다름 없이 집에서 맥주를 적당히 마시고 화물보관소를 향해 차를 몰았다. 평소보다 컨디션이 안 좋았는지 자기도 모르게 차도 중앙선을 몇 번 침범했고 그 모습을 경찰이 보게 되었다. 티노는 갓길에 차를 멈추고서는 경찰이 요구하는대로 음주측정기에 숨을 불어넣었다. 그리고 100부터 역순으로 세면서 똑바로 걷는 음주운전검사 (Field Sobriety Test)를 검사받았다. 티노는 똑바로 걸을 수도 없었다. 음주측정기에 측정된 알코올농도는 기준치의 두 배인 0.18%로 나타났고 그는 음주운전

위반으로 바로 구속되어 경찰서에 수감되었다. 경찰서에 수감되던 날 티노는 직장에 전화해서 독감에 걸려서 출근할 수 없다고 그의 상사에게 거짓말을 했다. 상사는 독감이 직장에 퍼지는 것을 염려하여 티노에게 병가를 주었다. 티노는 4일 동안 수감된 후 벌금 천 달러를 내고 풀려났고 6개월 동안 운전면허 정지를 당했다. 티노는 담당검사에게 선처를 구했다. 근무지가 시외 외진 곳이라 운전을 못 하게 되면 직장에 출근할 수 없음을 호소했다. 담당검사는 티노에게 제한면허증(Restricted License)을 발급받을 수 있도록 했다. 티노는 근무일에만 시간에 맞추어 집에서 근무지까지 차를 운전할 수 있었고, 일정 기한 안에 음주운전학교에 등록하여 교육을 이수해야 했다.

티노는 6개월 동안 제한면허증으로 근무날에만 차를 운전하여 출퇴근을 하였다. 음주량도 줄일 수밖에 없어서 퇴근 후와 주말에만 맥주를 마셨다. 그렇지만 이와 같은 음주량 축소도 6개월뿐이었다. 6개월이 지나서 운전면허가 회복되자 더 이상 운전시간대를 준수하지 않아도 되었고 곧 티노의 음주습관이 다시 되살아났다. 그는 집에서도, 직장에서도 맥주를 더 많이 마셨다. 어느 누구도 야간근무 중에 티노의 음주에 대해 충고해주는 사람이 없었다. 티노는 한 달도 못 되어서 다시 음주운전으로 구속되었다. 재범이고 혈중 알코올농도도 높았기 때문에 티노는 교도소에서 90일을 복역해야 했다. 이에 더해 벌금으로 2천 달러를 내야했고, 결국 직장에서 해고될 수밖에 없었다. 그에게 연민을 느꼈던 직장 상사는 그에게 실업급여 청구 대상자가 될 수 있도록 회사에 조치해두었다. 그렇지만 그의 인생은 이미 술로 인해 나락으로 떨어진 다음이었다.

교도소를 나왔을 때 그를 반겨주는 사람은 아무도 없었다. 그에게 쉼터였던 무허가 컨테이너집은 시의 재개발 계획에 따라 사라진지 오래였고, 지난 5년 동안 평온한 근무지였던 화물보관소도 더 이상 그의 직장이 아니었다. 알코올 중독자인 그를 고용하는 곳은 없었다. 그는 구걸로 하루하루를 지냈다. 하루는 티노가 무료급식소를 찾았을 때였다. 무료급식소에서 빵을 나눠주던 오닐 신부의 눈에 티노가 들어왔다. 구부정하고 초췌한 사람들 사이에 건장한 30대 청년이 초점이 없는 눈동자로 줄을 서 있었던 것이었다. 지난 30여 년 동안 무료급식소를 운영하며 다양한 부랑자를 봐왔던 오닐 신부의 눈에는 젊고 건장한 티노가 너무 안쓰럽게 느껴졌다. 빵을 받으러 다가온 티노에게 오닐 신부가 제안했다.

"이봐요. 저 좀 도와줄래요? 우리 성당에 일손이 부족한데 당신이 좀 도와주면 좋을 것 같아요."

멍한 표정으로 오닐 신부를 바라보던 티노의 눈에 생기가 비쳤다. 오닐 신부는 티노에게 성당 지하에 있는 조그마한 숙소를 제공하고 성당일을 돕도록 했다. 티노는 아침 저녁으로 성당문을 열고 닫고, 성당 주변을 청소하고, 성당 정원을 관리하고, 그리고 성당 묘지를 관리했다. 성당에서 오닐 신부를 도우며 티노도 점점 정상적인 삶을 찾아가기 시작했다.

어느날 티노는 성당에 예배를 드리러온 고교 동창에게서 곧 졸업 15주년 기념 동기회를 한다는 소식을 들었다.

"궁금한 것이 있는데, 거기에 테디도 참여해?"

"응, LA에 살고 있는 테디도 오는 것으로 알고 있어."

테디가 이곳을 떠나서 LA로 이주한지도 벌써 6년이나 지났으니 티노는 6년 동안이나 그를 보지 못했던 것이다. 그 기간 동안 티노는 감옥에 갇혔었고, 직장을 잃었으며, 거리를 떠도는 부랑자였었다. 지금은 오닐 신부의 도움으로 점점 정상적인 생활을 찾아가고 있었고 지난 날을 후회하고 있었기에 단짝친구였던 테디가 너무 보고 싶었다. 티노는 친구에게 자신도 15주년 기념 동문회에 참여하고 싶다고 말했다.

기다리던 동문회 날이었다. 고등학교를 졸업하고 15년이 지나 동문회 장소에서 서로 만난 두 사람은 끓어오르는 격정을 참기 어려웠다.

테디는 울먹이며 티노를 껴안았다.

"티노, 잘 지냈지? 몸은 어때? 그래도 근사하다. 하하하"

티노는 눈에서 흐르는 눈물을 멈출 수가 없었다. 지난 6년간 외로웠던 시간이 주마등처럼 뇌리를 스쳐 지나갔다.

티노는 테디를 보고 만감이 교차했다. 술을 먹지 않은 맑은 정신으로 테디를 만난 것도 정말로 오랜만이었다. 테디는 술냄새를 풍기지 않는 티노를 보고 너무 기뻤다. 테디는 이미 세 아이의 아빠로 중년 신사의 느낌이 났다. 체중은 늘었고 콧수염도 길러서 후덕한 인상으로 변해 있었다. 이에 비해 티노는 과거에 비해 체중이 줄어 있었는데 워낙 키가 컸기 때문에 볼살이 많이 빠져 있어서 날카로운 인상으로 변해 있었다. 둘은 서로의 안부를 물어보며 과거의 추억을 나눴다. 동문회가 끝났을 때 티노는 테디에게 과거 둘이 자주 찾아갔던 맥주바에 가자고 제안했다. 테디도 과거 자주 찾았던 맥주바가 어떻게 변했을지 궁금했다. 둘은 테디의 렌터카를 타고 맥주바로 갔다. 맥주바는 10여 년이 지났지만 과거 그대로였다. 둘은 맥주를 마시며 서로의 신상에 대해 이야기했다. 테디는 친구의 인생곡절을 듣고서 슬퍼하다가 다행히 술을 끊은 친구를 보고 기뻐했다. 테디는 너무 기뻐서 오랜만에 맥주를 많이 마셨다. 티노도 기분이 좋아서 1년 넘게 마시지 않았던 맥주를 몇 병 마셨다.

저녁 12시가 넘자 둘은 맥주바에서 일어났다.

테디는 성당의 숙소로 돌아가려는 티노를 붙잡았다.

"티노, 내 호텔로 가자. 난 내일 LA로 떠나. 좀 더 이야기하자."

"음… 그래."

"그래. 내가 콜택시를 부를게."

테디가 술취한 목소리로 말했다.

"테디, 나 안 취했어. 맥주 몇 병 가지고는 난 안 취해. 가자. 내가 운전할게."

티노가 호기롭게 외쳤다.

항상 티노의 말을 잘 따랐던 테디는 티노의 확언에 넘어갔다. 둘은 테디의 렌터카로 갔다. 3년 전 음주운전으로 감옥 간 이후 운전을 하지 않았던 티노는 주저 없이 운전석에 앉았다. 평소에도 술이 약했던 테디는 과거에 그랬던 것처럼 보조석에 앉았다.

새벽 2시였고 가랑비가 내리고 있었다. 한밤 중이라 길에 다니는 차량은 거의 없었다. 테디가 렌트한 차는 하이브리드 최신 차량으로 엔진 소음이 들리지가 않았다. 과거에 티노는 중고차만 몰았기 때문에 조용한 렌터카가 생소하게 느껴졌다. 운전석에 앉은 티노는 과거에 하던 대로 차를 몰았다. 차는 성능이 매우 우수해서 속도가 순식간에 시속 150km를 넘었고 이런 속도에서도 잔떨림이 없었다. 술기운에 시야가 좁아져 있던 티노는 이를 알아차리지 못했다. 차는 직진 코스를 지나서 좌측 커브길에 들어섰다. 속도감이 없었던 티노가 핸들을 좌로 꺾었지만 차는 티노의 생각보다 너무 빨리 나아가고 있었다. 차는 우측으로 쏠리는 힘을 감당 못해서 가드레일을 들이받고 우측으로 튕겨나갔다. 도로 가에는 우람한 오크나무가 줄지어 자라고 있었는데 렌터카의 보조석 부분이 오크나무와 강하게 충돌했다. 불행하게도 렌터카에는 사이드 에어백이 장착되어 있지 않아서 테디의 머리가 오크나무에 강하게 부딪혔다. 테디의 머리에서 피가 솟구쳤고 바로 의식을 잃었다.

티노는 갑작스런 충격으로 멍해졌지만 의식을 잃지는 않았다. 몇 분 후에 그는 정신을 차릴 수 있었고 의식을 잃은 테디를 발견했다. 구급차를 불러야 했지만 그는 핸드폰이 없었고, 테디의 핸드폰도 어디 있는지 찾을 수가 없었다. 티노는 차량 밖으로 힘겹게 나와서 도로로 오른 다음 지나가는 차량을 기다렸다. 다행히 5분이 지나자 다가오는 차량을 발견할 수 있었고 도움을 요청했다. 차량에 타고 있던 두 명의 십대 청소년들이 바로 911에 연락해주었다. 구급차가 5분만에 도착했다. 차의 보조석 쪽 옆면은 강한 충돌로 찌그러쳐 있었고 테디의 오른쪽 다리가 꺾인 채 차체와 의자 사이에 끼어있었다. 소방관이 급히 유압식 절단기를 가지고 와서 차체를 절단하기 시작했다. 30분이 지나서야 테디를 차에서 빼낼 수 있었다. 테디는 구급차로 옮겨져 응급실로 향했다. 응급실로 옮기는 과정 중에 테디의 호흡과 맥박이 잡히지 않아서 구급요원들은 가슴압박소생술과 인공호흡을 실시했다. 응급실에 도착해서도 테디의 호흡과 맥박은 살아나지 않았다. 응급실 의사는 테디가 사망했음을 선언했다. 뇌출혈로 사망한 것이다.

티노도 경미한 타박상을 입고 두 번째 구급차에 실려 응급실로 왔다. 티노를 예진한 응급실 간호사가 티노에게서 풍기는 술냄새를 맡고는 수간호사에게 이 사실을 알렸다. 티노는 기본 검사를 위해 채혈했고, 티노의 채혈된 혈액 중 일부는 알코올농도 측정을 위해 따로 보관되었다. 그 혈액은 혈중 알코올농도 측정만을 전문적으로 하는 전문검사실에 보내질 혈액이었다. 티노는 응급실 침대에서 친구의 죽음을 전해들었다. 그는 아무 말도 할 수 없었고 단지 눈물만 흘릴 뿐이었다. 다음날 아침이 되었을 때 티노는 음주운전 및 무면허 운전으로 체포되어 수감되었다. 여기에 더해서 티노는 테디의 죽음에 대한 과실치사죄가 덧붙혀졌다.

티노는 친구의 장례식에 참여하고 싶었지만 교도소장의 허락을 받을 수 없었다. 더군다나 테디의 가족은 티노의 장례식 참여를 원하지 않았다. 세 명의 아이를 홀로 키우게 된 테디의 아내는 티노가 죽도록 미웠다. 그녀는 과거에 이미 알코올중독자 티노를 알고 있었던 것이다.

캘리포니아 지방검사는 티노의 과거 범죄력과 현재 사건을 파악한 뒤 티노에게 과실치사가 아닌 2급 살인죄를 적용했다. 티노는 술취한 상태에서 무면허로 친구의 차를 몰다가 사고를 내어 친구를 죽인 살인자로 낙인찍힌 것이다. 티노는 15년 징역이 선고되었고 보석금으로 60만 달러가 결정되었다. 티노는 가진 것이 아무 것도 없었고 일가친척이 아무도 없었기에 보석금을 낼 수가 없었다. 그는 감옥에서 15년을 보내야 했다.

테디와 티노는 내가 근무하는 샌프란시스코 종합병원 응급실에 실려왔지만 나는 이런 사실을 모르고 있었다. 사고가 있은 후 한 달이 지나서 지방검사가 나를 찾아오고 나서야 나는 이 사건을 알게 되었다. 일반적으로 샌프란시스코 지역에서 발생한 교통사고 환자는 대부분 이곳 샌프란시스코 종합병원 응급실로 실려온다. 거리의 부랑자들이 다쳤을 때에도 대부분 이곳 응급실로 실려온다. 지방검사는 나에게 국가 공인 혈중 알코올농도 측정 전문 검사실에서 시행한 티노의 혈액검사 결과에 대해 조언을 구했다.

"박사님, 2급 살인죄로 수감된 죄수가 있습니다. 음주운전으로 친구를 사망하게 한 사람인데요. 최근에 이 죄수가 자신은 음주운전을 하지 않았다고 소송을 제기했습니다. 그 내용은 다음과 같습니다." 지방검사는 상세히 설명했다.

2급 살인죄로 기소된 티노는 친구를 살해했다는 주변의 눈초리가 너무 고통스러웠다. 자신이 실수로 친구를 사망하게 했지만 이것이 살인죄로 불리는 것에 동의하기 어려웠다. 만약 동의를 한다면 어떻게 남은 생을 살아갈 수 있겠는가? 이때 티노에게 국선변호사가 찾아왔다. 돈이 없었던 그는 국선변호사에게 자신의 심정을 이야기했다.

"저는 친구를 죽였습니다. 죗값을 받아야 한다고 생각합니다. 그렇지만 이것이 살인죄라는 죄명으로 죗값을 받아야 한다는 사실이 괴롭습니다. 난 당시 맥주를 많이 마신 것도 아니었습니다."

티노를 상담한 국선변호사는 변호사 시험을 통과한지 2년 밖에 안된 신출내기 흑인 변호사, 브라운이었다. 그는 경쟁이 심한 변호사 시장에서 다른 신참 변호사처럼 사건 의뢰를 받기 힘들어하고 있었다. 그리고 우연찮게 티노의 국선변호를 맡게 되었다. 그는 이 불쌍해 보이는 사람을 훌륭하게 변호해 보임으로써 출세의 발판을 마련하고 싶었다. 브라운은 변호사 사무실의 직원에게 혈중 알코올농도 측정에서 오류가 발견된 사례가 있는지 알아보도록 했다. 사무실 직원은 며칠 있다가 상기된 얼굴로 브라운을 찾았다.

"찾았어요. 체내에서 포도당이 발효되면 알코올이 발생할 수도 있다는 자료를 찾았어요. 환자가 곰팡이에 감염되어 있었는데 소변에서 알코올 냄새가 나서 확인해보니 에탄올(알코올)이 양성반응을 보였다는 보고였습니다. 당시 환자는 당뇨병을 심하게 앓고 있었고, 방광이 곰팡이균에 감염되어 있었다고 합니다. 이 곰팡이 균이 방광에 농축되어 있는 포도당을 발효해서 에탄올을 생성한 것이란 연구 보고였습니다."

직원이 계속 이야기했다.

"맥주를 만드는 과정도 똑같아요. 곡물 즉, 탄수화물을 곰팡이로 발효시켜서 맥주를 만들거든요. 티노의 혈액도 보관 과정 중에 발효가 일어났을 수가 있어요. 물론 이것이 현실성이 없어 보이지만 그렇다고 전혀 불가능한 이야기는 아닙니다. 티노는 당뇨를 앓고 있는 것으로 밝혀졌고, 곰팡이균에 감염되는 사람도 많기 때문입니다."

브라운은 부하 직원의 이야기를 듣고 이것이 현실성이 있는 이야기라고 생각했다.

"친구, 우리는 크게 한 건을 한 것 같아요. 하하. 우리는 티노가 사건 당시 술을 먹었다는 사실을 알고 있어요. 당시 혈중 알코올농도가 음주운전 기준치인 0.08%보다 높은 0.145%였죠. 만약 이 알코올농도 중에 일부가 혈액 보관 중에 발효에 의해서 생성된 것이라면 실제 사건 당시 혈액 속에 알코올농도가 0.08%보다 낮을 수 있다는 가능성이 생깁니다. 실제로 티노의 혈액검사상 포도당 농도가 높게 나타났었습니다. 그리고 사건이 토요일 새벽에 발생한 것이라 아침에 경찰관이 가져간 혈액 검체는 이틀이 더 지난 후에야 전문 검사실에서 검사가 시행되었죠. 경찰이 검사실로 혈액을 전달하기 전에 그 혈액검체를 따뜻한 곳에 보관했을 수도 있습니다. 정말로 혈액 보관 중에 검체 속 포도당이 곰팡이에 의해 발효되어 에탄올이 생겼을 수 있습니다. 채혈 과정 중에 또는 혈액 검체 용기가 곰팡이균에 오염되었을 가능성도 있으니까요."

이 두 사람은 티노의 무죄를 입증할 수 있다는 생각에 들떠서 자신들과 협력관계에 있는 은퇴한 미생물학자에게 도움을 요청했다. 국선변호사가 유능한 증인을 고용했을 때 이 증인의 고용비용을 정부로부터 보조를 받을 수 있었다. 브라운은 법정에서 티노의 에탄올 검사 결과에 대한 이의를 제기했다. 만약 티노의 혈액 검체가 보관 중에 발효가 일어나서 에탄올이 생성되었을 수 있다는 가정이 부결되지만 않는다면 사건 당시 티노가 음주운전했다는 증거가 무효가 될 것이기 때문이었다.

소송심리가 이루어지는 날 나는 지방검사의 요청으로 법원에 출두했다. 배심원단 없이 판사 앞에서 변호인측과 검사측이 서로 마주보고 앉아서 이의제기에 대한 타당성이 논의되었다. 변호인측 증인으로는 은퇴한 미생물학자가 나왔고, 담당검사측 증인으로는 내가 출석했다.

담당검사는 변호사측이 제기한 이의에 대해 마땅히 반박할 자료를 가지고 있지 않아서 초조해했다. 그는 변호사측의 주장이 타당한지 나에게 물어보았다.

"그렇습니다. 실제로 체내에서 발효에 의해 에탄올이 생성될 수도 있습니다. 그러나 일반적으로 그것은 죽은 몸인 사체에서 일어납니다. 세균이 죽은 몸을 분해하는 과정 중에 나타납니다."

그러자 변호사가 나에게 물어보았다.

"박사님, 체외에서 일어나는 발효는 어떻습니까?"

"네, 그것은 채혈한 후 보관 중인 혈액 튜브 내에서 발생하는 것입니다. 혈액 검체를 고온인 환경에 오래 놓아두면 발생할 수 있습니다."

내말을 듣고서 변호사는 바로 말했다.

"박사님, 티노의 혈액 검체는 오랜 기간 보관 후에 검사되었습니다. 만약 그 검체가 경찰차의 따뜻한 차내에 몇 시간이나 놓여 있었다면 이 혈액 검체에서 발효 과정이 벌어지지는 않았을까요?"

"아 네, 그럴 가능성을 아예 배제시킬 수는 없을 것 같습니다. 그러나 우리병원에 입원했던 티노의 검사 기록을 보면 티노가 응급실에 입원했을 당시 티노의 혈액에 고농도의 에탄올이 있었다는 사실을 알 수 있습니다. 물론 당시 우리병원 검사실에서 혈중 알코올농도가 측정되지는 않았었습니다."

나의 답변을 들은 변호인측은 매우 당황했다. 변호사가 나에게 물어보았다.

"이것은 새로운 증거인가요? 이 증거가 과거에 공개되었었나요? 담당검사는 이 사실을 알고 있었나요?"

"아니요. 저도 처음 듣는 이야기입니다." 담당검사가 흥분하여 대답했다.

나는 담담히 이야기했다.

"담당검사님은 이 사실에 대해 물어보지 않았습니다. 여러분들 중 어느 누구도 저에게 이런 사실에 대해 물어보지 않았습니다. 이 사실은 오늘 처음 밝히는 것입니다."

"일반적으로 환자들이 응급실에 입원하면 기본적인 혈액검사를 실시합니다. 우리병원 응급실에서는 혈청 삼투질농도(serum osmolality)를 기본적으로 측정합니다. 혈액의 삼투압을 유지시켜주는 용질의 농도인데요. 특히 중요한 용질이 요소(urea)와 포도당(glucose) 그리고 나트륨(Na)입니다. 세 가지 성분은 크기도 적당히 작으면서 혈액 속 농도가 매우 높습니다. 이 세 가지 성분을 가지고 결국 삼투질농도를 계산합니다. 이렇게 계산한 값이 계산 삼투질농도(calculated serum osmolality)입니다. 그렇지만 실제로 검사실에서는 세 가지 성분을 따로따로 측정하지 않고 바로 삼투질농도를 측정합니다. 삼투질농도를 직접적으로 측정하는 측정기계를 이용하는 것입니다. 일반적으로 실제 측정치와 계산 삼투질농도 사이에 큰 차이는 없습니다. 만약 차이가 있다면 혈액 속에 요소와 포도당, 나트륨 이외에 또 다른 물질이 존재해서 삼투압에 영향을 주고 있다는 말이 됩니다. 이런 성분들은 대부분 저분자량의 약물이나 에탄올 등입니다. 이런 성분들은 혈중 농도가 의미 있게 높아져버렸을 때 나타납니다. 응급실 방문 시 티노의 혈액검사는 계산 삼투질농도와 직접 측정된 삼투질농도 사이에 큰 차이가 있었습니다. 그 차이가 전문 검사실에서 측정된 알코올(에탄올) 농도와 일치합니다. 당시 삼투질농도 검사는 채혈 즉시 시행했기에 티노의 혈액 검체에서 발효가 발생했을 가능성은 없습니다." 내 말을 들은 변호사는 얼굴이 굳어지고 당황했다.

변호사는 휴회를 요청했고, 증인으로 참석한 미생물학자에게 의견을 물었다. 그렇지만 그는 혈액검사에 대한 전문가가 아니었기 때문에 어떤 도움도 줄 수가 없었다. 사건 담당 판사는 티노의 알코올 검사 결과가 증거로서 의미있다고 결론내렸다.

배심원이 참석한 법정에서 배심원들은 담당검사에게서 티노의 과거 음주운전 경력을 들었고, 이번 사고는 무면허 상태에서 음주상태로 차를 몰아 교통사고를 내어 친구를 죽음으로 몰아넣었다는 사실을 들었다. 검사는 티노가 알코올 중독 환자로서 내적 욕망을 무분별하게 표출하는 사회에 위협적인 인물이라고 배심원에게 설명했다. 담당검사의 설명을 들은 배심원들의 얼굴에 분노가 서렸다. 배심원들은 티노에게 2급 살인죄를 구형했다. 담당검사는 자신을 위기에서 구해준 나에게 고마움을 표시했다.

티노는 15년형을 구형받았다. 그는 모범수로 10년을 감옥에서 보내다 가석방되었다. 그는 오닐 신부가 있는 성당으로 돌아갔다. 오닐 신부는 당시 교통사고에 대해 그 어떤 것도 물어보지 않았고 티노가 성당일을 도우며 지내도록 해주었다.

혈액 검체에서 발효로 에탄올이 발생했다는 변호인의 이의제기는 나의 과학적 원리에 입각한 반박이 없었다면 받아들여졌을 것이다.

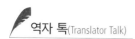

이야기 속 티노처럼 현실의 어려움을 극복하지 못하는 청소년들을 우리는 자주 보게 된다. 어린 시절 티노는 이혼한 홀어머니 밑에서, 알코올 중독으로 변변한 일자리도 갖지 못한 어머니 밑에서, 무허가 컨테이너집에서, 가장 가난한 가정에서 자라났다. 불행하게도 티노는 운동에 소질이 없었고, 공부에도 소질이 없었다. 단지 착하기만 했고, 등치만 큰 아이였다. 티노는 알코올 중독자 어머니가 창피스러워 집을 뛰쳐나가지도 않았고, 많은 결손 가정 아이들이 빠져드는 술이나 마약 등에 빠지지 않았다. 그는 꿋꿋이 고등학교까지 학업을 마쳤고 불쌍한 어머니 곁에 있었다. 그리고 여성에 대해 함부로 대하지도 않았다.

착한 아이가 왜 굴곡진 삶을 살아가게 되었을까? 왜 꿈이 없었을까? 왜 어린 티노에게 세상을 올바르게 가르쳐준 어른들이 없었을까?

우리 사회와 세계 각 국가에는 티노처럼 어려운 가정 형편에서 자라나고 있는 어린이들이 무척 많다. 많은 아이들이 꿈을 갖지 못하고 어려운 삶을 살아가게 되는 것이 현실이다. 이런 아이들에게 어떤 조언을 해줘야 이 아이들이 희망의 끈을 놓지 않고 열심히 세상을 살아갈 수 있을까? 무척 어려운 과제이다. 왜냐하면 어려운 형편에 처한 아이들에게는 실제적으로 도움이 될 수 있는 조언 이외에는 그 어떤 행위도 아이의 삶에 별 도움이 되지 못하리라 생각하기 때문이다.

우리는 우리가 살아가야 할 삶을 이해해야 한다. 즉. 인간은 사회 속에서만 살아가는 사회적 동물임을 이해해야 한다. 인간은 관계 속에서 살아간다. 아이는 아이가 속한 아이들의 관계 속에서 살아가고, 청년은 청년이 속한 청년들과의 관계 속에서 살아가며, 어른은 어른이 속한 어른들과의 관계 속에서 살아간다.

사람은 모두가 다 주변 사람들로부터 인정받고 싶어 한다. 아이들도 마찬가지이고, 청년들도 마찬가지이다. 그렇지만 모두가 다 인정받을 수는 없다. 인정받는 사람이 있으면 인정받지 못하는 사람도 존재한다. 우리는 이를 인정해 주어야 한다. 사람들 모두가 인정받고 싶어 한다는 사실을 인정해야 한다. 남에게 인정을 받지 못해도 괴로워할 필요가 없다. 왜냐하면 사람은 태어난 순간 존귀한 존재이기 때문이다. 그래서 누군가가 무엇을 잘한다면 잘한다고 인정해주면 된다. 그래서 누군가가 예쁘게 생겼다면 예쁘다고 인정해주면 된다. 그래서 누군가가 공부를 잘한다면 인정해주면 된다. 그래서 누군가가 운동을 잘한다면 인정해주면 된다. 그래서 누군가가 부유하다면 인정해주면 된다. 그래서 누군가가 음악을 잘한다면 인정해주면 된다. 그래서 누군가가 자원봉사를 많이 한다면 인정해주면 된다. 왜냐하면 사람은 모두가 다 인정받는 것을 좋아하기 때문이다.

만약 자신이 남에게 인정받을만한 것이 하나도 없더라도 좌절할 필요가 없다. 왜냐하면 사람은 태어난 순간 존귀한 존재이기 때문이다. 자기가 자신을 인정해주면 된다.

그래도 만약 단 한 명의 타인에게라도 인정받고 싶다면 타인을 위한 행동을 하면 된다. 타인을 위한 행동에는 여러 가지가 있다.

친구를 도와주는 것도 그 한 가지이다.
이웃이 필요로 하는 것을 도와주는 것도 그 한 가지이다.
학교가 필요로 하는 것을 도와주는 것도 그 한 가지이다.
사회가 필요로 하는 것을 해결해주는 것도 그 한 가지이다.
세계가 필요로 하는 것을 해결해주는 것도 그 한 가지이다.

모든 것은 마음가짐에서 비롯한다. 상대를 인정해주고 상대를, 사회를 도와주기 위해 노력하다보면 많은 사람들이 당신을 좋아하고 인정하게 될 것이다.

사람은 태어난 순간 존귀하게 태어났다는 사실을 항상 마음에 품고 있어야 하고, 현실을 인정하고, 그 현실 위에서 자신을 가꾸기 위해 노력한다면 하루하루 즐거운 삶을 살 수 있을 것이다.

생체실험

펜타닐(fentanyl)은 1960년에 개발된 아편(opioid) 유사물질인데 아편류인 모르핀(morphine)에 비해 진통효과가 70배 이상 강해서 진통제로 많이 쓰이고 있다. 또한 고농도로 정맥주사 되었을 때는 수면마취가 곧바로 유도되고 그 효과가 1시간 정도 지속되어 마취유도제로도 많이 쓰인다. 부작용으로는 구토와 변비 등이 나타나고, 심할 경우 호흡 저하와 혈압 저하가 유발되어 사망을 초래하게 된다.

대학농구 챔피언을 두 번이나 차지한 레스터가 심각한 무릎 부상으로 생긴 통증을 가라앉히기 위해 사용한 진통제가 바로 펜타닐이었다. 무릎 부상 전까지 레스터는 전도유망한 농구선수였다.

고등학생인 레스터는 모든 것을 가진 학생이었다. 잘 생겼고, 공부도 잘했을 뿐만 아니라 운동도 매우 잘했다. 학교의 퀸카는 항상 그의 차지였고 그는 자신감에 넘치는 청소년이었다. 그는 농구 특기생으로 4년 장학금을 받고 UCLA에 입학할 수 있었다. 실력이 매우 뛰어나서 1학년 때부터 팀의 주전선수로 가드를 봤다. 3점 숏은 매우 정확했고, 프리드로우 성공률이 93%나 되었다. 2학년과 3학년 때는 레스터의 활약으로 팀이 대학농구 챔피언에 오르게 되었다. 모두들 레스터가 NBA 프로선수가 되는 것을 의심하지 않았다.

4학년이 되어 레스터는 NBA 드래프트를 대비해야 했기 때문에 더 열심히 뛰었다. 그렇지만 불행은 멀리 있지 않았다. 시즌 후반에 접어들어 대학 농구팀 순위가 결정되는 중요한 경기에서 레스터의 삶이 변화되는 일이 벌어졌다. 두 팀이 서로 박빙의 경기를 펼치고 있는 와중에 레스터가 상대의 볼을 가로채서 레이업을 시도했다. 레이업을 방해하기 위해 상대팀 포드가 달려왔다. 레스터가 먼저 점프했고, 상대팀 포드가 나중에 점프하며 공중에 떠 있는 레스터를 밀었다. 공중에서 균형을 잃은 레스터는 바닥에 착지를 제대로 하지 못하고 오른쪽 다리가 꺾어버렸다. 그 순간 무릎에서 뚝! 하는 소리가 났다. 레스터는 갑자기 발생한 무릎 통증 때문에 바닥에 드러누워 일어나지 못했다. 코치와 동료들이 레스터를 향해 뛰어갔고 그는 들것에 실려 병원으로 향했다. 구급차에서 진통제를 투여받았지만 통증은 가라앉지 않았다. MRI로 사진을 찍어보니 전방십자인대가 완전히 파열되었다.

담당의사로부터 무릎 부상 상태를 들은 레스터는 큰 충격에 휩싸였다. 전방십자인대는 좌우 옆으로 이동할 때 하체를 안정화시키는 역할을 하고 있기 때문에 이 인대의 파열은 농구선수로서 생명이 끝났음을 암시했기 때문이다. 레스터 옆에서 담당의사의 말을 함께 들은 여자친구는 눈물을 흘리며 레스터를 안아주었다. 며칠 뒤 자신의 넓적다리 힘줄 일부를 적출하여 이식하는 전방십자인대 재건술을 시행 받고 기나긴 재활치료를 받게 되었다. 수술받은 무릎은 이식된 십자인대로 인해 움직임이 제한되어 있었기 때문에 약 4개월에 걸쳐서 강제적으로 움직여주는 재활과정을 거쳐야 했다. 움직임이 제한된 무릎관절을 강제적으로 움직여주면 수술 부위에 통증이 매우 심하게 발생한다. 모르핀(morphine)이나 트라마돌(tramadol) 같은 강력한 진통제가 투여되었지만 레스터의 통증은 크게 경감되지 않았다.

"선생님, 무릎을 구부릴 때 정말 아픕니다. 너무 아파서 참기가 어려울 정도입니다." 통증 때문에 땀이 비오듯 쏟아지고 있던 레스터가 고통스럽게 말했다.

담당의사는 더 강한 진통제인 펜타닐을 투여했다. 그제서야 레스터의 통증이 가라앉았다. 레스터는 이 펜타닐이 투여되었을 때 느껴지는 황홀감이 색다르게 다가왔다. 모르핀을 투여했을 때는 통증이 가라앉지 않아서 황홀감 같은 것이 안 나타났는데, 펜타닐은 좀 달랐다. 펜타닐을 투여받으면 지긋지긋한 무릎의 통증도 느껴지지 않았고, 온몸이 나른해지면서 황홀감을 느꼈던 것이다. 어쩔 때는 자신이 세상의 주인공인 된 것 같은 도취감이 강하게 일었다. 이때만큼은 미래에 대한 걱정을 잊을 수 있었다. 레스터는 무릎을 원할히 움직여질 때까지 펜타닐을 투여받을 수 있었다. 십자인대 완전 파열은 농구선수로서 생명이 거의 끝났다고 보아야 했기 때문에 레스터는 자신이 NBA에 스카우트되지 못할 것으로 생각했다.

"코치, 전 이번 드래프트에서 뽑히지 않겠죠?"

"음, 그럴거야. 십자인대가 끊어진 선수들은 거의 모두 선수생활을 접었었으니. 레스터, 계속 농구를 하고싶으면 드래프트에 뽑히지 않더라도 실망할 필요는 없다고봐. 물론 실망스럽겠지만 내년 여름에 있을 NBA 농구단들의 선수 공개선발 테스트에 나가보는 것도 좋을 것 같아."

"코치, 저는 탑이었어요. 세 달 전까지도 탑이었다고요." 레스터는 힘없는 눈빛으로 코치를 바라보며 말했다.

항상 주전이었던 레스터였지만 매우 명석했기에 동료 후보선수들의 비애를 조금은 알고 있었다. 그는 프로농구단에 들어가 후보선수로 전전하다가 은퇴하고 싶은 마음이 없었다. 레스터는 이런 삶을 단 한 번도 생각해보지 않았다.

'난 운동도 잘하지만 또한 공부도 잘해. 괜히 눈치보면서 지내느니 차라리 농구를 접는 것이 나아. 의사나 해보지 뭐' 그는 과감히 농구를 그만 두기로 결정했다. 그는 원래가 명석한 학생이었기 때문에 학과 성적이 매우 우수했다. 농구선수가 아니라면 의사를 해보고 싶었던 레스터는 샌프란시스코 캘리포니아 주립의대에 지원서를 넣었다. 레스터는 의대에 지원서를 넣을 수 있을 정도로 학과 성적이 상위 9% 이내로 우수했었다. 학생선발위원회는 레스터의 경력과 학업 성과를 매우 높게 평가했다. 레스터는 운동선수로서 최고의 성공을 맛보았고 학업성적도 우수했기 때문이었다. 한 분야에서 특별한 성공을 이룬 사람은 다른 분야에서도 일반적으로 성공할 확률이 높다고 위원회는 판단했다. 의대의 학생선발위원회는 오직 공부만 매달린 학생들에게 호의적이지 않았다. 레스터는 어렵지 않게 의대에 입학할 수 있었다. 그의 인생은 농구선수로서 성공했던 것처럼 의사의 길도 별 어려움 없이 펼쳐졌다.

의과대학을 졸업할 무렵 전문 분야를 선택해야 했다. 그는 스포츠의학에 관심이 많았다. 그리고 자신이 경험한 근골격 수술 분야에도 관심이 갔다. 한편으로는 자신의 과거와 연관되어 있지 않는 마취과에도 관심이 가는 것이 사실이었다. 막상 스포츠의학을 전공하자니 아픈 과거가 떠올라 선택을 주저하게 했고, 정형외과를 전공하자니 야구 글러브 같은 자신의 커다란 손 때문에 자신이 없었다. 왜냐하면 정밀 수술의 경우 좁은 수술 부위에서 성공적으로 움직여야 했기 때문이다. 결국 레스터는 마취과를 선택했다. 레스터는 샌프란시스코 종합병원 마취과에서 전공의 수련을 받게 되었다. 그는 마취과 의사로서 수술팀에 참여할 수 있었고 수술하는 집도의를 보며 대리만족을 느꼈다.

마취과 의사는 마취제를 비롯한 진통제, 진정제 등 다양한 약물을 다룬다. 펜타닐은 부분 마취뿐만 아니라 전신 마취제로도 많이 이용된다. 부분 마취는 수술 부위가 작고 수술 규모도 작아서 수술 부위만 마취하고 환자는 의식이 깨어 있는 형태의 수술에서 이용된다. 이렇게 부분 마취를 하면 환자에게 투여되는 마취제 양도 줄어들게 되고 환자는 보다 빨리 회복되어 일상 생활로 돌아갈 수 있다. 대규모 수술인 경우는 전신 마취를 하게 되는데 이 때는 환자가 의식이 없어서 수술 상태가 어떤지 알 수 없다. 마취과 의사는 수술이 끝날 때까지 환자의 의식이 돌아오지 못하도록 적정량의 마취제를 지속적으로 투여해 주는데, 고용량의 펜타닐도 강력한 마취제라서 전신 마취에 사용되고 있다.

레스터는 전공의 1년차 때 응급으로 발생한 수술에 많이 참여했다. 그는 환자 상태를 파악하여 환자에게 맞는 마취제를 선택하고 투여량을 결정해서 병원 약국에 신청을 했다. 그러면 보조간호사가 약국에 들러서 신청한 마취제를 가져와서 마취과 전용 약제 보관함에 넣어두었다. 수술이 시작되면 레스터는 신청한 마취제를 약제 보관함에서 꺼내어 수술방에 가져가서 수술 환자에게 투여했다.

레스터는 전공의 1년차를 정신없이 보냈다. 그는 이미 3년 전에 사귀던 여자친구와 결혼했었는데, 아내도 근처 종합병원에서 3교대 근무로 매우 바빴다. 둘은 점점 서로 함께 하는 시간이 줄어들게 되었다. 전공의 2년차가 되었을 때 그 부부는 결혼한지 5년차로 서로 간에 관심이 줄어들어 있었다. 농구를 했던 학창시절에는 항상 관심의 대상이 되었었다. 예쁜 여학생들이 자신을 원했었고, 자신의 주변에는 항상 팬들로 넘쳤다. 그러나 지금은 자신의 곁에 아무도 없는 것 같았다. 의대에 진학 시험을 치르고 의대에 다닐 때는 공부하느라 주변을 돌아볼 시간적 여유가 없었다. 전공의 1년차 때도 마찬가지로 바빴다. 전공의 2년차가 되자 이제서야 자신을 되돌아볼 시간적 여유가 생겼다.

레스터는 외로움을 느꼈다. 과거 학창시절 농구 게임을 하면서 느꼈던 쾌감이 생각났다. 지난날 이성교제를 하면서 경험했던 짜릿함이 생각났다. 십자인대재건 수술 후 펜타닐을 투여받았을 때 느꼈던 황홀함이 생각났다.

레스터는 외로운 마음을 달래기 위해 펜타닐을 남몰래 투여하기 시작했다. 마취과 의사라서 그는 쉽게 펜타닐을 구할 수 있었다. 병원 약국의 약사는 고농도의 원액 펜타닐을 무균 생리식염수로 희석하여 적정 농도의 펜타닐로 제조했다. 적정 농도의 펜타닐은 일회용 무균 주사기에 담겨져 준비되면 보조간호사가 가지고 와서 마취과 약제 보관함에 보관해두었다. 마취과 의사는 보관함에서 펜타닐이 담긴 주사기를 꺼내 환자에게 투여하였다. 레스터는 펜타닐이 담긴 주사기를 가지러 갈 때 무균 생리식염수로 채워진 주사기와 조그마한 빈 약병을 몰래 들고갔다. 그리고 아무도 보지 않은 곳에서 펜타닐 주사기를 빈 약병에 찔러넣고는 주사기를 밀어 펜타닐을 약 2mL 정도 빼냈다. 그리고 빼낸 량만큼 무균 생리식염수로 다시 채웠다. 결국 환자에게 투여될 펜타닐 량이 줄어들게 되는 것이다. 레스터는 자신의 수술 기록지에 수령받은 펜타닐 량을 정확히 기재했고, 사용하고 남은 펜타닐 량도 정확히 기재했다. 남은 펜타닐 용액은 다시 병동 약국으로 반환했다. 수술이 끝나면 빼돌린 펜타닐을 자신의 당직실로 가져가서 조용히 홀로 펜타닐을 정맥주사하여 황홀경에 빠져들었다.

병원 마약관리위원회는 주기적으로 의무기록을 살펴서 사용된 마약량과 반환된 마약량을 비교체크한다. 그래서 마약의 불법적 이용을 차단하려고 노력하지만 레스터 같은 의료진의 불법 행위를 알아내기는 쉽지 않다.

레스터는 자신의 일에만 몰두해서 살고 있는 아내에게 점점 애정이 식어갔다. 집에 들어가지 않는 시간이 많아졌고 그럴 때면 마취과 당직실에서 밤을 보냈다. 레스터는 점점 펜타닐에 의존적이 되었다. 자신이 맡은 수술마다 전신 마취제로 펜타닐을 처방했고, 수술이 끝나면 몰래 빼돌린 펜타닐을 당직실로 가져가서 정맥주사하여 황홀경을 즐겼다. 펜타닐은 약효가 약 1시간 정도 지속되었기 때문에 1시간 뒤에 아무 일도 없었다는 듯이 일상 근무로 복귀할 수 있었다. 레스터는 펜타닐의 부작용과 중독성을 잘 알고 있었지만 황홀경에 대한 욕망을 억제할 수 없었다. 레스터의 일탈은 마취과 과장이었던 닥터 로버트의 의심이 있기 전까지 계속되었다.

닥터 로버트는 마취과 과장으로서 병원 보직자 회의에서 의료인의 마약 중독의 위험성에 대해 자주 언급했었다. 마약에 중독된 의료인들은 몇 가지 중요한 특성을 보이게 되는데 그 중 한 가지가 성격이 갑자기 내성적으로 변한다는 것이었다. 그리고 자발적으로 수술을 많이 한다. 이는 수술에 사용되는 마취제와 진통제를 빼돌려서 자신이 사용하려고 하기 때문이다. 닥터 로버트는 갑자기 내성적으로 변한 레스터를 보며 의아하게 생각하기 시작했다.

닥터 로버트는 대학농구를 즐겨보았고 UCLA 농구팀의 광팬이었다. 그래서 레스터가 자신이 속한 마취과를 전공하기 위해 면접을 보러왔을 때 과장이었던 그는 매우 놀랍고 기뻤다. 레스터는 과거 4년 동안 대학농구의 스타였었다. 그는 호의를 가지고 레스터를 대했고 레스터가 상당히 외향적이고 호감이 가는 사람이라고 생각했다. 레스터가 전공의 생활을 시작할 때에도 그는 관심을 가지고 지켜봤고 마취과에 적응을 잘하고 있어서 안도하는 중이었다. 그러다가 최근 들어 레스터의 말수가 줄어들고 혼자 있기를 좋아하는 것 같아 이상한 생각이 들었다.

'레스터가 마약에 중독된 것이 아닐까?'

'그렇게 밝고 우스갯소리를 잘하던 레스터가 완전히 다른 사람이 되었어' 그는 레스터가 마약 중독이 아닌가 의심을 했지만 물증을 확보할 수 없었다. 그는 레스터를 도와주고 싶었다. 그러나 추측만 가지고는 아무런 도움이 되질 않았다. 그는 친밀한 관계였던 나에게 전화를 걸어 도움을 요청했다.

"닥터 우, 당신도 알고 있는 우리과 전공의 레스터가 마약 중독에 빠진 것 같습니다. 그런데 물증이 없어서 그에게 어떤 조언도 못하고 있습니다. 어떻게 해야 할까요?" 닥터 로버트가 정중히 요청했다.

"아마 레스터가 마약을 했다면 마취제로 많이 쓰이는 프로포폴(propofol)이나 모르핀, 코데인, 펜타닐 중 하나일 가능성이 높습니다. 환자에게 처방한 마취제 중 일정량을 훔치고 대신 생리식염수를 채워넣은 방법을 많이 이용합니다. 만약 레스터가 사용하고 약국에 반환한 마취제 주사기를 저에게 가져다주면 주사기 내 마약제 농도를 검사해보도록 하겠습니다." 나는 친절히 대답했다.

"아! 그런 방법이 있었군요. 내일 레스터가 마취할 환자가 두 명 있습니다. 한 명은 프로포폴이 사용될 것이고, 다른 한 명은 펜타닐이 사용될 것입니다. 약국에 들러서 반환된 주사기를 폐기처분하지 말고 보관해놓도록 부탁하겠습니다." 닥터 로버트가 긴장된 목소리로 이야기했다.

다음날 오후 닥터 로버트가 주사기 두 개를 들고서 찾아왔다. 나는 주사기에 남아 있는 극소량의 마취제를 검사용기에 담은 후 0.1mL를 확보하여 검사에 이용했다. 마취제로 사용하는 프로포폴과 펜타닐 용액은 고농도로 존재하기 때문에 우리 검사실이 가지고 있는 크로마토그래피 검사법으로 충분히 검출해낼 수 있었다. 그리고 병동 약국에 부탁하여 어제 수술환자에게 처방된 마취제와 동일한 농도의 용액을 0.1mL씩 제조해주길 부탁했다. 레스터가 반환한 주사기 속 프로포폴과 펜타닐 농도와 얼마나 차이가 존재하는지 비교 검체로 이용하기 위해서였다. 만약 레스터가 프로포폴이나 펜타닐을 훔치지 않았다면 반환된 주사기에 존재하는 프로포폴이나 펜타닐의 농도가 동일하게 나타나야 할 것이었다. 검사 결과는 예측과 들어맞았다.

나는 닥터 로버트를 진단검사의학과로 불렀다.

"닥터 로버트, 여기 검사결과지에는 레스터가 반환한 주사기에서 검출된 프로포폴 농도와 펜타닐 농도가 적혀 있습니다. 그리고 그 옆 검사결과지가 병동 약국에서 제조한 프로포폴 농도와 펜타닐 농도입니다. 보시면 프로포폴의 농도의 경우 두 주사기에서 검출한 농도가 거의 일치합니다. 그에 비해 펜타닐의 경우 레스터가 반환한 주사기에서의 농도가 병동 약국에서 보내온 주사기에서의 농도의 약 90%입니다. 즉, 레스터가 사용한 주사기의 펜타닐 농도는 원래 처방한 농도보다 약 10% 더 낮았던 것입니다. 주사기에 담긴 펜타닐 용액 10%를 누군가 훔치고 대신 생리식염수로 채워넣은 것이죠." 나는 조용히 말했다.

닥터 로버트는 말 없이 내 말을 듣기만 했다. 설명이 끝났을 때 그의 얼굴은 매우 침울했다.

"이 검사 결과가 확실합니까?" 그가 힘없이 물어보았다. 나는 두 번이나 반복 검사했음을 이야기해주었다.

닥터 로버트는 매우 호감을 가졌던 레스터가 불법을 저질렀다는 사실을 받아들이고 싶지 않았다. 이것이 사실이라면 레스터는 병원을 떠나야하고 의사면 허도 반납해야 할지도 몰랐다. 마취과 사무실에 걸린 스케줄을 보니 다행히 레스터는 그날 밤 당직이 아니었다. 그는 다음날 레스터를 만나서 사실을 확인해보기로 생각했다.

그날 밤 레스터는 당직이 아니었다. 그렇지만 그는 동료 전공의의 부탁으로 대신 당직을 서게 되었다. 그날 밤 교통사고로 사망한 사람이 신장(kidney)을 기증하게 되어 응급으로 신장이식수술이 시행되게 되었다. 기증자로부터 적출한 신장은 시간이 경과할수록 이식 성공률이 낮아지므로 응급 수술이 필요했다. 당직 의사였던 레스터가 호출되었다.

신장 이식을 받게된 45세 여성 마리에르는 병원으로부터 응급 호출을 받게되었다. 마리에르는 10살 때부터 당뇨를 앓았지만 제대로 관리가 안되어 성인이 되었을 때는 이미 신장 기능이 많이 손상된 상태였다. 요즘에는 일주일에 세 차례씩 병원에 들러서 4시간씩 혈액 투석을 받고 있었다. 사망한 기증자의 신장이 마리에르에게 적합해서 운좋게 신장을 기증받게 된 것이다. 호출된 레스터는 환자의 전신 마취제로 펜타닐을 처방했다. 그리고 항상 하던대로 자신의 가운 안쪽에 무균 생리식염수 주사기와 조그만 약병을 챙겼다. 신장이식수술은 다른 수술에 비해 좀 더 오랫동안 진행되기 때문에 더 많은 양의 펜타닐을 처방했고 자신이 훔칠 수 있는 펜타닐 양이 더 많아짐에 행복해했다.

수술방에 들어서니 마리에르가 두려운 표정으로 수술대 위에 누워 있었다. 레스터는 환자에게 100부터 거꾸로 숫자를 세도록 했다. 그와 동시에 환자의 혈관 속에 펜타닐을 주사하기 시작했다.

"100, 99, 98, 97, 97, …." 환자가 마취상태로 의식이 소실된 것을 확인한 레스터는 수술 집도의에게 수술을 시작해도 됨을 알렸다. 수술 집도의는 환자의 하복부를 절개하고 기증된 신장을 적당한 곳에 위치시킨 후 이식 신장의 혈관들을 환자의 혈관들에 하나하나씩 이어주는 수술을 진행했다. 수술은 잘 진행중이었다. 그런데 갑자기 환자의 손과 발이 미미하게 움직이기 시작했다.

마리에르는 갑자기 소리가 들려서 마취에서 깨어났다. 의사와 간호사의 목소리 같았다.

'수술이 끝났나?' 마리에르는 속으로 생각했다.

'머리가 아파'

'입이 답답해'

마리에르는 멍한 상태에서도 자신의 수술 결과가 궁금해서 간호사를 부르고 싶었지만 입 속에 인공호흡기가 연결되어 있어 말을 할 수가 없었다. 몇 분이 지나자 수술 부위인 하복부에서 약한 통증이 느껴지기 시작했다. 그리고 의사와 간호사의 말이 계속 들렸다.

그녀는 자신이 아직도 수술대 위에 놓여 있다는 사실을 깨달았고 심한 공포심을 느꼈다. 그녀는 몸부림치기 시작했다. 조금씩 조금씩 손발이 움직여져서 점점 눈에 띄게 움직임이 커졌다.

"닥터 존, 환자가 움직여요." 간호사가 갑자기 소리쳤다. 존은 깜짝 놀라서 수술을 멈추고 레스터에게 말했다.

"닥터 레스터, 환자가 깨어났어요. 마취를 더 해주세요." 집도의의 외침에 정신을 차린 레스터는 충분한 양의 펜타닐을 한꺼번에 혈관 내로 투여했다. 환자의 움직임이 곧바로 잦아들었다.

"닥터 존, 죄송합니다. 아마 환자가 펜타닐을 빠르게 대사하는 특이 환자(fast drug metabolizer) 같습니다. 이런 환자들은 일반적인 용량보다 더 많은 용량의 마취제가 필요합니다. 환자가 자몽주스를 먹지 않았다는 것도 확인했습니다." 레스터는 떨리는 마음을 억누르며 태연하게 말했다.

"괜찮습니다. 지금 수술이 잘 진행되고 있습니다." 수술에 집중하고 있던 존이 차분히 대답했다.

원래 자몽주스는 몸에 투여된 펜타닐을 제거하는 간효소 작용을 방해하는 역할을 한다. 그래서 자몽주스를 먹게 되면 체내 펜타닐이 원할히 제거되지 않고 몸에 축적되어 혈중 농도가 높아지고 중독증상이 나타나기 쉽상이다. 그래서 펜타닐 같은 약제를 투여 받은 환자들은 자몽주스가 금기식품이다. 긴장한 레스터가 당황해서 내뱉은 자몽주스 이야기는 당시 환자 상태와는 전혀 맞지 않은 이야기였지만 약물 중독 비전문가였던 수술 집도의에게는 그럴듯한 변명거리로 들렸을 것이다.

수술은 더 이상 사고 없이 성공적으로 끝마쳤다. 환자는 수술대 위에서 이동식 침대로 옮겨져 회복실로 향했다. 수술 시간 내내 긴장했던 레스터는 피곤한 몸을 이끌고 아무도 없는 당직실로 향했다.

당직실 침대에 걸터 앉아서 훔친 펜타닐 주사기를 바라보는 레스터의 얼굴에는 미소가 떠올랐다. 더 많은 양을 투여하면 더 큰 황홀경을 맛볼 것이란 기대감을 가지고 자신의 정맥 혈관에 다량의 펜타닐을 투여했다. 그렇지만 불행하게도 다량의 펜타닐은 황홀경과 함께 호흡저하라는 부작용도 동시에 일으켰다. 그는 황홀경 속에서 호흡이 멈추어 사망하게 되었다. 주사를 놓은지 5분도 안되어 싸늘한 시체가 되었다.

다음날 아침 마취과 당직실을 청소하던 청소부가 팔에 주사기를 꽂은채 싸늘한 시체로 누워 있는 레스터를 발견했다. 그는 전날 밤 수술복을 입은 상태 그대로 누워 있었다. 레스터의 사망 소식은 곧바로 병원에 퍼졌고 나도 그 소식을 들었다. 나는 전도유망한 젊은이가 마약 때문에 생을 마감했다는 사실에 매우 슬펐다. 만약 닥터 로버트가 그날 오후에 레스터를 찾아가 무언가를 조치했다면 이런 지경에 이르지 않았을 것이란 생각이 들었다. 그러나 농구팬으로서 레스터를 좋아하고 존중했던 닥터 로버트 입장도 탓할 수는 없다는 생각이 들었다.

펜타닐은 의료인들이 쉽게 처방하고 다루고 있는 약물이라서 중독자가 생각보다 많은 것으로 추정되고 있다. 특히 이 약물을 많이 다루는 마취과 의사와 약사들이 이 약제의 중독에 쉽게 빠지는 것으로 나타난다. 이를 방지하기 위해 병원에는 이중 삼중의 감시체계가 존재하지만 마약 중독자들에겐 항시 빠져나갈 방법이 존재한다. 의사나 간호사가 마약제를 투여하다가 발각되면 면허취소의 중벌을 처벌받는다. 취소된 면허를 회복하기 위해서는 5년 동안 마약중독자 재활치료에 참여해야 하고 일주일에 2회 소변검사를 통해 마약을 투여하지 않음을 증명해야 한다. 처벌이 가혹한 측면도 있지만 환자 안전을 위해서는 어쩔 수 없다고 생각한다. 나는 레스터의 죽음을 통해 펜타닐의 무서움을 간접 경험할 수 있었다. 레스터처럼 전도유망한 청년이 한 순간에 사망할 수 있다는 사실에 마약의 무서움을 다시 한번 생각하게 되었다. 나는 약물중독 조언자로서 병원 의료인 건강관리위원회에 참여하여 다양한 상담을 하게 되었다. 과다한 업무로 스트레스 상태에 놓인 의료인들이 마약의 유혹에서 벗어나기 위해 상담을 신청한 경우가 많다는 사실에 매우 놀랐었다.

역자 톡(Translator Talk)

펜타닐은 아편(opioids)의 일종이다. 아편에는 여러 종류가 있다. 모르핀(morphine), 코데인(codeine), 옥시코돈(oxycodone), 메타돈(methadone), 펜타닐, 헤로인(hero-in) 등이 모두 아들이다. 아편들 중에 모르핀, 코데인, 메타돈, 펜타닐 등이 진통제로 의료기관에서 합법적으로 사용되고 있다. 모르핀과 코데인은 중등도 통증 억제제로, 펜타닐은 중증 통증 억제제로 이용된다.

펜타닐은 진통제뿐만 아니라 마취제로 많이 이용되기 때문에 펜타닐 중독 환자가 끊임없이 발생되고 있다. 교통사고나 신체 손상을 당한 후 겪게 되는 통증들 때문에 펜타닐을 처방받은 환자들이 펜타닐 중독에 빠지는 경우가 흔하다. 또한 병원에서 펜타닐을 사용하는 의료진들이 펜타닐을 빼돌려 투약하여 중독에 빠지는 경우도 많다. 그래서 가장 많은 사망자를 발생시키는 마약이 바로 이 펜타닐이다.

펜타닐을 포함한 아편은 혈중 저농도에서 신경세포에 작용해 통증 신호의 전달을 방해한다. 그러면 사람은 통증을 느낄 수 없게 된다. 고농도의 페타닐이 투여되면 운동신경과 감각신경의 신호전달이 중단되어 의식이 소실되고 마취가 일어나게 된다. 진통제로 사용되는 펜타닐 용량은 체중 kg당 약 $1\mu g$이다. 마취제로 사용할 때는 용량이 약 30배 증가한다. 즉, 체중 kg당 $30\mu g$ 정도의 펜타닐이 정맥주사로 투여된다.

펜타닐은 혈중농도가 0.6ng/mL을 넘어가면 진통효과가 나타난다. 그러나 혈중농도가 2.0ng/mL가 넘어가면 호흡이 억제되기 시작해서 매우 위험하다. 이야기 속 레스터는 수술 환자에게 투여되어야할 펜타닐 양의 일부를 훔쳐서 자신에게 투여했었다. 불행하게도 평소보다 많은 양을 투여하여 호흡정지로 사망하는 일이 벌어졌다. 레스터는 환자에게 투여할 펜타닐 용량의 10% 정도를 훔쳤다. 즉, kg당 30μg 정도의 마취제 용량 중 10%인 kg당 3μg을 자신에게 투여한 것이었다. 또한 환자의 수술 시간이 길었으므로 투여한 마취제도 2배 이상이었을 것으로 추측되고, 실제로 레스터가 투여한 펜타닐 양은 kg당 5μg 이상이 되었을 것으로 추정된다. 진통제 용량보다 5배 이상이 투여되었을 것이다. 약을 다루는 전문가라도 마약 앞에서는 제대로 된 판단을 하기 어렵다는 것을 레스터는 잘 보여주고 있다.

누가 죽고 싶겠는가?

우리나라도 마약류 투여자가 7,600명에 이르고 있다(대검찰청 마약백서, 2017). 이 중 펜타닐 같은 아편이나 코카인 투여자가 275명, 히로뽕 투여자가 5,965명, 대마 흡입자가 1,106명이었다. 이들의 직업군을 살펴보면 무직(28.8%), 노동(3.8%), 회사원(3.7%), 농업(3.5%), 공업(1.7%), 주부(1.1%), 서비스업(1.3%), 유흥업(0.9%), 건설(0.8%), 운송업(0.8%), 의료업(0.3%) 등이었다. 이들의 연령대를 보면 40대(27.8%), 30대(26.0%), 50대(18.3%), 20대(15%), 60대 이상(10.6%), 10대(0.8%)였다.

우리나라의 마약 투여자로 단속된 사람이 7,600명 정도인데 실제로 단속되지 않는 사람들이 약 20~30배 되는 것으로 추측되고 있다. 10만여 명의 한국인들이 순간적인 쾌락을 쫒아 마약 속에 허우적 거리고 있는 것이다. 마약은 한 번 빠지면 헤어 나오지 못하는 것으로 알려져 있다. 마약 때문에 여러 번 투옥된 후 마음을 잡고서 10여 년간 마약을 하지 않아도 히로뽕이라는 말만 들어도 몸이 먼저 반응한다고 한다. 그리고 이런 사람에게 누군가 히로뽕 주사기를 가져다주면 마음과는 다르게 손을 벌벌 떨며 주사를 놓는다고 한다(한국일보 「마약리포트, 한국이 위험하다」 인용).

마약은 순간적인 쾌락을 줄 수는 있지만 자신의 몸을 병들게 하고 타인을 해치게 한다. 과다투여로 사망사고가 자주 발생하는 것이 마약이다. 마약에 빠진 사람들은 마약으로 황홀감이나 환상을 경험하기 때문에 굳이 이성관계나 운동을 통한 쾌감에 필요성을 느끼지 못한다. 독서나 봉사, 일의 성취감에서 오는 희열을 굳이 갈망하지 않는다. 왜냐하면 마약을 하면 쉽게 쾌락을 얻을 수 있기 때문이다. 마약보다 더 황홀한 것이 이성관계이고, 땀을 흘리는 운동이며, 일의 성취감이란 것을 마약중독자들은 알지 못한다. 마약 때문에 이런 인생의 즐거움들을 누리지 못한다면 얼마나 슬픈지 이해해야 한다.

삶을 주재하는 간호사

데이지는 고등학교를 졸업한 후 바로 샌프란시스코 도심 식당인 스테이크하우스에서 웨이트리스로 취직했다. 그녀는 의사가 되고싶었지만 가정형편상 부모의 도움을 받을 수 없었고 성적도 장학금을 받을 정도는 아니어서 대학에 갈 수 없었다. 그녀는 고등학교 졸업과 동시에 돈을 벌어야 했다.

'부모 잘만난 덕에 대학 간 아이들이 부럽구나. 우리 엄마 아빠는 도움이 안돼' 식당에서 힘들게 일할 때마다 데이지는 시골에 있는 부모에게 분노를 느꼈다. 그녀의 부모는 샌프란시스코로부터 자동차로 2시간 정도 북쪽에 위치한 나파밸리에 살고 있었다. 나파밸리는 와인 생산지답게 포도밭이 넓게 펼쳐져 있었는데 그녀의 부모는 아주 조그만 포도농장을 하고 있었다. 생활형편이 어려웠기 때문에 부모는 데이지에게 단 한 번도 멋진 드레스를 사줄 수가 없었다. 친구들이 부모와 함께 다녀온 동부여행을 자랑삼아 하는 이야기를 들을 때면 그렇게 부러울 수가 없었다.

'나도 부모가 부자였으면 남학생들에게 인기도 많았을 것이고 공부도 더 잘했을텐데…' 그녀는 학창시절 퀸카가 되고 싶었지만 항상 퀸카는 자신이 부족하다고 생각했던 친구의 몫이었다. 남에게 지기 싫었던 데이지에게 이 모든 것이 스트레스였다. 데이지는 고등학교를 졸업하자 지긋지긋한 집을 바로 떠나버렸다.

샌프란시스코에서 그녀는 2년 동안 악착같이 일하며 저축했다.

'난 저 사람들과는 달라. 난 의사가 되어 근사한 삶을 살거야.' 그녀는 식당 동료들과 어울리지 않았다. 근무 이외에 남는 시간은 대학 진학 준비에 투자하였다. 그녀는 대학 진학 준비를 열심히 했지만 아쉽게도 시험 평가 결과가 좋지 않았다. 그녀는 의사가 되어 화려한 상류층 생활을 꿈꿨지만 현실은 쉽지 않았다.

'내가 부모에게 지원만 많이 받았다면 이런 처지가 아니었을 텐데 정말 원망스럽구나. 간호사가 될까? 간호사로 병원에 있다보면 의사와 결혼할 수도 있고…' 그녀는 결국 의사의 꿈을 버리고 대신 간호사를 택했다. 그녀는 2년이 지나 샌프란시스코 캘리포니아 주립대학 간호학과에 진학할 수 있었다. 그녀는 학과 공부보다는 외모를 치장하는데 더 많은 신경을 썼다. 그렇지만 바램과는 다르게 대학 친구들에게서도 별다른 관심을 받지 못했다. 간호학과의 퀸카는 다른 여학생 차지였다. 자신의 외모가 보통이다라는 사실을 그녀만 모르고 있었던 것이었다. 그렇지만 그녀는 항상 자신이 매우 예쁘다고 생각했고 시간이 날 때마다 의과대학 학생이나 법과대학 학생과 소개팅을 하려고 신경을 많이 썼다. 그러나 의학도나 법학도들은 그녀에게 관심을 보이지 않았다. 그녀는 자신을 좋아하지 않는 남학생들을 얼간이로 치부했다. 자신같이 매력적인 여성을 알아보지 못한 학생들이 바보천치로만 여겨졌던 것이다. 그녀는 단 한번도 자신을 객관적으로 보려고 노력하지 않았고, 주변 사람들에게 제대로 인정받지 못하고 있다는 사실에 분노할 뿐이었다.

간호대학을 졸업한 그녀는 곧바로 샌프란시스코 종합병원에 채용되었다. 간호사는 3교대 근무인데다가 환자로부터 받는 정신적 스트레스가 매우 큰 업종이었기 때문에 이직이 많았다. 특히 중환자실 담당 간호사의 이직이 많았는데 보통 간호사가 신규로 채용이 되면 중환자실에 많이 배치되었다. 데이지도 중환자실 담당 간호사로 발령이 났다. 중환자실에 들어섰을 때 데이지는 마음속에 화가 일었다. 대부분의 환자가 혼수상태로 누워 있었고, 또 대부분은 인공호흡기에 의존해서 숨을 쉬고 있는 중환자들이었기 때문에 환자의 대소변까지 자신이 손수 갈아줘야 한다는 사실이 매우 불쾌했기 때문이었다. 그러나 그녀는 이런 마음을 밖으로 표현할 수는 없었다. 그녀는 칭찬받는 발랄한 간호사로 소문나기를 원했기 때문이었다.

샌프란시스코 종합병원에는 외과중환자실과 심혈관중환자실, 신생아중환자실, 소아중환자실, 내과중환자실 등 총 5곳의 중환자실이 있었는데, 데이지가 근무하게 된 곳은 내과중환자실이었다.

외과중환자실은 외과나 신경외과 같은 수술과 관련된 중환을 앓고 있는 환자들이 집중치료를 받는 곳이고, 심혈관중환자실은 심근경색 환자들이 집중치료를 받는 곳이며, 신생아중환자실은 미숙아를 집중치료하는 곳이다. 내과중환자실은 중한 감염질환으로 목숨이 경각에 걸린 환자라든지 간부전 등 대규모 손상으로 쇼크상태인 환자, 만성호흡기질환으로 혼수상태인 환자 등이 집중치료를 받는 곳이다. 샌프란시스코 종합병원은 특히 정부에서 운영하는 공공 3차 병원이었던지라 샌프란시스코 시내 요양병원에서 건강 상태가 심각해져 전원된 환자들이 많았다.

"아이, 진짜 왜 이리 무거워." 간성혼수에 빠진 60대 남자 환자의 대변 기저귀를 갈기 위해 할아버지의 몸을 옆으로 기울이던 데이지가 한스러워하며 내뱉었다. 그리고 환자의 몸을 신경질적으로 젖혔다. 자신의 행동에 깜짝 놀란 데이지가 고개를 돌려 수간호사를 바라보니 다행히 그녀는 이쪽을 보고 있지 않았다. 그녀는 착하고 성실한 간호사로 소문나길 원하고 있었다.

'휴우, 정말 내가 어쩌다 이런 곳에 근무하게 됐지? 정말 원망스럽네' 누워있는 환자들의 대변 기저귀를 매일 갈아주는 것이 그녀에겐 고역이었다. 혼수상태에 빠진 환자들에게 규칙적으로 다가가서 자세를 바꿔주는 것도 고역이었다. '이런 사람들 욕창이 생기거나 말거나 무슨 상관이야?' 데이지는 의식없이 누워있는 환자들의 자세를 바꿔주면서 생각했다.

데이지는 중환자실이 지옥 같다고 생각했다. 그렇지만 이런 생각도 3개월이 지나자 점점 달라지게 되었다.

'여기 환자들은 나를 귀찮게 하지는 않구나. 입원병실 같으면 환자들의 자질구레한 불평과 요구사항들로 지쳤을지도 몰라. 여긴 얼마나 좋아. 다들 의식없이 누워 있으니 나에게 뭐라고 하는 환자도 없잖아?'

'뭐 대변 치워주는 것이야 좀 참으면 되고, 욕창 관리도 남자 간호보조원을 시키면 되니 괜찮잖아?' 그녀는 중환자실이 점점 편해졌다. 또 수간호사와 담당의사들에게 항상 긍정적인 모습을 보여줘서 그녀에 대한 평판도 좋았다. 그녀는 자신이 바라는 상황이 벌어질지도 모른다고 생각했다. 그런데 중환자실에 출입하는 레지던트를 유혹하는 것이 쉽지는 않았다. 데이지는 지난 2년간 몇명의 남성을 사귀었지만 모두 미래가 불분명한 젊은이들이라서 두 달도 지나지 않아서 헤어졌다. 단지 이들은 그녀의 섹스 파트너였을 뿐이었다. 그녀는 의사를 갈망하고 있었다.

그녀는 레지던트를 유혹하고 싶었다. 그러나 레지던트들은 그녀에게 무관심했다. 불행하게도 그녀는 남성에게 매력적인 외모도 아니었고, 성격적으로도 편안함을 주는 여성도 아니었다. 그렇지만 그녀는 주목을 받고 싶었다. 병원에 있는 수많은 젊은 의사들의 관심을 끌고 싶었다. 바램이 커지면 커질수록 환자를 대하는 그녀의 자세는 더 거칠어졌다. 그렇게 불만족스러운 중환자실 생활이 2년이 계속되었다.

어느날 야간 근무를 위해 저녁에 출근했을 때 동료 간호사가 여러 직원의 칭찬을 받는 모습을 보게 되었다. 중환 급성 감염으로 쇼크 상태에 빠져 혼수상태로 누워 있는 환자가 갑자기 심정지(cardiac arrest)에 빠졌는데 다행히 담당 간호사가 빠르게 인지하여 즉각적인 응급소생술이 가능했고 이로 인해 환자가 생존할 수 있었다는 이야기였다. 그녀는 그 간호사가 부럽기도 했고, 한편으로 자신도 여러 번 심정지에 빠진 환자의 응급소생술에 참여한 적도 있어서 조금 아쉽다는 생각도 들었다. 그녀는 수간호사와 담당의사로부터 칭찬을 받고 있는 간호사를 보면서 자신이 주인공이 될 수 있는 방법을 알아냈다. 그녀는 기회가 자신에게 오지 않는다면 그 기회를 스스로 만들면 그만이라고 생각했다.

그녀는 중환자실에 의식불명으로 누워 있는 환자를 심정지 시키기로 마음먹었다. 그녀는 고농도의 에피네프린(epinephrine)이 들어 있는 주사기를 몰래 들고서 만성폐쇄성폐질환 때문에 인공호흡기의 도움으로 간신히 생명을 유지하고 있던 70세 노인환자에게 다가갔다. 그리고 고농도의 에피네프린을 환자의 혈관에 주입했다. 주사를 맞자마자 환자의 심장이 즉시 멈췄다. 그녀는 태연히 환자 옆에서 후배 간호사를 바라보며 외쳤다.

"제니, 심정지가 발생했어요. 빨리 원내방송을 통해 심정지 발생 사실을 알리고, 주치의에게 전화를 하세요." 그리고는 바로 심폐소생술을 실시했다. "심장마비, 내과중환자실, 호흡기내과" 계속 반복되는 응급구조요청 원내방송을 듣고 중환자실 응급구조를 담당하는 담당의사들이 급하게 달려왔다. 데이지는 심폐소생술을 그들에게 맡겼다. 멈춘 심장을 되살리기 위해 담당의사는 심장에 전기적 충격을 가하고 에피네프린을 근육에 주사하였다. 그리고 지속적으로 30회 흉부압박 후 2회 인공호흡을 반복했다.

그녀가 이런 대담한 일을 저지를 수 있었던 것은 내과중환자실 야간 근무를 그녀와 다른 간호사 한 명 등 총 두 명이 맡고 있었기 때문이었다. 주간에 근무할 때는 수간호사의 관리감독을 받아야했을 뿐만 아니라 동료 간호사도 3명이나 더 있어서 이들의 눈을 피해 환자의 혈관에 의사 처방 이외의 약물을 투여하는 행위를 감히 할 수가 없었다. 또한 에피네프린 같은 위험한 약물은 잠금장치가 되어 있는 보관함에 보관 중이라 수간호사와 담당 간호사 이외에는 손댈 수가 없었다. 그러나 야간에는 상황이 달라져서 잠금장치의 열쇠를 자신이 관리했을 뿐만 아니라 보는 눈도 동료 간호사 한 명뿐이라서 이 간호사의 눈만 피하면 아무도 자신이 할 일을 알 수가 없었던 것이다. 데이지는 동료 간호사가 보지 않는 틈을 타서 보관함에서 에피네프린을 꺼내서 의식이 없던 중환자에게 주사한 것이다.

에피네프린은 부신(adrenal gland)에서 생성되는 호르몬으로 혈압조절에 주로 관여한다. 사람이 흥분하거나 운동을 할 때, 에피네프린의 분비가 증가하면서 심박동수를 증가시키고 전신의 근육에 혈액이 충분히 공급되도록 해준다. 응급실이나 중환자실에 비치된 에피네프린 주사제는 무균 생리식염수 1mL에 에피네프린 1mg이 녹아 있는 것으로 환자의 엉덩이 근육에 주사했을 때 환자의 심박출량을 증가시키고 기관지를 확장시키는 효과를 나타낸다. 그래서 천식환자나 심부전, 심장정지 환자에게 응급약으로 투여된다. 그렇지만 고용량의 에피네프린이 한꺼번에 투여되면 환자는 호흡하기가 어려워지고 심장의 부하가 급격히 증가하여 혈압의 급격한 증가, 심장마비, 경련 등으로 사망에 이르게 된다.

데이지는 70세 노인의 심장을 멈추게 하기 위해 혈관 주사한 에피네프린 량은 3mg이었다. 많은 양의 에피네피린을 급속히 투여받은 환자의 심장은 바로 반응하여 박동을 멈추었다. 20분 동안 지속된 헌신적인 심폐소생술에도 불구하고 환자의 심장은 소생되지 않았다. 데이지의 예측과는 정반대로 환자가 사망한 것이다. 데이지는 당황했다.

'내가 에피네프린을 너무 많이 투여했나?'

'의사가 내가 한 일을 알아챌까?'

'이 할아버지는 왜 죽어가지고 나를 이렇게 곤란하게 할까?'

'부검을 해서 사인을 규명하려고 들면 어떻게 하지? 아아, 어쩌지?'

데이지의 머리 속은 여러 가지 생각들로 복잡했고, 자신이 한 일이 들킬까봐 불안했다. 그러나 하루가 지나고, 이틀이 지나도 어느 누구 하나 데이지를 의심하는 사람이 없었다. 유가족들은 할아버지의 죽음에 대해 어느 누구도 의심하지 않았다. 병원 의료진들도 환자의 죽음에 대해 어떤 의심도 하지 않았다. 환자의 죽음은 당연한 것으로 받아들여졌고 곧 장례가 치러져 묘지에 안장되었다. 일주일이 지나서야 데이지의 불안한 마음이 가라앉았다. 데이지는 기획한 일이 성공하지 못했음을 아쉬워하며 그 일을 곧 잊어먹었다.

　그 일이 있은 후 3개월 후 금요일 저녁이었다. 야간근무를 서고 있던 데이지는 산부인과 레지던트 벤으로부터 전화를 받았다.

　"데이지, 벤이에요. 내일 함께 영화를 보러가기로 했었죠? 그런데 제가 사정이 생겨서 못나갈 것 같아요?" 벤의 어색한 목소리를 듣는 순간 데이지는 실망스런 마음이 들었다.

　"무슨 일인데요?"

　"뉴욕에서 산부인과학회가 열리고 있는데, 지도교수님 대신 제가 갑자기 참석해야 하는 일이 생겼어요." 벤의 무감정한 말을 듣는 순간 데이지는 벤이 거짓말을 하고 있음을 직감했다. 그녀는 자신이 또 남자에게 차였음을 눈치챘다. 모든 것이 짜증스럽고 보기 싫어졌다.

　데이지는 전화를 끊고서 중환자실을 둘러보았다. 입사한지 1년도 안된 신참 간호사가 바쁘게 자신의 환자들을 돌보고 있고, 환자 대부분은 혼수 상태였다. 그녀는 자신의 담당환자 중 심부전증이 심해져 혼수상태로 인공호흡기의 도움을 받아 간신히 삶을 유지하고 있는 90대 여성 환자를 무감정한 표정으로 바라보았다. 데이지는 응급구조 약물 보관함에서 에피네프린을 꺼내어 환자 침대로 다가갔다. 주위를 살핀 데이지는 환자의 욕창을 살피는척 하면서 고용량의 에피네프린을 환자 정맥에 급속 주사했다. 환자는 곧바로 심장이 정지했다. 그녀는 모르는 척 몇 분 있다가 동료에게 조급히 심정지 사실을 알렸다. 그녀는 바로 심폐소생술을 실시했다. 연락한 담당의사들이 급히 달려왔고 많은 사람들이 환자에게 달라붙어 심장을 소생시키기 위해 노력했다. 그러나 오랜 기간 동안 투병생활을 해서 환자의 건강은 매우 악화되어 있어서 소생되기 어려웠다. 데이지는 보살피는데 손이 많이 갔던 할머니가 눈에 보이지 않게 되었으니 그나마 답답했던 마음이 풀리는 것 같았다. 데이지의 중환자실 야간근무는 이후에도 3년간 더 지속되었다. 그동안 내과중환자실에서 사망한 환자들이 눈에 띄게 증가했다. 그러나 내과중환자실에 입원한 환자들이 주로 나이 많은 노인들이었고 또 오랜 기간 투병 생활로 보호자들이 병간호에 지친 경우가 많아서 어느 누구도 이들의 죽음에 대해 의심하지 않았다. 데이지의 극악한 살인 행위는 병원 질관리위원회에 새로 배치된 사라의 의심이 아니었다면 계속 되었을 것이다.

　병원 질관리위원회는 환자에게 질 좋은 의료를 제공하기 위해 끊임없이 의료의 질 개선활동을 펼치는 부서이다. 이 부서의 주요 업무는 병원에서 발생하는 원내 감염을 조사하고, 의료인의 위생상태를 감시하며, 항생제 내성의 빈도를 파악하고, 투약 오류와 검사 오류 등을 조사하며, 병원에서 일어나는 사망 등을 분석하는 일이었다. 사라는 샌프란시스코 종합병원에 근무하기 전에 미국 동부 대형대학병원에서 근무했었다. 그녀는 그곳 질관리위원회에서 일했는데 워낙 일처리가 우수해서 능력을 인정받았다. 남편도 능력이 뛰어난 IT 기술자였다. 남편의 회사는 원활한 기술 개발을 위해 본사를 서부의 실리콘밸리로 옮기게 되었다. 남편과 따로 떨어져 살기를 바라지 않았던 사라는 남편의 직장을 따라갈 수밖에 없었고, 부부는 실리콘밸리가 있는 산호세로 이사오게 되었다. 병원 질관리 분야에 이름이 알려져 있던 그녀는 곧바로 샌프란시스코 종합병원에 취직할 수 있었다. 그녀는 병원 질관리위원회에소속되어 병원 내 감염 실태와 병원에서 발생한 사망 실태를 조사하게 되었다. 그녀는 항상 하던 대로 사망했을 당시 앓고 있던 질환과 사망 사유, 입원했던 병동, 나이, 성별, 담당의사, 담당 과 등을 하나하나 꼼꼼히 조사해서 표로 만들었다.

병동별로도 사망 실태 조사표가 만들어졌고, 5개 중환자실도 조사표가 만들어졌다. 그녀는 질관리위원회 정기회의에 보고하기 위해 자료를 분석하던 중 특이한 사항을 발견했다. 5개 중환자실 중에서 특히 내과중환자실의 사망건수가 다른 중환자실에 비해 4배 이상 높았던 것이었다. 그녀는 본능적으로 이상함을 느꼈다. 내과중환자실은 중환 정도가 외과중환자실이나 심혈관중환자실에 비해 높다고 말할 수 없기 때문이었다. 만약 사망자들이 발생한다면 3개 중환자실에서 거의 비슷하게 발생하는 것이 합당하다고 생각했다. 그녀는 과거의 사망자 실태도 조사하기 시작했다.

그녀는 놀라운 사실을 알아냈다. 3년 전에는 3개의 중환자실 사망자 비율이 거의 비슷했었고, 사망자의 사망 시간도 주야간 구분 없이 비슷하게 발생했지만 최근 3년간 내과중환자실에서 발생한 사망자들의 분포는 과거와는 달랐던 것이다. 과거에 비해 내과중환자실에서 사망건수가 훨씬 많았을 뿐만 아니라 주간보다는 야간에 훨씬 많은 사망이 발생한 것이었다. 또한 규모가 비슷한 다른 병원의 MICU 사망률과 비교해보아도 훨씬 높다는 사실을 알아냈다. 사라는 사망자가 발생했을 당시 근무자들을 면밀히 분석했다. 분석 결과 사망자는 대부분 데이지가 근무했을 때 발생한 것으로 나타났다. 사라는 데이지가 사망에 직접적인 관련이 있음을 확신할 수밖에 없었다.

사라는 내과중환자실 수간호사 미샤를 찾아가 자신이 찾아낸 사실을 알렸다.

"지난 3년간 내과중환자실에서 매우 많은 환자가 사망했습니다. 특히 야간에 많이 사망했습니다. 그리고 대부분 데이지가 근무했을 때 발생했습니다. 데이지는 어떤 간호사입니까?" 사라가 조심스럽게 수간호사에게 물었다.

"데이지는 정말 성실한 간호사입니다. 중환자실 야간근무를 모두 싫어하는데 데이지는 야간근무를 자청해서 하고 있습니다. 모두들 데이지를 좋아합니다. 데이지가 근무했을 때 환자 사망이 많이 발생했다니 특이하군요." 수간호사는 멋적게 웃으며 이야기했다.

"미샤, 이건 웃고 넘길 일이 아닙니다. 환자의 죽음에 관계된 일이기 때문입니다. 만약 이 일이 커지면 수간호사님도 책임이 없다고 말할 수는 없을 것입니다." 사라는 심각한 목소리로 수간호사에게 말했다. 미샤는 정신이 번쩍 들었다.

"사라, 제가 어떻게 해야 할까요? 데이지가 좋은 여성이긴 하지만 환자의 생명에 위해를 가하고 있다면 이는 매우 위중한 상황입니다." 미샤가 떨리는 목소리로 물었다.

"이와 비슷한 사건들을 들었던 적이 있습니다. 에피네프린이나 칼륨(K. 포타슘) 같은 약물을 고농도로 정맥주사하여 환자들을 살해하는 사건들이었습니다. 에피네프린이나 칼륨 같은 고위험 약물의 사용내역을 확인해볼 필요가 있습니다." 사라가 말했다.

수간호사는 내과중환자실에서 지난 3년간 사용된 에피네프린 수량을 병원 약제과의 도움을 얻어 조사했다. 조사해보니 많은 수의 에피네프린 주사제 사용 내역이 불분명했다. 즉, 분실된 것이었다. 그렇지만 이 분실을 도난으로 볼 수만도 없었다. 왜냐하면 에피네프린이 많이 사용되는 심폐소생술 동안에는 수많은 사람들이 모여들고 정신없이 에피네프린 등이 투여됨에 따라 정확한 기록을 남길 여유가 없는 경우가 많았기 때문이었다. 수간호사는 이 사실을 사라에게 알려주었다. 사라는 이 정도 사실로는 증거가 약하다고 보고 수간호사에게 데이지를 더 면밀히 지켜볼 것을 요청했다.

그 사건이 있은 뒤 6주 뒤에 말기 다발성경화증으로 고통받고 있던 80대 에밀리 할머니가 내과중환자실에 입원했다. 그 할머니는 입원지 5일만에 사망했는데 사망 당시 야간근무자가 바로 데이지였다. 할머니는 아침 주간근무자에 의해 사망한 채로 발견되었다. 그녀의 죽음을 모든 의료진들은 당연하게 받아들였다. 왜냐하면 고령이었고 만성질환을 오래 앓고 있었기 때문이었다. 그러나 사라는 이 할머니의 죽음을 단지 자연사로 받아들일 수 없었다. 그녀는 사망소식을 접한 아침에 내과중환자실을 찾아가 약물 보관함에 보관중인 에피네프린 주사제의 양을 파악해보았다. 병원 약국의 출고 기록과 대조해보니 에피네프린 주사제 2개가 부족했다. 그녀는 의료용 폐기물 집하장에서 야간근무 때 버려진 중환자실 쓰레기 봉투를 찾아냈고, 쓰레기 봉투 속에서 내용물이 비어있는 에피네프린 주사제를 발견할 수 있었다. 그녀는 바로 병원 질관리위원회 위원장을 찾아가 그 사실을 보고했다. 병원장은 병원 소속 변호사와 상의한 후 데이지를 해고하고 그녀를 살인혐의로 경찰에 신고했다. 데이지는 자신이 무고함을 호소했지만 받아들여지지 않았다. 그녀는 변호사를 고용했다.

데이지 사건을 맡게 된 지방검사 켄달은 살인혐의를 조사하면서 이 사건이 해결되기 쉽지 않음을 직감했다. 에밀리 할머니는 이미 묘지에 안장된 후였고, 유족들은 할머니의 죽음에 의문을 품지 않았다. 단지 정황만으로 데이지를 구속하기가 쉽지 않았기 때문이다. 그는 며칠 후 나에게 전화를 걸었다.

"닥터 우, 당신도 에밀리 할머니의 사건 소식을 알고 있을 것입니다. 제가 조사해보니 증거가 불충분합니다. 단지 이런 정황만 가지고 그녀를 살인죄로 기소할 수는 없습니다. 무슨 방법이 없을까요?" 켄달이 심각한 목소리로 나에게 물었다.

"켄달 검사님, 사체의 혈액을 구할 수 없다는 것이 안타깝습니다. 이미 에밀리 할머니는 2주 전에 사망해서 묘지에 묻힌 상태입니다. 혈액이 사망 이후 부패하기 시작했고, 내장과 간, 췌장 등 다양한 복부 장기는 부패해서 부패한 혈액과 섞여져버린 상태입니다. 더군다나 몸에서 에피네프린을 생산하는 장기인 부신(adrenal gland)도 신장과 함께 부패해서 그 기관 성분들이 섞이게 됩니다. 부패가 진행 중이면 심장이나 대동맥 같은 곳에서 혈액을 얻어도 사용할 수가 없습니다." 나는 알고 있는 바를 이야기해주었다.

"박사님, 어떤 수가 없을까요? 이 정도면 데이지는 무죄가 됩니다."

"그녀의 살인이 매우 의심된다면 다음 방법도 고려해 볼 수 있다고 봅니다. 눈알의 유리체액(vitreous fluid)의 경우 다른 장기의 부패로 인한 영향을 조금 덜 받습니다. 눈알이 장기와 멀리 떨어져 있고 안구에 의해 보호되고 있어서 그렇습니다. 안구에서 유리체액을 얻어서 유리체액내 에피네프린 농도를 분석하면 증거로 삼을 수 있을 것 같습니다." 나는 나의 생각을 조심스럽게 이야기했다. 켄달 검사는 내 말이 설득력이 있다고 보았고, 즉시 유족에게 연락하여 고인의 유해에서 안구를 적출할 수 있도록 허락을 구했다. 나는 부패한 안구를 받아서 안구를 절개하고 그 속에 있는 유리체액을 분리해냈다. 그리고 유리체액에 존재하는 에피네프린과 노에피네프린(norepinephrine)을 측정했다.

아드레날린이라고 잘 알려져 있는 에피네프린은 신장(kidney, 콩팥) 위에 붙어 있는 조그만 장기인 부신이라는 곳에서 생성된다. 운동을 하거나 흥분을 하면 아드레날린 분비가 증가해서 맥박이 빨라지고 혈액 공급이 빨라지면서 사람이 기민해진다. 이런 아드레날린의 효과 때문에 구급약으로 많이 이용되고 있다. 노에피네프린도 에피네프린과 함께 부신에서 생성된다. 원래 에피네프린은 노에피네프린이란 전구체의 분해로 만들어진다. 혈액으로 유출되는 노에피네프린의 양은 에피네프린의 약 25% 정도로 적다. 즉, 혈중 에피네프린과 노에피네프린의 농도는 약 4배 정도의 차이를 보이게 된다. 만약 외부에서 에피네프린이 혈관주사되었다면 혈액 속에서 측정된 에피네프린 양은 노에피네프린에 비해 상대적으로 더 높게 나타날 것이다. 이 사실을 증명한다면 데이지의 사건을 해결하는데 매우 도움이 될 것으로 판단했다.

나의 예측대로 고인의 안구에서 채취된 유리체액 내에는 에피네프린이 노에피네프린에 비해 15배 이상 높게 측정되었다. 나는 에피네프린 투여 없이 자연적으로 사망한 환자 세 명의 안구들을 유족들의 동의를 얻어 확보할 수 있었다. 또한 사망 당시 에피네프린을 투여하며 심폐소생술을 실시했던 환자 세 명의 안구들도 유족들의 동의를 얻어 확보했다. 모두 사망한 지 2주 정도 되어 매장되어 있었던 유해에서 확보한 것으로 에밀리 할머니의 사체 안구에서 얻은 결과를 비교하기 위한 것이었다. 일반적으로 사체가 부패하기 시작하면 안구 내 유리체액에 존재하는 에피네프린과 노에피네프린도 부패 즉, 분해가 일어나게 된다. 그렇지만 아직까지 분해가 어느 정도로 진행되는지 알려진 바가 없었기 때문에 비교 대상이 필요했다. 자연사한 환자 세 명의 안구내 유리체액에 존재하는 에피네프린과 노에피네프린의 비는 약 4:1 정도로 나타났다. 사망하기 직전에 심폐소생술을 시행 받았던 환자들의 유리체액에 존재하는 두 성분의 비는 사망 직전 투여된 에피네프린 양에 따라 다르게 나타났는데 세 환자 모두 10:1이 넘었다. 나는 이 사실을 검사 켄달에게 알려주었다.

"내가 예측한 대로 에밀리 할머니의 안구 내에는 에피네프린이 노에피네프린에 비해 매우 많이 존재하고 있었습니다. 이런 불균형은 사망 직전에 에피네프린을 투여받았던 다른 세 명의 유해에서 얻은 안구에서도 발견되었습니다. 이런 사실에 비춰보면 에밀리 할머니는 사망 직전에 다량의 에피네프린을 투여받았다는 것을 암시한다고 볼 수 있습니다." 내 말을 들은 검사 켄달은 매우 흥분하며 말했다.

"정말로 간호사 데이지가 살인을 한 것이군요. 당시 사망 환자의 의무기록을 살펴보니 죽음 직전에 에피네프린을 투여했다는 기록이 없었습니다. 중환자실에서 입원해 있다가 자연사한 것으로 기록되어 있었습니다. 데이지의 살인 혐의를 입증할 수 있을 것 같습니다." 켄달은 들뜬 얼굴로 나를 바라보며 이야기했다.

"켄달 검사, 그렇지만 이것은 단지 유해 한 구에서 얻은 결과입니다. 그리고 사망한지 2주나 지나서 부패가 많이 진행된 유해에서 얻은 안구로 분석한 결과이죠. 그래서 변수가 많은 것이 사실입니다. 물론 제가 추가적으로 여섯 분의 사망자 안구도 조사분석했지만 이것을 법정에서 증거로 사용하기에는 한계가 있습니다. 만약 최근에 내과중환자실에서 사망한 환자들 중 심폐소생술 없이 자연사한 환자들의 유해의 안구를 추가적으로 분석해서 에밀리 할머니의 것과 동일한 결과를 얻을 수 있다면 간호사 데이지의 살인 혐의를 입증하는데 부족함 없는 증거가 될 수 있다고 생각합니다." 나는 신중하게 말했다. 내 말을 들은 켄달은 최근에 내과중환자실에서 자연사한 환자들의 유족들을 찾아서 사체에서 안구를 적출할 수 있도록 허락을 구했다. 다행히 고인이 된 4명의 환자 유족들로부터 허락을 얻을 수 있었다. 그러나 불행하게도 이 유해들은 모두 사망한 지 2개월이 지난 것들이라서 안구 내에 남아 있는 유리체액이 존재하지 않았다.

지방검사 켄달은 단지 에밀리 할머니 유해의 안구 내 유리체액 검사 결과만으로는 법정에서 증거로 사용되기에 한계가 있음을 이해했다. 만약 피의자의 변호사가 증거 불충분으로 이의를 제기하면 불리한 상황이 벌어질 것이 자명했다.

지방검사 켄달은 유리체액 검사 결과 대신 상황증거만을 가지고 법정에 임하기로 마음먹었다. 이 사건의 핵심은 데이지가 근무하는 동안 내과중환자실의 사망자 수가 매우 많았다는 것이었다. 그녀가 사망에 매우 큰 관련이 있음을 밝히면 되었다. 켄달은 그녀가 휴가를 갔거나 근무가 아닌 시간대에 발생했던 사망자 수에 비해서 그녀가 근무한 날 사망자 수가 매우 많았다는 것을 밝히는 것이 중요하다고 판단했다. 켄달은 이런 일이 발생하기가 얼마나 어려운 일인지를 증명하기 위해 통계전문가의 자문을 구했다. 통계전문가는 데이지가 근무했던 시간과 근무하지 않았던 시간을 파악했다. 그리고 당시 발생했던 사망 형태를 구분해서 파악했다. 통계전문가는 데이지가 근무했던 시간에 발생했던 자연사 건수가 얼마나 비현실적으로 높은 것인지를 통계학적으로 증명했다. 이 통계학자의 분석 결과에 따르면 데이지가 근무할 때마다 자연사하는 환자가 증가하는 확률은 1억 5천만 분의 1이었다.

검사는 배심원들 앞에서 데이지가 근무했을 때마다 자연사했던 환자들의 상황을 자세히 설명했다. 그리고 데이지가 근무했을 때마다 발생했던 자연사의 건수가 얼마나 비현실적인지 설명했다. 통계적 수치를 들은 배심원들은 어느 누구도 데이지의 살인혐의를 의심하지 않을 수 없게 되었다. 그녀는 가석방을 받을 수 없는 무기징역에 처해졌다.

병원에는 에피네프린 이외에도 사람을 즉사시킬 수 있는 약이 많이 존재한다. 물론 치료제로 사용되는 약이지만 잘못 사용되면 환자를 사망에 이르게 하는 치명적인 약이 된다. 대표적인 것이 바로 칼륨(K)이다. 칼륨은 신체를 이루고 있는 세포들의 표면 전하를 일정하게 유지시켜주는 데에 매우 중요하다. 그래서 체내에 고농도로 존재하는데 체중의 약 0.2%가 칼륨의 무게다. 세포 표면은 적당한 전하를 띠고 있는데 이는 세포가 신호를 전달하고 근육세포가 수축하는 데 매우 중요하다. 혈액 속에 칼륨이 너무 낮다든지 너무 높으면 심장근육에 마비가 일어나 심장마비로 사망하게 된다. 병원에 입원한 많은 환자들이 혈액 속 칼륨 농도의 불균형을 가지고 있는데 이를 교정하기 위해 무균 생리식염수에 칼륨을 희석하여 주사하는 경우가 잦다.

고농도 칼륨의 급속 주사로 살인이 일어난 경우 에피네프린처럼 사인을 밝혀내기가 쉽지 않다. 왜냐하면 사체가 부패하면서 세포내에 고농도로 존재하는 칼륨이 세포 밖으로 흘러나와 혈액과 섞이기 때문이다. 외부에서 고농도의 칼륨을 주사했더라도 부패로 인해 세포내에서 흘러나온 칼륨 양은 주사량에 비해 매우 많다. 부신에서 에피네프린이 흘러나온 것처럼 칼륨도 세포내에서 흘러나오는 것이다.

과거 병원에서는 칼륨이나 에피네프린처럼 치명적인 약이 제대로 관리가 이루어지지 않아서 여러 가지 사고의 주범이 되었다. 그러나 요즘은 잠금장치가 되어 있는 보관함을 이용해서 사용자 내역 장부를 통해 꼼꼼히 관리하고 있어 의료사고가 줄어들고 있는 추세이다. 일부 병원에서는 응급실이나 중환자실에 전산 자동 약제 발급기가 설치되어 있어 더욱 철저한 약제 관리가 이루어지고 있는 실정이다.

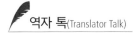

역자 톡(Translator Talk)

아파서 병원을 찾는 환자들은 의료인에게 의지하려는 정서적 약자들이다. 이들은 자신의 목숨을 의사와 간호사에게 내맡길 수밖에 없다. 그래서 의사와 간호사는 특별한 윤리의식이 필요하다. 이들은 히포크라테스 선서와 나이팅게일 선서를 통해 인간의 존엄성을 상기하고 생명을 구하기 위해 최선을 다하는 삶을 살고자 다짐을 한다.

히포크라테스 선서
이제 의업에 종사할 허락을 받았습니다. 나의 생애를 인류봉사에 바칠 것을 엄숙히 서약합니다.
나는 은사에 대하여 존경과 감사를 드립니다.
나는 양심과 위엄으로서 의술을 베풀겠습니다.
나는 환자의 건강과 생명을 첫째로 생각하겠습니다.
나는 환자가 알려준 모든 내정의 비밀을 지키겠습니다.
나는 의업의 고귀한 전통과 명예를 유지하겠습니다.
나는 동료 의사를 형제처럼 생각하겠습니다.
나는 인종, 종교, 국적, 정당정파, 또는 사회적 지위 여하를 초월하여 오직 환자에 대한 나의 의무를 지키겠습니다.
나는 인간의 생명을 수태된 때로부터 지상의 것으로 존중히 여기겠습니다.
나는 비록 위협을 당할지라도 나의 지식을 인도에 어긋나게 쓰지 않겠습니다.
이상의 서약을 나의 자유의사로 나의 명예를 받들어 선서합니다.

나이팅게일 선서
나는 일생을 의롭게 살며, 전문간호직에 최선을 다할 것을 하느님과 여러분 앞에 선서합니다.
나는 인간의 생명에 해로운 일은 어떤 상황에서도 하지 않겠습니다.

나는 간호의 수준을 높이기 위하여 전력을 다하겠으며, 간호하면서 알게 된 개인이나 가족의 사정은 비밀로 하겠습니다.

나는 성심으로 보건의료인과 협조하겠으며, 나의 간호를 받는 사람들의 안녕을 위하여 헌신하겠습니다.

이야기 속 데이지는 타인을 존중하는 마음이 많이 부족하다. 어렸을 때에도 예쁘거나 공부를 잘하거나 예체능을 잘하는 친구들을 부러워하거나 칭찬하기 보다는 무시하고 인정하지 않으려는 태도였다. 더구나 그녀는 자신의 부모를 가난이라는 단 하나의 이유 때문에 조금은 경멸하는 듯한 태도를 보였다. 자신이 잘하는 것을 인정해 주지 않는 친구는 좋은 친구가 아니다. 그런 점에서 데이지는 좋은 친구가 될 수가 없었고, 반대로 좋은 남자친구를 사귈 수도 없었다.

얼굴도 가지각색이고 체격도 가지각색인 것처럼 성격도 가지각색인 상태로 태어난다. 데이지 같은 성격의 아이들은 세상을 외롭게 살아갈 가능성이 높고 사회에 불만이 가득찬 사회부적응자가 되기 쉽다. 이런 성격을 가지고 태어난 아이들도 많은데 그렇다면 이런 아이들이 사회부적응자로 살아가도록 그대로 두어야하나?

"아니다."

이런 청소년들에게는 인간 생명의 존엄성과 용서의 가치 그리고 희생의 가치가 얼마나 큰지 일깨워주어야 한다. 그래야 타인을 존중하고 사랑할 수 있게 된다. 인간은 태어난 순간부터 존엄한 존재이다. 이를 실천하게 되면 자신도 존중받게 된다는 사실을 이해할 필요가 있다.

죽음은
언제
어느 곳에서나

존은 샌프란시스코와 인접한 도시인 팔로 알토에서 자랐다. 그의 부모는 모두 스탠포드 대학병원에서 교수로 근무했기에 학창시절은 유복했다. 그는 특히 과학분야에 뛰어난 성적을 거두었는데 친지들은 그가 부모님이 계신 스탠포드대학에 진학할 것이라 생각했다. 그러나 그는 주변의 기대와는 다르게 여자친구를 따라 캘리포니아 주립대학 버클리(UC Berkeley) 의료공학과에 입학했다.

그는 호기심이 많고 매우 영특해서 의료기기에 대한 다양한 아이디어를 만들어냈다. 그는 여름방학 때마다 캘리포니아 주립대학 샌프란시스코(UCSF)의 의과대학병원 내분비내과에 연구학생으로 등록하여 의료기기에 대한 호기심을 채웠다. 그는 4학년 때 고등학교 친구였던 케이시와 결혼했다. 그리고 졸업하자 의과대학에 가는 대신 벤처회사를 설립했다.

그는 복부 피하조직에 이식할 수 있는 의료기기칩 개발에 관심이 많았다. 그가 연구한 생체 이식용 의료기기칩은 체내 혈당과 지질 농도를 실시간으로 체크해서 스마트폰 같은 수신기로 전송하는 형태였는데, 실시간으로 혈중 포도당과 지질의 농도변화를 알아내면 최근, 발병 빈도가 증가하고 있는 대사증후군(metabolic syndrome)을 조기에 발견하고 치료하는데 획기적인 방법이 될 것으로 자부했다. 그는 먼저 의료기기칩을 실험용 쥐의 복부에 이식했다. 의료기기칩은 성공적으로 작동했고, 실시간으로 체내 지질 상태와 혈당 상태를 전송하였다. 존은 매우 고무되어 투자자를 찾아나섰다. 여러 투자자들이 투자를 하겠다는 의사를 내비쳤다. 그들이 생각할 때 비만과 당뇨로 고통받을 환자들이 지속적으로 증가할 것이기 때문에 존의 벤처회사는 전망이 매우 밝을 것이라 생각했다. 존은 얼마 지나지 않아 투자자들로부터 천만달러를 투자받았다. 향후 5년 동안은 돈 걱정 없이 연구를 지속할 수 있었다. 그는 UCSF 의과대학병원과 협약을 맺고 인간을 대상으로 임상시험을 실시했다. 그러나 아쉽게도 결과가 좋지 않았다. 실험용 쥐에서는 이식된 의료기기칩이 제대로 작동되었지만 인간의 복부에서는 작동이 제대로 되지 않았다. 그는 원인을 찾기 위해 전문가들의 자문을 구했다. 많은 전문가들이 사람에게 이식된 의료기기칩이 알레르기 반응을 일으켜서 의료기기칩 주변에 염증반응이 일어나도록 했다고 지적했다.

그는 인간의 몸에 알레르기 반응을 일으키지 않는 재료로 찾아보았고, 이런 재질로 의료기기칩을 만들었다. 새로운 시제품을 만드는데 많은 자금이 소요되어서 이미 투자금이 모두 소진되었다. 그래서 인간을 대상으로 하는 임상실험을 하기 위해 또 다시 투자자를 찾아나섰다. 그는 중국 상해의 기업가가 자신의 회사에 관심이 많은 것을 알고는 곧바로 상해행 비행기에 몸을 실었다. 기업가는 중국에서 가장 큰 의료기기 유통회사를 소유한 부자였는데 5천만 달러를 존의 벤처회사에 투자할 마음을 보였다. 대신 그들은 벤처회사의 지분을 원했다. 그들에게 지분을 준다해도 존의 지분이 훨씬 많았기 때문에 존은 이번 중국 방문을 매우 만족해했다. 그는 아내를 위해 멋진 다이아몬드 목걸이를 선물로 산 후 샌프란시스코행 비행기를 탔다. 원래는 다음날 비행기였지만 계약이 원할히 진행되어 하루 일찍 집으로 돌아갈 수 있게 되었다. 급하게 비행기표를 구했고 비행기 왼편 출구 바로 앞 의자에 앉게 되었다.

창가 두 번째 좌석에 앉은 존은 아내에게 전해줄 놀라운 소식을 생각하며 미소지었다. 잠시 후 30대의 남성이 창가 좌석에 앉았다.

"안녕하세요! 저는 커크입니다. 작가죠. 이번에 처음 해외여행을 했는데 비행기 타는 것이 무섭습니다." 불안한 얼굴로 커크가 존에게 말을 걸었다.

"네. 생각보다 비행기는 안전하니 걱정할 필요 없습니다. 비행기 사고가 일어날 확률은 매우 낮습니다. 자동차 사고로 죽을 확률보다도 낮고, 전세계적으로 매년 발생하는 비행기 사고 건수가 몇 건 되지 않습니다." 존은 편안한 미소로 커크를 안심시켰다. 존의 말을 듣고도 커크의 불안은 가시지 않았다. 그는 앞 좌석 등받이에 꽂혀 있는 비행기 탑승 안전지침을 꼼꼼히 읽었다. 승무원이 비행 안전을 위한 행동지침을 설명할 때에도 매우 집중해서 들었다.

"정말로 사고가 나면 머리 위에서 산소마스크가 떨어지나요?" 지나가는 승무원에게 커크가 불안한 듯 물어보았다.

"네, 걱정 마세요. 우리는 산소마스크 상태를 정기적으로 점검하고 있습니다. 어떤 순간에서도 제대로 작동하도록 준비해놓고 있습니다." 승무원이 친절하게 대답했다.

"조금 전 기장이 출구 앞에 앉은 승객은 비상사태 시 승무원을 도와서 도어를 개방하고 승객이 탈출할 수 있도록 도우라고 했습니다. 이 도어를 어떻게 열게 됩니까?" 그는 심각하게 다시 물어보았다.

"비상사태가 아니라면 도어 오픈 비밀번호를 입력하고 위에 있는 레버를 당겨 도어를 열게 됩니다. 그렇지만 비상사태 때에는 아래 비상 레버를 당기게 되는데 이때에는 구명용 탈출 슬라이드가 자동으로 급격히 펼쳐지므로 주의를 요합니다. 도어 오픈은 저희 승무원들이 하는 것이고 여기 앉아계신 분들은 승무원을 도와 승객이 슬라이드를 타고 탈출할 수 있도록 도와주는 것입니다." 승무원이 미소지으며 친절히 대답했다. 승무원의 대답에도 불안한 표정을 감추지 못한 커크는 비행기 탑승 안전지침을 첫 페이지부터 다시 꼼꼼히 읽기 시작했다.

비행기는 편안하게 이륙했다. 존은 대형 계약을 맺느라 매우 피곤했기 때문에 비행시간 내내 거의 잠을 잤다. 10시간의 비행 후에 드디어 창문 너머로 샌프란시스코가 보였다. 기장의 안내에 따라 모든 승무원과 승객은 착륙 준비를 했다. 창가에 앉은 커크도 긴장한 얼굴로 창문 밖을 바라보며 착륙을 기다렸다.

"창 밖으로 바다가 보여요. 바닷물이 바로 보여요." 커크가 놀라서 존에게 말했다. 존이 창밖을 쳐다보니 바닷물이 정말로 가깝게 보였다.

"비행기가 바다에 빠지려고 해." 커크가 외침과 동시에 비행기 꼬리 부분에 강력한 충돌이 발생했다. 비행기가 심하게 뒤틀리면서 승객들의 몸도 위아래로 요동쳤다. 좌석 위 천장에서 산소마스크가 떨어졌고 비상등이 켜졌다. 비행기가 샌프란시스코 국제공항에 착륙하는 도중 고도를 잘못 계산하여 바다와 인접한 활주로 끝에 비행기 꼬리 부분이 부딪힌 것이다. 다행히 파손된 꼬리부분은 승객들의 좌석보다 뒤쪽이라 그 충돌로 승객이 사망하지는 않았다. 그러나 꼬리부분이 파손된 채 비행기가 계속 활주로로 미끄러지면서 좌석 밖으로 튕겨진 승객들 중 일부가 비행기 밖으로 튕겨나가게 되었다. 안전벨트로 비교적 안전하게 고정되었던 승객들은 곧 정신을 차렸다. 기장의 기내 방송이 흘러나왔다.

"승객 여러분, 응급사태입니다. 착륙 과정에서 비행기 충돌이 일어나 불시착한 상태입니다. 승무원의 안내에 따라 출구를 통해 순서대로 빠져나가시기 바랍니다. 승무원의 안내에 따라 순서대로 빠져나가시기 바랍니다." 기장의 숨 가쁜 안내 방송이 나오고 바로 승무원들이 승객들에 상태를 파악하기 위해 통로를 걸어가며 외쳤다.

"곧 출구 도어를 개방하겠으니 저희의 안내에 따라 순서대로 탈출하시기 바랍니다. 곧 출구 도어를 개방하겠으니 저희의 안내에 따라 순서대로 탈출하시기 바랍니다. 저희는 여러분의 안전을 위해 끝까지 남아서 탈출을 돕도록 하겠습니다." 승무원들의 외침을 들은 승객들은 안전벨트를 풀고 자리에서 일어나 출구로 가기위해 줄을 섰다. 좌우 2개씩 네 개의 출구에는 승무원들이 도어를 열고 있었다. 존과 커크 앞에 있는 출구 도어에도 출구를 열기 위해 승무원이 다가왔다.

"제가 도어를 열겠습니다. 도어를 여는 순간 압축되어 있던 탈출 슬라이드가 팽창되어 바닥까지 연결됩니다. 슬라이드가 팽창할 때 매우 위험하니…" 승무원이 다급히 이야기하는 도중에 커크가 공포에 질린 얼굴로 벌떡 일어났다.

"비행기가 곧 폭발할거야. 우린 빨리 탈출해야 해." 초점이 흐려진 눈동자로 커크가 외치며 비상도어 개폐 레버를 당기고 있는 승무원을 밀치고 자신이 레버를 잡아당겼다. 옆좌석에 있던 존도 놀라서 일어나 커크를 진정시키려고 했다. 그러나 커크는 존의 말을 무시하고 레버를 완전히 잡아당겨 도어를 오픈했다. 그러나 불행하게도 충돌로 인해 도어 개폐 부분에 손상이 발생하여 도어가 일부만 열리고 완전하게 열리지는 않았다. 도어가 열리기 시작한 후 몇 초후에 도어 틈새에 있던 압축 탈출 슬라이드가 급격히 팽창하기 시작했다. 슬라이드는 비행기 밖으로 팽창하지 못하고 내부로 팽창하면서 어정쩡한 자세로 서 있던 존을 덮쳤다. 존은 급격히 팽창하는 슬라이드에 머리를 맞아 의식을 잃고 바닥에 쓰러졌다. 슬라이드는 존의 몸 위로 펼쳐졌다. 승객들이 반대편에 있는 출구로 슬라이드를 타고 탈출하기 시작했다. 5분이 지나자 비행기 안에는 남아 있는 승객이 보이지 않았다. 승무원들이 남아 있는 승객이 있는지 확인하기 위해 통로를 돌아다녔다. 의식을 잃고 탈출 슬라이드 밑에 깔려 있던 존의 다리가 다행히 슬라이드 밖으로 삐져나와 있었다. 승무원이 존의 다리를 보고 탈출 슬라이드 밑에 사람이 존재함을 알았다. 그녀는 주방에서 식도를 가지고 와서 탈출 슬라이드를 찢은 다음 존을 빼냈다. 혼수 상태였던 존은 곧바로 샌프란시스코 종합병원 응급실로 실려갔다.

존의 상태는 심각하였다. 급격히 팽창하는 탈출 슬라이드가 강한 충격을 주었고, 넘어지면서 바닥에 머리를 부딪혔다. 5분 넘게 혼수상태로 비행기에 남아 있었기 때문에 화재로 발생한 연기를 많이 들이마셔서 산소공급을 원활히 받지 못했다. 그는 두부내 출혈이 있었고 어깨뼈와 갈비뼈가 골절되어 있었다. 광범위한 외상의 결과로 횡문근융해증(rhabdomyolysis)이 발생하여 신장이 많이 손상되었다. 그는 즉시 응급 수술을 받았고, 신장 손상을 억제하기 위해 투석 치료를 받았다. 그렇지만 치료 후에도 그의 의식은 돌아오지 않았다. 중환자실 밖 보호자 대기실에는 그의 아내가 눈물을 흘리며 기도하고 있었다.

병원에 입원한 지 이틀 후 존의 혈액내 폐하(pH)가 급격히 낮아졌다. 혈액 내 pH는 혈액에 존재하는 단백질과 세포의 표면 전하를 일정하게 해주는 중요한 역할을 한다. 혈액내 pH가 낮아지거나 높아지면 단백질의 표면 전하가 변해서 단백질의 3차원적 구조의 변화를 야기하게 되고 결국 기능을 제대로 할 수 없게 한다. 그 결과, 몸 전체의 기능 저하로 인해 사망을 초래하게 된다. 담당의사는 혈액내 pH가 낮아진 원인을 찾기 위해 자신의 지식을 모두 동원했다. 환자의 낮아진 pH는 대사성 산증(metabolic acidosis) 때문이었다. 대사성 산증은 당뇨병 환자나 알코올 중독자, 신장질환자, 아스피린 중독자, 메탄올 중독자 등에서 자주 보이는데, 존은 이런 질환과는 거리가 멀었다. 담당의사는 존이 비행기 화재로 흡입한 독극물 때문에 대사성 산증이 발생한 것이 아닌지 의심했다.

이유를 찾지 못해 고민하던 담당의사가 나를 찾아왔다.

"닥터 우, 박사님도 아시겠지만 이틀 전에 우리 병원으로 비행기 사고를 당한 환자들이 많이 입원했습니다. 그 중에서 가장 심하게 다친 사람이 존이라는 환자입니다. 이 환자만 아직도 혼수상태입니다. 그런데 특이하게도 환자가 대사성 산증을 보입니다. 원인을 찾기 위해 많은 것을 검사해보았지만 찾을 수 없었습니다. 아마 환자가 독극물에 노출된 것 같습니다." 담당의사는 신중한 표정으로 나에게 자문을 구했다.

"닥터 노리스, 비행기 화재 연기로 이런 산증이 발생했다면 아마 많은 환자들도 역시 연기를 들이마셨으므로 산증이 나타났을 것입니다. 만약 대사성 산증이 존에게만 일어났다면 무언가 다른 사건이 존에게 발생했다고 생각됩니다." 나는 내 생각을 말했다.

"아! 박사님 존이 탈출 슬라이드 밑에 깔려 있다가 구조되었습니다. 이게 무슨 연관이 있을까요?" 호기심 어린 목소리로 담당의사가 물어보았다.

나는 의심스러운 점이 있어서 구글을 찾아보았다. 그리고 의심이 합리적임을 알았다.

"닥터 노리스, 비행기 탈출 슬라이드를 팽창시키기 위해서 나트륨 아자이드(sodium azide)가 사용됩니다. 나트륨 아자이드는 폭발성이 강해서 자동차 에어백을 팽창시키는 물질로도 이용되고 있습니다. 물론 많은 실험실에서도 이용되고 있는데 액체 시약의 방부제로 이용되고 있습니다. 우리 검사실도 이용하고 있죠. 연구원 중에 나트륨 아자이드를 먹고 자살을 시도한 경우도 보고되고 있습니다. 이런 환자들은 저혈압과 부정맥, 폐부종, 대사성 산증을 보이는 것으로 알려져 있습니다. 차량 에어백에는 몇 그램(g)의 나트륨 아자이드가 들어가 있지만 비행기 탈출 슬라이드에는 수 킬로그램(kg)의 나트륨 아자이드가 들어가 있습니다. 사고 당시 탈출 슬라이드가 팽창할 때 연소되지 않고 남아 있는 나트륨 아자이드가 있을 수 있습니다. 존의 대사성 산증은 혹시 나트륨 아자이드와 관련 있을지 모릅니다." 나는 조심스럽게 의견을 말했다.

"박사님, 우리 검사실에서 환자 혈액에 존재하는 나트륨 아자이드를 검출할 수 있는지 궁금합니다." 담당의사가 조심스럽게 물었다.

"아직 한 번도 혈액 속에 존재하는 나트륨 아자이드를 검사해보지는 않았습니다. 그러나 우리는 최첨단 질량분석기를 가지고 있기 때문에 검출할 수 있습니다. 혈액 검체를 보내주시면 검사 장비를 새롭게 설정해서 나트륨 아자이드를 검출하도록 하겠습니다." 나의 대답을 들은 담당의사는 조금 얼굴이 밝아져 돌아갔다.

나는 우리 실험실에서 방부제로 사용하는 나트륨 아자이드를 용매에 녹인 후 최첨단 질량분석기로 측정했다. 그리고 환자의 혈액을 용매에 녹인 후 최첨단 질량분석기로 측정했다. 두 개의 검사 결과를 서로 비교하여 나트륨 아자이드 검출 패턴이 환자의 혈액에도 존재하는지 검토하였다. 존의 혈액에는 나트륨 아자이드가 존재하지 않았다. 나는 추가적으로 다른 독극물이 존재하는지 검토했다. 그러나 다른 독극물도 검출되지 않았다.

존은 대사성 산증의 원인이 밝혀지지 않은 채 입원한 지 4일만에 사망했다. 비행기 사고로 당한 외상이 너무 중해서 죽음을 막을 수가 없었다. 고인의 유물은 아내 케이시에게 전해졌다. 다이아몬드 목걸이는 남편의 자켓 호주머니 속에 있었다.

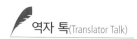

이야기 속 환자는 다발성 골절과 두개뇌출혈, 그리고 횡문근융해증을 보인 중증환자였다. 다발성 골절과 두개뇌출혈은 제때 적당한 치료를 하면 대부분 생존하지만 횡문근융해증의 경우는 예후가 좋지 못하다. 근육세포들이 괴사되는 횡문근융해증은 심한 경우, 신장을 손상시킨다. 신장까지 손상을 일으키는 횡문근융해증은 사망을 일으키는 경우가 흔하다. 일반적으로 횡문근융해증의 사망률은 20%에 육박한다.

횡문근융해증은 충격에 의한 다발성 골절 환자나 화상환자, 독약 복용 환자 등에서 많이 나타난다. 몸의 많은 부분을 차지하고 있는 근육의 세포들이 괴사되어 근육세포 속에 함유되어 있는 고농도의 칼륨(K), 인(P), 마이오글로빈(myoglobin), 요산(uric acid) 등이 혈액 속으로 유리되어 심장과 신장 등 여러 장기를 손상시킨다. 특히 신장 손상을 심각하게 야기한다. 심한 횡문근융해증 환자의 경우 혈액 속으로 유출된 고농도의 칼륨과 인, 마이오글로빈, 요산 등을 제거하지 않으면 환자가 사망하기 때문에 혈액투석을 실시해서 이런 성분들을 제거하게 된다.

이야기 속 존은 한 가장의 남편이기도 한 전도유망한 젊은이였다. 만약 사고 당시 옆에 앉아 있던 승객이 난동만 안부렸어도 존은 죽지 않았을 것이다. 인간은 사회적 동물이다. 그런고로 인간은 서로 부대끼며 살아갈 수밖에 없다. 그러다 보면 존처럼 타인의 잘못으로 어이없이 사망하는 경우도 발생한다. 그렇지만 인간은 살아가면서 타인에게 무수히 많은 도움도 받고 있다는 사실을 상기할 필요가 있다.

아무도
믿어주지 않는
엄마의 마음

나는 캘리포니아 주립대학 샌프란시스코(UCSF)의 약학대학에서 독극물 중독에 대한 블럭강의를 맡고 있다. 비소(arsenic) 같은 중금속, 쥐약으로 사용되는 항응고제, 독버섯, 진통제, 마약, 메탄올이나 에틸렌 글라이콜(ehtylene glycol) 같은 독성 물질 등에 중독되었을 때 나타나는 증상과 후유증에 대해 강의한다. 많은 학생들이 일상에서 자주 접하는 물질들이 독극물이 된다는 사실을 신기해했고 강의를 열정적으로 들었다. 그 중에서 디파라는 여학생이 인상 깊게 강의를 들었다.

디파는 20대 중반의 여성으로 아이의 엄마였다. 5년 전에 대학에 입학했지만 입학한 지 1년 만에 결혼하면서 휴학을 했다. 그리고 아이를 낳고 복학한지 3개월이 지난 상태였다. 남편은 실리콘밸리에서 디지털 애니메이션 회사를 운영하고 있는 젊은 기업가였다. 그는 디파처럼 부모를 따라 미국으로 이민 온 재미 인도인 1세대였는데 야망이 큰 사람이었다. 그의 주요 사업 파트너는 인도 영화제작자들이었다. 인도의 영화산업은 볼리우드라 불릴 정도로 매우 크다. 그는 선진기술을 바탕으로 이 시장을 적극적으로 공략했고 회사를 창업한지 4년만에 백만장자가 되었다. 그는 디파보다 3살 많을 뿐이었다.

디파가 부모의 소개로 남편, 쟈벤더를 소개받았을 때 그는 디지털 정보업체에 갓 입사한 젊은이였다. 둘은 만나자마자 사랑에 빠졌고 1년 만에 결혼하게 되었다. 머리가 뛰어났던 쟈벤더는 자신의 기술이 인도의 영화시장을 공략하는데 매우 유용함을 깨달았고 결혼한지 1년 만에 직장을 그만두고 디지털 애니메이션 회사를 창업했다. 그는 고객을 유치하기 위해 자주 인도 뭄바이를 방문했다. 디파는 자신이 사랑하는 남자가 자신의 꿈을 펼치는 것이 반갑기도 했지만 함께 하는 시간이 줄어들자 우울한 기분을 느끼게 되었다. 다행히 디파는 곧 임신을 하게 되었다. 10개월 뒤에 예쁜 딸이 태어났다. 둘은 딸아이의 이름을 시마로 지었다. 시마는 디파에게 남편의 빈자리를 느끼지 못하도록 해주었다. 자신의 가슴에 안기어 젖을 먹는 시마는 행복을 주는 천사였다. 시마는 두 살이 되었을 때 투정이 심해졌다. 미운 두 살이 된 것이다. 덩그런 집에서 홀로 시마를 키우던 디파는 우울증에 빠졌다. 이제 20대 초중반에 불과한 여성이 남편의 도움도 없이 거의 홀로 아이를 키운다는 것은 매우 어려운 일이었다. 디파가 시마의 양육에 힘들어하자 남편은 가사도우미를 고용했다. 가사도우미의 존재는 디파에게 안도감을 주었다. 그녀의 우울증도 많이 개선되었고 자신의 미래도 생각해보게 되었다. 그녀는 약학대학을 복학하겠다고 남편에게 말하고 봄에 2학년으로 복학했다.

디파가 나에게 강의를 들었던 그해 가을, 디파를 샌프란시스코 종합병원 소아과 병동에서 만나게 되었다. 당시 나는 소아과 의사로부터 대사성 산증을 앓고 있는 환아의 원인 분석을 의뢰받아 소아과를 방문한 것이었다. 환아의 엄마가 바로 내 학생이었던 디파인 것을 보고는 깜짝 놀랐다. 환아는 두 살이 조금 넘은 아이였는데 4일 전에 혼수상태로 응급실을 통해 입원했다. 아이는 심한 대사성 산증(metabolic acidosis)을 보이고 있어서 생명을 위협받고 있었다. 응급실 담당의사는 즉시 중탄산나트륨($NaHCO_3$, sodium bicarbonate)을 생리식염수에 섞어 환아의 혈관에 투여했다. 환아의 혈중 산성도(pH)는 정상범위로 돌아왔고 환아 상태가 조금씩 호전되었다.

담당의사는 아이에게 대사성 산증을 초래한 원인을 찾기 위해 다양한 검사를 실시했다. 환아는 당뇨병을 앓고 있지 않았기 때문에 당뇨병 케톤산증은 배제되었다. 환아는 세균 감염을 의심할 어떤 증상도 없었다. 일반적으로 전신감염이 일어나 패혈증(sepsis)에 빠지면 체내 장기에 산소공급이 부족해지면서 에너지원인 포도당이 산소 없이 분해가 일어나 젖산(lactic acid)이 발생하게 된다. 이 젖산이 대사성 산증을 초래하게 되는데 환아는 이 상황과 맞지 않았다. 담당의사는 메탄올이나 엘틸렌 글라이콜 같은 독성 알코올 중독을 의심했다. 그는 즉시 환아의 소변을 받아서 독성 알코올농도 측정을 의뢰했다. 검사는 병원 밖 사설 전문검사실에서 실시했다. 일반적으로 병원 검사실에서는 1년에 몇 건 처방되지 않는 검사 항목들은 대부분 병원 밖 사설 전문검사실로 검사를 위탁했다. 이틀 뒤 담당의사는 환아의 소변에서 고농도의 에틸렌 글라이콜이 존재한다는 검사 보고서를 받았다. 담당의사는 즉시 나에게 전화를 걸어 조언을 구했다.

"닥터 우, 내 환아 중에 두 살이 조금 넘은 아이가 있는데 에틸렌 글라이콜 중독이 의심됩니다. 그런데 이런 경우가 거의 없었던지라 저도 확신하지 못하겠습니다. 교수님께 이 건에 대해 조언을 듣고 싶습니다."

나는 환아를 살펴보기 위해 환아가 입원한 소아과병동으로 갔다.

환아의 엄마였던 디파는 내 얼굴을 보고는 걱정스러운 얼굴로 말했다.

"닥터 우, 내 딸이에요. 며칠 전에 정신을 잃었어요. 이유를… 이유를 모르겠어요." 걱정스러운 얼굴로 말을 하던 디파가 울음을 터트렸다.

"교수님, 도와주세요. 시마가 정말로 많이 아파요."

"디파, 걱정마세요. 이곳 의료진은 미국 최고예요. 걱정말아요." 나는 디파를 다독였다.

"교수님, 시마를 계속 입원시키고 싶어요. 너무 불안해요." 디파는 불안한 얼굴로 이야기했다.

"디파, 걱정말아요. 주치의가 잘 치료해 줄거예요." 나는 다시 한번 따뜻한 말을 남기고 담당의사를 찾아갔다.

담당의사는 이곳 소아과에서 20년을 근무한 베테랑 의사 레이놀드였다.

"닥터 레이놀드, 아이가 정말 에틸렌 글라이콜 중독이 맞나요?" 나는 걱정이 되어 물어보았다.

"제 생각에는 맞다고 판단됩니다. 아이는 작년 겨울부터 식욕부진과 무기력, 황달 등의 증세로 여러 번 입원했었습니다. 아이는 입원했을 때마다 혈액검사에서 대사성 산증을 보이고 있었습니다. 당시 응급처치로 환아는 건강을 되찾았지만 이번에는 증상이 보다 더 심했습니다. 아이는 보시다시피 또래 아이들에 비해 체중도 덜 나가고 혈색이 좋지 못합니다. 처음 아이가 입원했을 당시 아이는 모유와 분유 대신에 이유식을 먹기 시작했을 때입니다. 아이를 양육하는데 점점 더 손이 많이 갈 때였죠. 아이의 어머니에게 아이의 소변에서 에틸렌 글라이콜이 검출되었다고 말해줄 생각입니다. 만약 그녀가 합리적인 대답을 하지 못하면 주정부 아동보호센터에 이 사실을 알릴 생각입니다." 레이놀드가 심각한 표정으로 말했다. 레이놀드의 말을 들은 나는 디파를 위해 어떤 것도 변명해줄 수가 없었다. 에틸렌 글라이콜 중독은 자동차 부동액을 다루는 사람들에게서 많이 나타나는데 유아들 중독은 거의 없었다. 이 독성 물질은 신장을 파괴할 뿐만 아니라 경기(seizure), 혼수, 쇼크(shock), 죽음 등을 야기한다. 이렇게 독성이 강한 물질에 아이가 노출되었다는 사실에 나는 충격을 받았다.

"어머니, 당신 아이의 소변에서 에틸렌 글라이콜이 검출되었습니다." 닥터 레이놀드가 심각한 얼굴로 디파에게 말했다.

"뭐라고요? 뭐가 검출되었다고요?" 디타는 어리둥절해져서 물어보았다.

"에틸렌 글라이콜입니다. 자동차 부동액으로 이용되는 성분이죠. 사람이 복용하면 죽는 독극물입니다."

"설마요? 우리 아이가 그것을 복용했을 이유가 없어요." 디파가 어이없어서 외쳤다.

"어머니, 그렇지만 아이의 소변에서 에틸렌 글라이콜이 검출되었습니다. 그리고 지난 번 아이가 응급실로 입원했을 때에도 이번과 동일한 증상이었습니다." 닥터 레이놀드가 냉정한 얼굴로 이야기했다.

"어머니, 저는 이 사건을 아동보호센터에 신고할 수밖에 없습니다."

디파는 머리가 멍해졌다. 자신도 독극물 중독에 대해 배우고 있었기 때문에 에틸렌 글라이콜이 얼마나 치명적인지 알고 있었다. 디파는 무슨 일이 벌어지고 있는지 잘 모르는 표정이었다.

며칠 뒤 주정부 아동보호센터에서 나온 수사관들이 디파의 집을 수색했다. 그들은 냉장고에서 우유가 남아 있는 젖병을 발견하고 여기에 에틸렌 글라이콜 성분이 존재하는지 검사 의뢰하였다. 검사 결과 우유 속에서는 검출되지 않았지만 젖병 젖꼭지에서 미량의 에틸렌 글라이콜이 검출되었다. 주정부 아동보호센터는 디파를 아동학대범으로 고소했다. 디파는 경찰에 체포되어 정신감정을 받게 되었다. 정신과 의사 한스가 그녀를 면담했다. 닥터 한스는 디파가 프록시 문차우젠 증후군(Munchausen syndrome by proxy, MSBP)을 앓고 있다고 결론지었다.

"쟈벤더, 난 시마에게 독극물을 먹이지 않았어요." 울면서 디파가 남편에게 이야기했다. 남편도 디파만큼 당황스럽기는 마찬가지였다.

"디파, 난 당신을 믿어." 쟈벤더는 아내의 무죄를 위해 노력했지만 할 수 있는 것이 별로 없었다. 왜냐하면 아이의 소변과 젖병에서 에틸렌 글라이콜이 검출되었기 때문이었다.

그녀는 존속살인미수죄로 징역 10년형에 처해져 정신병원에 감금되었다.

프록시 문차우젠 증후군은 아이를 키우는 엄마에게 드물지 않게 나타난다. 주로 아이를 양육하는데 남편의 도움을 받지 못해서 자존감이 낮아진 엄마에게 나타난다. 엄마는 주변의 관심을 끌기 위해 아이를 의도적으로 아프게 한다. 그리고 아픈 아이를 헌신적으로 돌보는 자신을 타인이나 남편이 안쓰럽게 느끼도록 하고 그 상황을 즐기는 병이다. 일부 엄마는 아이를 의도적으로 상해하여 이웃들로부터 동정을 얻어 자선금을 받는 경우도 있다.

시마는 어머니의 품에서 벗어나 아버지, 쟈벤더에게 맡겨졌다. 자신의 사업에만 매진했던 쟈벤더는 사랑하는 아내가 몹쓸 정신병에 빠졌고, 그 정신병이 자신의 잘못으로 인한 것 같아서 마음이 너무 아팠다. 그는 가정을 지키기 위해 잠시 회사를 동료에게 맡겼다. 그는 시마를 키우고 아내가 감금되어 있는 정신병원을 방문하는 것으로 일과를 보냈다. 자신은 무죄라고 억울해하며 현실을 받아들이지 못했던 디파도 세 달이 지나자 감금생활에 적응하며 평온해지기 시작했다. 시마가 가끔 황달 증세와 무기력증으로 병원에 입원하는 것 이외에는 특별한 일 없이 시간이 지나갔다. 정신병원에 수감된 지 6개월이 지나자 디파는 남편과 개인적인 시간을 가질 수 있도록 허용되었다. 그녀는 곧 임신을 했다. 10개월 뒤에 남아가 태어났다. 그 남아는 아버지의 손에서 자랐다. 엄마가 계속 정신병원에 감금되어 있었기 때문이었다.

둘째 아이는 귀엽게 잘 자랐다. 그러나 생후 1년이 지나자 시마처럼 황달과 식욕부진이 발생했다. 쟈벤더는 아이를 데리고 병원을 찾았다. 대사성 산증이었다. 응급치료를 받고 아이는 퇴원했다. 이런 증세가 몇 차례 더 발생하자 쟈벤더가 나를 찾아왔다.

"박사님, 둘째 아이가 첫째 딸처럼 자주 아픕니다. 병원에 가도 응급처치만 해줄 뿐 원인을 밝혀내지 못하고 있습니다. 첫째 딸도 아직까지 주기적으로 아픕니다. 박사님, 우리 아이들에게 무슨 문제가 있는 것일까요? 저는 둘째 아이에게 에틸렌 글라이콜을 먹이지 않았습니다." 쟈벤더는 고통스러운 얼굴로 물었다.

"쟈벤더, 정말 이상하군요. 두 아이가 모두 비슷한 증세를 겪고 있는 것으로 봐서 두 아이가 동일한 유전병을 가지고 있을 확률이 높습니다. 우리 검사실은 신생아에서 자주 발견되는 유전성 대사이상 질환을 검사하고 있습니다. 둘째 아이를 저에게 데려와주시기 바랍니다. 혈액과 소변을 검사해보도록 하겠습니다." 나는 쟈벤더에게 친절하게 말했다. 다음날 쟈벤더가 아이를 데려왔다. 나는 혈액과 소변을 받아서 유전성 대사이상 질환을 검사하고 추가적으로 에틸렌 글라이콜이 존재하는지 분석했다.

신생아들에게 많이 발견되는 유전성 대사이상 질환인 페닐케톤뇨증이나 단풍당뇨증, 호모시스틴뇨증, 갈락토스혈증 등은 아이에게 발견되지 않았다. 또한 에틸렌 글라이콜도 검출되지 않았다. 대신 혈액과 소변에서 프로피온산(propionic acid)이 고농도로 검출되었다. 나는 무언가 중대한 실수가 있었을 것으로 생각하고 불안한 마음이 되었다. 바로 전화를 걸어 쟈벤더에게 시마도 검사실로 데려와서 검사를 받도록 요청했다. 시마의 혈액과 소변이 채취되어 검사되었다. 둘째 아이의 것과 동일한 검사 결과였다. 프로피온산이 고농도로 존재했던 것이다. 두 아이는 선천적으로 유전성 대사이상 질환인 프로피온산혈증(propionic academia)을 앓고 있었던 것이다.

'이럴수가! 아이는 에틸렌 글라이콜에 중독된 것이 아니었어'

프로피온산의 분자식은 C_2H_5COOH로 분자량이 74달톤(Da)이다. 에틸렌 글라이콜은 분자식이 $C_2H_6O_2$이고 분자량이 62달톤이다. 두 가지 성분은 서로 다르지만 크로마토그래피(chromatography)로 검사를 하게 되면 거의 구분이 되지 않고 동일한 물질로 검사된다. 즉, 프로피온산도 에틸렌 글라이콜로 여겨지게 된다. 왜냐하면 혈액이나 소변 속에 프로피온산이 검출되는 경우가 거의 없기 때문이다. 다행히 우리 검사실은 크로마토그래피법 대신 질량분석기를 이용해서 두 아이의 혈액과 소변을 검사했다. 두 성분은 질량이 다르기 때문에 질량분석기로 검사하면 두 성분을 다르게 각각 분석하게 된다.

나는 3년 전 시마의 소변을 어떤 검사기관에서 검사했는지 알아보았다. 당시 우리 검사실은 환자의 소변에서 에틸렌 글라이콜 같은 독성 알코올을 검사하지 않았기 때문에 병원에서는 이런 검사를 외부 전문검사기관에 위탁했었다. 시마의 소변을 검사했던 검사기관은 이미 폐업한 상태였다. 부정확한 검사 결과로 발생한 의료소송에 견디지 못하고 문을 닫은 것이었다. 다행히 우리 병원은 그 검사기관과 계약을 맺은 후 3개월만에 검사 위탁을 중단했기 때문에 추가적인 피해는 많지 않았지만, 디파의 예처럼 소변 검사 오류로 인해 무고한 아이의 엄마가 살인미수 혐의로 감옥에 수감되는 불상사가 벌어진 것이었다. 나는 즉시 소아과 의사 레이놀드를 찾아가 이 놀라운 사실을 이야기했다.

"레이놀드 박사님, 3년 전 에틸렌 글라이콜 중독으로 진단했던 시마가 실제로는 프로피온산혈증이었습니다. 디파에게서 출산된 둘째 아이도 프로피온산증이더군요. 우리 검사실에서 크로마토그래피법과 질량분석기법을 이용해서 두 아이의 소변과 혈액을 검사해보았습니다. 크로마토그래피법으로는 프로피온산이 에틸렌 글라이콜처럼 보였습니다. 하지만 다행히 질량분석기법으로는 두 성분이 서로 다른 형태로 나타났습니다. 3년 전에 시마의 소변을 검사했던 검사기관은 크로마토그래피법으로 검사했기 때문에 프로피온산을 에틸렌 글라이콜로 오인한 것입니다." 나는 진지하게 설명했다.

"닥터 우, 정말로 제가 큰 실수를 했군요. 그 당시 프로피온산혈증을 조금만 의심했어도 디파를 살인미수로 몰지 않았을텐데…" 레이놀드는 한숨을 내쉬었다.

"레이놀드 박사님, 너무 자책하지 마십시요. 실제로 프로피온산혈증은 매우 드물기 때문에 이것을 의심하기는 어려웠을 것이라 생각합니다. 20년 전에도 이와 비슷한 경우가 있더군요. 프로피온산혈증으로 죽은 아이가 에틸렌 글라이콜 중독으로 오인되어 아이 엄마가 살인죄로 감옥생활을 했던 것입니다. 너무 괴로워하지 마시기 바랍니다." 나는 레이놀드를 위로했다.

"어떻게 냉장고에 보관되어 있던 젖병의 젖꼭지에서 에틸렌 글라이콜이 검출되었을까요?" 의아한 듯 레이놀드가 물어보았다.

"아이의 혈액 속에는 고농도의 프로피온산이 존재했기 때문에 아이의 타액에도 고농도로 프로피온산이 존재했을 것입니다. 아이가 젖을 물면서 타액이 젖꼭지에 묻었을 것입니다. 아이의 젖꼭지를 검사했던 기관도 크로마토그래피법을 이용했을 것이고 에틸렌 글라이콜이 검출되는 것으로 판단했을 것입니다." 나의 추정을 이야기했다.

레이놀드 박사는 쟈벤더를 대신해서 디파의 살인혐의에 대해 재심을 신청했다. 그는 시마가 프로피온산혈증을 앓고 있으며 에틸렌 글라이콜 중독은 사실이 아님을 사유서에 적었다. 검찰은 두 아이의 혈액과 소변을 채취하여 독립적인 검사기관에 에틸렌 글라이콜 존재 유무와 프로피온산 존재 유무를 검사의뢰했다. 검사 결과는 두 아이가 프로피온산혈증을 앓고 있다는 것이었다. 디파는 3년의 감금 생활을 끝마칠 수 있었다. 쟈벤더와 디파는 진실이 밝혀진 것에 감사했고 피해 사실에 대한 의료소송은 제기하지 않았다. 두 아이는 적절한 치료를 받으며 프로피온산혈증의 고통에서 벗어날 수 있게 되었다.

프로피온산혈증은 인간의 몸에서 프로피오닐-코에이 카르복실라제(propionyl-CoA carboxylase)라는 효소의 결핍으로 혈액에 프로피온산이 축적되며 발생한다. 신체는 지방산(fatty acid)과 필수 아미노산(methionine, threonine, isoleucine, valine)을 이용해서 에너지원인 포도당을 만든다. 이 과정에서 프로피오닐 코에이 카르복실라제가 필요한데 이 효소가 부족하거나 기능을 못하면 포도 당이 만들어지지 않고 대신 프로피온산이 만들어진다. 혈액 속에 고농도의 프로피온산이 쌓이면 심각한 대사성 산증을 야기하게 되고 대개 아이가 사망하게 된다. 보통 프로피온산혈증을 가진 아이가 태어나면 곧 사망하게 된다. 사망하지 않는 아이도 적절한 치료가 이루어지지 않으면 사망에 이르게 된다. 이런 아이들에게는 저단백식을 주어야 한다. 특히 methionine과 threonine, isoleucine, valine 등이 함유된 음식은 피해야 한다. 이런 노력을 통해 체내에 프로피온산이 가능한 적게 생성되도록 해야 한다.

역자 톡(Translator Talk)

혈액 속에 존재하는 에틸렌 글라이콜을 검출하는 방법은 많지 않다. 일반적으로 혈액내 존재하는 포도당이나, 단백질, 지질, 호르몬 등을 검출하기 위해서는 화학반응을 일으켜서 반응하는 강도를 보고 측정하게 된다. 화학반응 강도가 크면 농도가 높은 것이고, 화학반응 강도가 낮으면 농도가 낮은 것이 된다. 그러나 에틸렌 글라이콜은 이런 방법으로는 측정되지 않는다. 이런 경우 직접 성분을 추출해낼 수밖에 없다. 이렇게 직접 추출해내는 방법들이 크게 세 가지가 있는데, 하나는 유세포분석기(Flow cytometry)이고, 나머지 두 개는 크로마토그래피(Chromatography)와 질량분석기(Mass spectrometry)이다.

유세포분석기는 혈액성분 중 적혈구나 백혈구, 혈소판처럼 크기가 매우 큰 성분을 검출하는데 사용되고, 나머지 두 방법은 크기가 작은 성분을 검출하는데 사용된다. 크로마토그래피에 비해 질량분석기는 극미량도 매우 정확하게 측정한다. 그래서 크로마토그래피 장비에 비해 질량분석기 장비가 더 비싸다. 이야기 속에서 나타났다시피 크로마토그래피는 검사방법의 한계로 인해 비슷한 질량과 분자식을 가지고 있는 성분들을 구별하지 못하는 경우가 종종 있다. 이를 극복하는 길은 질량분석기를 이용하는 것뿐이다. 질량분석기를 이용하면 0.1달톤의 차이를 가진 성분들도 정확히 구별해서 검출해낸다.

현재 의료분야에서 사용되고 있는 질량분석기는 물리학에 뿌리를 두고 있다. 1897년 영국의 물리학자 톰슨(1856~1940)은 가스로 채워진 진공관 속에서 전류를 흘렸을 때 가스가 보여주는 다양한 모양을 보고 전자(electron)이라는 것이 원자(atom)에 존재함을 밝혀냈다. 톰슨은 1913년 최초로 동위원소(isotopes)가 존재함을 밝혀냈다. 그는 원자번호 10번인 네온(Ne)이 한 가지가 아니라 두 가지가 존재함을 밝혀냈다. 즉, 질량이 20달톤짜리 네온과 22달톤짜리 네온이 존재함을 알아냈다. 동일한 원자들을 총칭해서 원소라고 하는데, 네온은 지금까지 질량이 다른 동위원소가 19가지나 밝혀졌다. 이렇게 하나씩 동위원소들이 밝혀지면서 1945년 일본에 투하된 원자폭탄이 개발되게 되었다.

물리학분야에 국한되어 있던 질량분석기가 의료에 사용되기 시작한 계기는 1981년 발생했던 핵항공모함 니미츠호 폭발사고였다. 플로리다해를 순항 중인 항공모함에 레이더로 무장된 경보기 EA-6B 프라울러 한 대가 정찰을 마치고 착륙을 시도했다. 갑판 위에 승무원들이 착륙하는 비행기를 맞이하기 위해 기다리고 있는데, 착륙한 비행기가 멈추지 않고 계속 돌진해서 갑판 위에 세워져 있던 전투기와 탄약함을 덮쳤다. 이 충돌로 폭발이 일어났고 한 시간 넘게 강력한 화염이 일어났다. 이 사고로 14명의 승무원이 사망하고, 45명이 크게 다쳤다. 물적 피해도 2억 달러에 달했다. 사고원인을 조사했던 조사반은 착륙한 비행기를 멈추게 해주는 안전로프가 비행기 뒷바퀴에 걸리지 않았음을 알아냈다. 사망한 승무원 14명 중 5명의 혈액에서 대마초가 검출되었고, 이들이 업무를 제대로 행하지 않았음이 들통났다.

미국대통령 레이건은 불같이 화를 냈다. 그리고 군대 내에서 마약 사용이 엄격히 금지될 수 있는 방안을 강구하도록 명령했다. 1980년대 마약 검사는 항체를 이용하는 방법으로 매우 부정확했다. 대마초에 함유된 THC (tetrahydrocannabinol, $C_{21}H_{30}O_2$) 성분이 황홀감을 일으켰는데 분자량이 314달톤으로 이 성분과 특이적으로 잘 겹합하는 항체를 제조해내기가 어려웠다. 그래서 저농도로 소변과 혈액에 마약이 존재할 경우 이런 검사로는 검출이 되지 않았다. 필로폰이나 코카인 등에도 해당되는 이야기여서 군인들이 몰래 마약을 해도 알아낼 수가 없었다. 또한 이런 마약에 특이적으로 결합하는 항체를 얻기 어렵다보니 사람들이 많이 먹는 진통제 등에도 마약 위양성을 보이는 경우가 많았다. 이런 검사 방법상 오류를 개선하지 않고는 군대내 마약 퇴치가 불가능함을 깨달은 정부는 아주 민감하고 정확한 질량분석기를 마약 검사에 사용하기로 결정했다. 1988년 미정부는 마약검사를 할 때는 질량분석기를 추가적으로 이용해서 검사 결과를 확인하도록 명령했다.

질량분석기가 1980년대부터 의료에 사용되기 시작했지만 그 시작은 매우 미미했다. 그러나 사용되기 시작한지 30년이 지난 요즘에는 마약검사 뿐만 아니라 항암제, 항생제, 아미노산, 단백질 등의 검출에도 질량분석기가 사용되고 있다.

질량분석기는 혈액이나 소변 속에 존재하는 마약 성분들의 질량을 측정해서 검출해 낸다. 과거에는 마약성분들과 결합하는 항체를 제조해내어 항체와 결합하는 마약 성분들의 양을 측정했지만 이런 부정확한 중간 과정을 거치지도 않게 된 것이다. 질량 분석기는 마약 성분들의 질량까지도 측정함으로 혈액이나 소변 속에 존재하는 극미량의 마약도 결국 질량분석기로 검출할 수 있다.

이야기 속 아이들은 프로피온산이 체내에 축적된 상태였다. 프로피온산은 아이가 섭취한 단백질과 지방이 체내에서 분해되면서 생성된다. 그리고 정상적으로는 프로피오닐−코에이 카르복실라제에 의해 제거되어서 매우 낮아야 했지만 아이들은 선천적으로 프로피오닐−코에이 카르복실라제가 결핍되어 있었다. 그래서 체내에 프로피온산이 과도하게 축적되어 대사성 산증(metabolic acidosis)이 발생한 것이었다. 인간은 3×10^{13}개의 세포로 구성되어 있다. 이 세포들은 pH 7.4에서 잘 기능하도록 되어 있는데 혈액이 산증에 빠지게 되면 즉, pH가 낮아지게 되면 세포의 기능 저하가 일어난다. 혈액의 pH가 7.0 이하로 내려가면 세포의 기능이 멈춰서 인간은 죽게 된다.

검증되지 않은
건강보조제의
위험성

호감이 가는 얼굴의 칼은 50세의 PGA 시니어 골프 투어 선수였다. 드라이버 비거리가 아직도 350야드에 이를 정도로 운동 신경이 좋았고 체격도 당당했다. 투어 때문에 방문하는 많은 도시에서 그에게 추파를 던지는 여성들을 접할 수 있었다. 그는 자식도 없고 아내도 없었지만 인생이 만족스러웠다. 시니어 투어만 참여할 수 있으면 돈과 여자가 항상 끊이질 않을 것이라 생각했다.

칼은 뉴저지주에 있는 피에드몬트 고원 지대 출신이었다. 그는 아버지가 운영하는 피에드몬트 그린 골프 클럽에서 아버지의 일을 도와주면서 골프를 배웠다. 가끔 회원들의 캐디가 되어 골프백을 들어주기도 하고 골프장 잔디 깎는 일을 도와주기도 했다. 아버지의 체격을 닮아서 칼도 체격이 건장했다. 11세가 되었을 때 초등학생에 불과한 칼의 드라이버 비거리가 성인같이 220야드에 이르자 아버지는 놀라며 칼의 진로에 대해 고민하기 시작했다. 칼은 시간이 날 때마다 아버지의 골프장에서 골프 연습을 했다. 골프 실력은 실로 뛰어나서 2년 뒤 지역 주니어 골프 대회에서 서너 살 많은 형들을 물리치고 우승까지 차지했다. 골프선수로서 미래가 정말 밝아보였다.

칼은 골프선수로서 엘리트 코스를 밟아갔다. 그는 고등학교 때 뉴저지주 주니어 골프대회에서 개인 우승을 한 적도 있었고, 대학에는 골프 장학금을 받고 진학했다. 2학년 때 출전한 대학 골프 선수권대회(NCAA)에서 개인 우승을 차지했는데 9언더파라는 놀라운 기록을 보여주었다. 당시 드라이버와 우드는 나무로 만들어졌는데 이런 장비를 이용해서 기록한 9언더파는 대학 골프 선수권대회 역사상 처음 있는 일이었다. 그는 학교의 영웅이 되었다. 대학골프에서 모든 것을 이룩한 그는 대학을 졸업하기 전에 프로골프의 세계로 나아갔다. 그는 장밋빛 미래를 꿈꾸며 프로세계로 진출했지만 당시 프로골프는 잭 니콜라우스와 아놀드 파마, 리 트레비노, 톰 왓슨의 시대였다. 아쉽게도 칼은 이들의 경쟁상대가 되지 못했다. 그는 20년 동안 PGA 투어에 머물러 있었지만 메이저대회에서 한 번도 우승을 차지하지 못했다. 그렇지만 상금을 받을 수 있는 순위에 자주 랭크되었기 때문에 선수 생활을 유지하는데 별 어려움은 없었다.

그는 메이저 대회에서 우승한 적은 없었지만 인생을 즐기는데 별 지장이 없었다. 대신 그는 잘생긴 얼굴로 많은 여성과 연애를 했다. 어디를 가나 그를 원하는 여성을 만날 수 있었다. 그는 우승에 대한 압박을 새로운 여성들과 연애로 풀었다. 그의 무분별한 여성편력은 그의 재능을, 인생을 좀먹게 했다. 그는 투어 생활을 한지 10년이 지난 다음에야 골프 클럽의 스낵바에서 일하는 여성과 결혼할 수 있었다. 그러나 결혼생활은 2년만에 끝났다. 그 후 지방방송 리포터와 다시 재혼했지만 4년만에 다시 이혼하였다. 그리고 다시는 결혼하지 않았다.

칼은 나이가 들자 자신이 더 이상 PGA 투어에서 버틸 수 없다는 사실을 깨달았다. 그는 42세에 은퇴하고 고향으로 돌아가 아버지의 골프 클럽에서 일반인을 대상으로 골프를 가르치는 티칭프로가 되었다. 그는 PGA 투어 출신이었기 때문에 고향에서 인기가 대단했다. 그를 찾는 파티가 끊이질 않았다. 그리고 그를 유혹하는 여성들도 끊이질 않았다. 그는 새로운 삶을 사는 것 같은 느낌이 들었다.

그러나 파티도 반복적으로 계속되자 따분한 일상이 되어버렸다. 그리고 지난 세월 골프투어에서 우승 한 번 못 해본 것이 그렇게 아쉬울 수가 없었다. 자신에게 관심을 표했던 수많은 여성들도 함께 밤을 보낸 다음 날에는 모르는 척 냉담한 모습을 많이 보여줘서 비참한 생각이 들 때도 많았다. 고향으로 돌아온지 7년이 지났을 때 그는 PGA 시니어 골프투어에 참가하기로 마음먹었다. 시니어 투어에 참가하기 위해서는 먼저 그 밑의 단계인 지역투어에서 어느 정도 성과를 내야 했다. 칼은 타고난 힘으로 좋은 성적을 내서 시니어 투어에 합류할 수 있었다. 칼은 PGA 시니어 투어에서 젊은 시절 때보다 더 좋은 성적을 거두기 시작했다. 그는 지난 날 느낄 수 없었던 희열을 느낄 수 있었다.

칼은 시니어 투어에서 몇 차례 우승하면서 대중적인 인지도가 조금 생겼다. 그는 새로운 인생을 사는 것 같았다. 어디를 가나 사람들은 그를 친절히 맞이해주었다. 그리고 더 많은 여성의 관심을 받게 되었다. 그는 어디를 가나 새로운 여성과의 데이트를 즐겼다. 그러나 칼의 여성편력도 곧 멈출 수밖에 없었다. 왜냐하면 젊어서부터 무분별한 음주 생활로 그의 심혈관에 문제가 발생했기 때문이었다. 고혈압과 동맥경화증으로 발기가 제대로 되지 않았던 것이다. 그는 병원을 찾았다. "발기가 되지 않습니다. 발기촉진제인 비아그라를 처방받고 싶습니다. 여성과 관계를 못가지니 정말 삶에 의욕이 떨어집니다."

"환자분, 환자분은 고혈압과 동맥경화증을 앓고 있습니다. 환자분이 비아그라를 복용하면 심장마비가 발생하여 죽을 수 있습니다. 혈관질환을 앓고 있는 환자들이 비아그라를 복용하면 매우 위험합니다. 절대 불가능합니다." 의사는 단호하게 말했다.

그는 실망하며 병원을 떠났다. 시니어 투어를 다니며 새로운 골프장을 찾을 때마다 칼은 그에게 추파를 던지는 여성들과 마주칠 수 있었다. 그가 할 수 있는 일이라곤 함께 맥주를 마시며 담소하는 정도였다. 보통 이런 여성들은 성관계를 즐기는 여성들이었는데 강한 자극을 원하는 성격들이었다. 그는 발기가되지 않는 자신의 모습을 이런 여성들에게 보이기 싫었다. 그는 여성과 데이트를 하지 못한다는 사실에 매우 괴로워했다.

칼은 샌프란시스코 하딩파크 골프클럽이 개최하는 시니어 투어에 참여하기위해 샌프란시스코행 비행기에 올라탔다. 기내에서 잡지를 읽다가 눈에 띄는 광고를 접했다. 트로이(Trojan)란 브랜드의 허브 식물로 만든 건강 보조제 광고였다.

사랑하는 사람에게 강한 남성을!
이제 더 이상 과거의 당신이 아닙니다!
트로이는 허브 식물에서 추출한 건강보조제로 발기부전 환자의 증세 개선에 매우 效과적입니다. ……

이 천연물질이 발기부전에 매우 좋다는 문구가 칼의 눈길을 잡았다.

'천연물질이고 건강보조제이니 별 위험은 없을거야. 드디어 여성과 잠자리를 가질 수 있겠구나' 칼은 기분 좋은 상상을 하며 비행기에서 내리자마자 택시를 타고서 중국 건강보조제 판매 상점을 향했다. 그는 상점에서 트로이란 제품을 구매했다. 용기에는 한자가 쓰여 있었고 트로이란 단어만 영어로 표기되어 있었다. 그는 호텔에서 숙박한 다음 날 골프투어 등록데스크로 갔다. 등록데스크에는 두 명의 여성이 앉아서 선수들의 등록을 안내하고 있었는데 칼은 그 중 개방적인 느낌을 주는 중년여성에게로 다가갔다. 그는 자신감 넘치는 어투로 그 여성에게 수작을 걸었다. 그녀는 유혹에 넘어왔다. 그는 그녀에게 자신의 호텔 키를 주면서 저녁에 만나기로 약속을 잡았다. 그는 그날 밤에 있을 황홀한 경험을 상상하느라 골프 경기에 집중할 수가 없었다. 비록 게임 스코어가 좋지 않았지만 기분이 나쁘지 않았다.

그는 평소 보던 선수들과 저녁을 먹고 급히 호텔로 향했다. 자신의 방에 들어간 칼은 캐리어백 속에 넣어둔 트로이 건강보조제를 찾았다. 약속 시간 10분 전에 약병에서 트로이 두 알을 꺼내서 먹었다. 효과는 곧 나타났다. 약속했던 여성이 방으로 들어왔을 때 이미 발기가 시작되었던 것이다. 칼은 지난 6개월 동안 여성과 관계를 갖지 못했기 때문에 여성에 무척 굶주려 있었다. 그는 금욕 생활의 한을 풀듯이 여성에게 달려들었다. 거친 성관계가 끝나고 둘은 잠이 들었다. 다음날 아침 여성이 먼저 일어나 칼을 흔들어 깨웠다. 그러나 칼은 일어나지 않았다. 그의 몸은 싸늘하게 식어 있었던 것이다. 그녀는 비명을 지르며 카운터에 달려갔다. 곧 경찰이 들어와 칼의 시체를 검시소로 옮겼다.

부검의는 칼의 머리부터 회음부까지 이곳저곳을 절개해서 사인을 조사하였다. 특이한 점은 칼의 성기가 그때까지도 단단하게 발기되어 있었다는 점이었다. 심장을 절개했을 때 부검의는 심장의 한쪽이 괴사되어 있는 것을 발견하였고 사인을 심장마비로 결론지었다.

며칠 뒤 나는 경찰로부터 전화를 받았다.

"닥터 우, 저는 샌프란시스코 경찰 빌입니다. 며칠 전에 심장마비로 죽은 사건이 발생해서 이를 조사 중입니다. 그런데 사망한 사람이 성기가 발기된 상태로 죽었습니다. 그리고 그의 소지품에는 트로이라는 허브 건강 보조제가 있었습니다. 부검의는 허브 건강보조제가 발기 촉진제라고 의심하고 있습니다. 그는 심혈관질환이 있던 사망자가 이 건강보조제를 먹고 부작용으로 심장마비에 이르렀을 것으로 판단하고 있습니다. 그러나 우리는 독극물에 의한 타살에 대해서도 확인해보아야 합니다. 박사님, 사망자가 독살된 것인지 확인해주실 수 있는지 궁금합니다." 빌이 정중히 물어보았다.

"우리 검사실은 다양한 독극물을 검출해낼 수 있습니다. 사체에서 채취한 혈액과 소변을 우리 검사실로 보내주시기 바랍니다. 그리고 트로이란 허브 건강보조제도 보내주십시오. 성분을 조사해보도록 하겠습니다." 그날 오후에 경찰서로부터 검체와 건강보조제가 나에게 전달되었다.

나는 트로이란 건강보조제에 어떤 성분이 존재하는지 알아보기 위해 용매에 보조제를 녹인 후 질량분석기로 분석했다. 허브 약초는 다양했기 때문에 나는 이 건강 보조제에 추가된 발기 촉진제가 어떤 것이 존재하는지, 그리고 비소나 청산가리(KCN, potassium cyanide) 같은 독극물이 존재하는지 확인해보았다. 발기 촉진제로는 비아그라의 주성분인 실데나필(sildenafil)의 유사물질이나 시알리스의 주성분인 타달레필(tadalefil)의 유사물질이 존재하는지 분석했다. 사망자의 혈액과 소변 그리고 건강 보조제에서 비소나 청산가리, 유기용제 같은 독극물은 발견되지 않았다. 그러나 사망자의 혈액과 건강 보조제에서 비아그라의 주성분인 실데나필과 유사한 성분인 하이드록시티오호모실데나필(hydroxy-thiohomosildenafil)과 아세틸데나필(acetildenafil) 성분이 검출되었다. 아세틸데나필은 특정 허브 약초 성분이지만 하이드록시티오실데나필은 공장에서 만들어진 합성성분이었다. 나는 사건 담당 경찰에게 전화를 걸어 검사 결과를 말해주었다.

"사망자의 혈액과 소변에서 비소나 청산가리 같은 독극물은 발견되지 않았습니다. 또 마약이나 항우울제 같은 투약 흔적도 없었습니다. 그러나 사망자의 혈액에서 고농도의 하이드록시티오호모실데나필(hydroxythiohomosildenafil)과 아세틸데나필(acetildenafil) 성분이 검출되었습니다. 이 두 성분은 비아그라의 성분인 실데나필과 유사한 성분으로 발기촉진제로 사용되는 것들입니다. 아마 사망자는 고용량의 발기촉진제를 복용한 후 심장마비가 발생한 것 같습니다. 트로이란 건강보조제에서도 이 두 성분이 검출되었습니다." 내 설명을 들은 경찰은 고마움을 표시하고 전화를 끊었다. 경찰은 칼이 타살이 아니라 발기촉진제 과다복용으로 사망한 것으로 결론지었다.

시중에서 팔리는 건강보조제나 한약제 등은 천연물질로 이루어져 있어 안전할 것이란 인식이 팽배해 있다. 그러나 사실은 그렇지 않다. 특히 생산자가 불분명한 보조제들은 매우 위험하다. 이들 보조제에는 천연물질 이외에도 약효를 증가시키기 위해 다른 합성물질을 첨가하는 경우가 흔한데 이런 보조제를 먹고 건강이 악화되어 병원에 입원하는 환자들을 종종 볼 수 있다. 이런 보조제는 임상 시험도 거치지 않았기 때문에 적정 투여량이 어느 정도인지도 평가되지 않은 매우 위험한 약물이다. 건강 보조제란 이유로 국가의 관리가 느슨한 헛

점을 노려 악덕 제조업자들이 활개를 치는 것이 현실이다. 그런 악덕 제조업자들을 단속해도 다른 곳에서 새로운 악덕 제조업자들이 생겨나니 근절이 어렵다. 그런고로 제조업체가 불분명한 건강 보조제는 멀리하는 것이 현명한 처사라 할 수 있다.

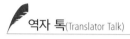

역자 톡(Translator Talk)

발기를 강화하거나 발기부전을 치료하는 방법은 유사이래로 인류의 크나큰 관심사항이었다. 남녀 간의 성(sex)은 남녀에게 서로의 따뜻한 사랑을 확인하는 행위이며 인류에게는 새로운 생명을 잉태하게 하는 고귀한 행위이다. 인간의 삶 속에서 성은 매우 중요했기에, 과거 이집트 피라미드나 그리스 벽화에 성에 관한 사실이 많이 나타나 있다. 발기부전으로 고통받은 환자들도 매우 많았으며 프랑스 루이 16세도 발기부전으로 고통받았다는 루머도 있다.

발기부전에 대해 다양한 치료가 시도되었지만 1998년 비아그라가 미국 FDA에 승인될 때까지 객관적으로 유용한 발기부전 치료제가 존재하지 않았다. 과거 로마인들은 발기를 강화시키기 위해 늑대나 양의 성기를 약제로 달여먹었는데 이는 과거 전세계 모든 사람들에게 유행했던 일이었다. 1889년 남성호르몬인 테스토스테론(testosterone)이 발기와 관련 있다는 사실이 밝혀졌다. 그 이후 발기를 위해 테스토스테론을 주사하거나 고환 조직을 체내에 이식하는 치료법이 개발되었으나 큰 효과를 보지 못했다. 그래서 등장한 것이 인공구조물을 성기에 이식하는 것이었는데 그 역사는 1936년부터 시작되었다.

1998년 화이자가 비아그라를 전세계에 출시했을 때 반향은 대단했다. 발기부전으로 인해 성관계를 할 수 없었던 수많은 부부들에게 비아그라는 커다란 행복을 가져다주었다. 비아그라의 성분인 실데나필(sildenafil)은 성기 내에 cGMP (cyclinc guanosine monophosphate)를 높게 유지시켜 발기가 지속되게 한다.

인간에게 성욕이 발생하면 성적 흥분이 발생하면서 신경세포와 혈관세포에서 질소

산화물(NO, nitric oxide)의 생성이 증가하게 된다. 질소산화물이 세포내 cGMP생성을 촉진하게 되는데 cGMP가 결국 세포내 칼슘 농도를 낮추어 세포 자체가 늘어지게(relax) 한다. 이로 인해 혈관도 늘어져서 확장하게 되는데 결국 성기에 혈류가 증가하게 되어 발기가 일어나게 된다. 비아그라는 세포내 생성된 cGMP를 제거하는 효소를 방해해서 세포내 cGMP의 농도가 높은 상태로 지속되게 해서 발기가 지속되게 한다.

비아그라의 경우 반감기가 약 4시간이다. 즉, 약을 복용한 후 4시간 정도가 지나면 체내 투여된 약의 절반 정도가 제거됨으로 약효가 많이 감소하게 된다. 타달라필(tadalafil)을 주성분으로 하는 시알리스는 반감기가 약 18시간이라 약효가 오래 지속된다. 이렇게 오래 체내에 남아 있는 약물은 약물 농도 축적의 위험이 있기 때문에 항상 조심해서 사용해야 한다. 이 두 가지 약물 모두 간에서 대사되어 제거됨으로 간 기능이 손상된 사람은 약의 용량을 매우 줄여서 복용하든지 아니면 복용을 하지 않는 것이 좋다.

이야기 속 칼은 다량의 실데나필을 복용한 상태였다. 실데나필을 과다복용하면 전신 혈관이 모두 확장되어 심각한 저혈압 상태가 되고 결국 심장마비로 사망에 이르게 된다. 게다가 환자는 고혈압과 동맥경화증을 앓고 있었기 때문에 갑자기 발생한 저혈압에 혈관이 효과적으로 대응할 수 있는 상태가 아니었다. 왜냐하면 고혈압과 동맥경화증을 앓으면 혈관이 전반적으로 딱딱해져서 탄력이 사라지기 때문이다.

죽음을
부르는
독버섯

메이는 두 명의 아들과 다섯 명의 손자를 둔 포근한 인상의 64세 할머니였다. 그녀는 대만 사람이었는데 작은 아들 장이 미국으로 이민을 가는 바람에 가끔 미국을 방문했다. 남편은 대만에서 전자부품회사를 운영했기 때문에 그녀는 남부럽지 않은 삶을 살았고 큰 아들 내외와 함께 사는 복을 누렸다. 그렇지만 남편이 3년 전에 심근경색으로 사망하자 그녀의 일상도 조금씩 변화가 있게 되었다. 큰 아들이 아버지의 사업체를 물려받아 어머니를 잘 모셨지만 그녀는 외로움을 자주 느꼈다. 그녀는 덥고 습한 기온의 대만 날씨가 갑자기 싫어졌다. 그리고 작은 아들이 거주하고 있는 샌프란시스코가 자주 생각났다. 둘째 아들이 살고 있는 버클리는 아름다운 샌프란시스코 베이를 사이에 두고 샌프란시스코와 마주하고 있는 아늑한 도시였다. 이 도시는 여름에도 평균 기온이 24℃를 넘지 않고 습하지 않았다. 또한 겨울에도 영하의 기온으로 내려가지 않고 8℃ 정도로 유지되는 상쾌한 지역으로 노년의 인구도 많았다.

둘째 아들은 버클리에서도 부촌으로 뽑히는 지역에 정원이 딸린 넓은 저택을 소유하고 있었다. 큰 아들은 어머니의 마음을 알아차리고는 어머니를 모시고 버클리로 갔다.

작은 아들 장은 스탠포드대학 출신으로 팔로 알토에서 조그만 게임 소프트웨어를 개발하는 회사를 운영했다. 매출도 견고해서 그는 백만장자였다. 메이 할머니를 본 장의 쌍둥이 두 아들은 기뻐서 달려나와 할머니를 부둥켜안았다. 초등학교 2학년인 두 손자는 할머니가 마냥 좋기만 했다. 메이 또한 귀여운 손자를 보니 즐겁기만 했다. 둘째 아들은 방이 다섯 개나 딸린 저택을 가지고 있었기 때문에 그녀가 아들의 집에서 머무는데 큰 불편이 없었다. 둘째 아들은 내심 자라나는 아이들이 할머니의 사랑을 받고 자라는 것이 아이들을 위해서 훨씬 좋다는 생각이었다. 둘째 아들의 아내 슈아도 시어머님이 싫지는 않았다. 남편과 결혼하면서 대만에서 이민해왔기 때문에 혈족이 그리웠던 것이다.

메이는 버섯을 좋아했다. 며느리 슈아는 시어머니를 위해 버섯을 사서 직접 요리를 자주 했다. 메이는 작은 아들 집에서 생활하는 것이 즐거웠다. 학교에서 돌아온 두 손주를 보는 것도 행복했고 집 앞에 펼쳐진 샌프란시스코 베이를 바라보고 있는 것도 행복했다. 집 앞 공원을 산책하는 것도 그녀의 큰 즐거움 중 하나였다. 공원 여기저기 하늘 높이 솟아 있는 참나무를 볼 때마다 가슴이 뻥 뚫리는 해방감을 느꼈다. 그녀는 매일 공원을 산책하였는데 하루는 거대한 참나무 밑둥에 자생하는 버섯을 볼 수 있었다.

'풀버섯이네. 탐스럽구나… 저것을 따다가 요리를 하면 맛있는데…'

그녀는 질 좋은 식용버섯이 공원에 널려 있는 것을 보고 미국의 풍요로움에 놀랐다. 그녀가 발견한 버섯은 풀버섯(Volvariella volvacea)으로 대만 사람들이 높은 가격에 사서 즐겨먹는 것이었는데 식감이 매우 쫄깃했다. 이런 버섯이 공원 여기저기에 채취되지 않고 있다는 사실이 놀라울 뿐이었다. 그녀는 그 버섯을 볼 때마다 아들 내외와 손자들이 생각났다. 그녀는 이 버섯을 따다가 작은 아들 가족에게 맛있는 버섯탕면을 해주고 싶었다.

메이가 작은 아들 집에 머문지 2개월이 지났을 때 작은 아들 부부는 거래처 회사가 주관하는 만찬에 참여하게 되었다. 부부는 만찬 장소인 팔로알토에 늦지 않기 위해 일찍 집을 떠났다. 메이는 며느리가 아이들의 저녁 식사를 부탁하자 손자들에게 맛있는 버섯탕면을 해주고 싶었다. 그녀는 손자들을 데리고 공원으로 가서 풀버섯을 보여주고 그 버섯을 함께 땄다. 그리고 마켓에 들려 육수용 닭고기와 뼈를 사고 밀가루를 구매했다. 그녀는 손주들을 데리고 부엌으로 가서 직접 밀가루로 면을 만들고 버섯탕면용 육수를 고아냈다. 손으로 버섯을 먹기 좋게 찢어낸 후 면과 함께 버섯탕면을 만들었다.

"팡, 넬슨, 이리 온, 할머니가 맛있는 버섯탕면을 했단다." 메이는 기분 좋은 목소리로 거실에서 비디오게임을 하고 있던 손자들을 불렀다.

"와, 할머니 냄새가 좋아요." 아이들이 좋아하는 모습을 보니 메이는 너무 행복했다.

할머니와 두 손자는 맛있게 버섯탕면을 먹었다. 식사 후에 두 손자는 끝나지 않은 비디오게임을 하기 위해 거실로 향했다. 할머니도 설거지를 한 후 거실 TV 앞에 앉았다. 식사를 한 지 네 시간 정도가 지나자 두 손자가 복통을 호소하기 시작했다. 당황한 메이는 즉시 아들에게 전화를 걸었다.

"장, 팡과 넬슨이 배가 아프다고 울고 있어. 너가 빨리 와봐야 할 것 같다. 나도 좀 배가 아파." 어머니의 전화 소리를 들은 장은 너무 놀라서 만찬 주최자에게 사과의 말을 하고 바로 집을 향해 출발했다.

부부는 집 앞에 도착하자마자 차를 급히 주차하고 집안으로 뛰어들어갔다. 아이들은 침대에 누워 배를 움켜쥐며 아프다고 울고 있었다. 침대 옆에는 어머니 메이가 주저 앉아 고통을 참고 있었다. 장은 상황이 심상치 않음을 느끼고 바로 911로 전화를 걸었다.

"어머니, 무슨 일이 있었던 겁니까?" 장은 고통을 참고 있는 어머니를 향해 급히 물었다.

"장, 나도 모르겠다. 그저 공원에 자생하고 있던 풀버섯을 따다가 아이들에게 버섯탕면을 해준 것 말고는 특별한 일이 없었어." 어머니의 말을 듣고 장은 즉시 부엌으로 달려갔다. 그리고 요리되지 않고 남아 있던 버섯을 확인했다.

곧 구급차가 와서 세 사람을 샌프란시스코 종합병원으로 싣고 갔다. 아들 내외는 구급차를 따라 갔는데 장의 호주머니에는 어머니가 따가지고 온 버섯이 담겨 있었다.

응급실에 도착한 장은 응급실 당직의사에게 자신의 아들과 어머니가 독버섯을 먹은 것 같다고 이야기하며 버섯을 보여주었다.

"음, 독버섯 중독을 배제할 수는 없습니다. 만약 환자들이 독버섯을 먹었다면 사망할 수도 있습니다. 응급을 요하므로 바로 위세척을 실시하고 활성탄(activated charcoal, 식용 숯가루)을 복용시키겠습니다." 당직의사는 장에게 이야기하고 급히 간호사에게 처방을 내렸다. 그리고 즉시 독버섯 중독 치료 전문가인 닥터 골드만을 불렀다. 30분도 안되어 집에서 쉬고 있던 닥터 골드만이 응급실로 들어왔다. 닥터 골드만은 독버섯이나 비소, 메탄올 등 독극물 중독의 치료 전문가였다. 환자들은 즉시 중환자실로 옮겨졌고, 닥터 골드만은 나에게 전화를 걸어 아마톡신(amatoxin) 검사를 부탁했다. 닥터 골드만은 보호자 대기실에서 초조하게 기다리는 장 내외에게 다가가 환자 상태의 위중함을 설명했다.

"어머님과 두 아들은 독버섯을 먹은 것 같습니다. 그런데 독버섯을 먹은지 4시간 정도에 복통을 호소했더군요. 이 경우는 매우 독성이 강한 독버섯을 먹었다는 것을 말합니다. 독성이 약한 독버섯들은 일반적으로 복용 후 1~2시간 이내에 증상이 나타납니다. 메스껍고 구역질이 나며 설사를 동반하는 경우도 있습니다. 물론 복통도 있습니다. 증상이 빨리 나타나죠. 단지 위를 세척하고 활성탄을 투여하는 정도로 대부분 완치됩니다. 그러나 어머님과 두 아들은 복용 후 4시간 정도에 증상이 나타나서 점점 복통이 커지고 있습니다. 이런 증상은 광대버섯(Amanita mushroom)을 먹었을 때 나타납니다. 이 버섯에 함유된 아마톡신(amatoxin)에 의한 독성 때문인데, 치사율이 50%에 이릅니다. 버섯을 복용한지 4시간 이상 지났기 때문에 많은 독소가 이미 체내에 흡수된 상태입니다. 그래서 위세척이나 활성탄 투여 효과가 많이 떨어집니다. 보통 이런 독버섯을 복용하게 되면 며칠 뒤 간손상이 매우 심해져서 간부전(liver failure)으로 사망하게 됩니다. 그렇지만 다행히 이 독소에 대한 해독제가 존재합니다. 우리는 먼저 환자들이 먹은 버섯이 광대버섯인지 확인해야 합니다. 환자들이 악화되지 않도록 최선을 다하고 있으니 기다려주시기 바랍니다." 닥터 골드만은 인내심을 가지고 장 부부에게 친절히 설명해주었다. 골드만의 설명을 듣던 와중에 아이들이 사망할 가능성이 높다는 소리를 들은 슈아는 너무 놀라 세상이 무너지는 것 같았다.

나는 닥터 골드만의 전화를 받고 아마톡신 검사를 시행하기 위해 병원 검사실로 나왔다. 나는 장이 가지고 온 버섯을 건네받은 후 신문지 위에서 버섯을 쥐어짰다. 신문지 위에 버섯즙이 한 방울 떨어지자 그 위에 염산(hydrochloric acid) 한 방울을 떨어뜨렸다. 신문지의 색깔이 파란색으로 변했다. 신문지에 존재하는 펄프 목재의 리그닌(lignin) 성분이 염산의 도움을 받아서 아마톡신과 반응해서 파란색 색깔을 발한 것이었다. 아마톡신 양성 반응이었다. 두 아이의 할머니가 독버섯인 광대버섯을 요리해서 손주들에게 먹인 것이었다. 나는 그 사실을 곧바로 닥터 골드만에게 알려주었다.

"장, 당신의 아이들과 어머니는 독버섯인 광대버섯을 복용했습니다. 매우 치명적인데 현재 환자들의 간수치가 점점 증가하고 있는 것으로 봐서 간의 파괴가 시작되고 있습니다. 그런데 이것이 멈추지 않고 간 파괴가 점점 광범위하게 일어나면 결국 환자는 사망하게 됩니다. 치료는 오직 응급 간이식 밖에 없습니다. 그러나 제때 이식할 간을 구한다는 것이 매우 어렵습니다. 다행히 아마톡신의 경우 해독제가 존재합니다." 닥터 골드만이 차분히 장과 슈아에게 설명해주었다.

"우리 어머님은 버섯 애호가이자 요리가라서 독버섯을 모를 리가 없었을텐데 어떻게 독버섯을 먹었을까요?" 장이 이해할 수 없다는 듯이 괴로워하며 닥터 골드만에게 물어보았다.

"광대버섯은 주로 아메리카대륙에 자생합니다. 아시아에서는 잘 자라지 않습니다. 아시아에서 식용으로 많이 사용되는 풀버섯과 비슷해서 아마 어머님이 풀버섯으로 오인했을 것입니다." 닥터 골드만이 안타까운 눈빛으로 대답해주었다.

"보호자분께서 아셔야할 것이 해독제가 이 나라에는 없고 이탈리아에 있다는 것입니다. FDA에서 사용 허가가 나오지 않았기 때문에 미국에 수입된 것이 없습니다. 유럽의 경우 우리나라보다 독버섯 중독 환자가 많습니다. 그래서 여러 가지 치료법이 개발되고 있는데 그 중 하나가 큰엉겅퀴(milk thistle) 수액을 복용하는 것입니다. 큰엉겅퀴는 지중해 지역에서 자생하는 식물인데 수액이 우유빛깔입니다. 민간요법으로 사용되었던 것인지라 아직 FDA의 사용 허가가 나오지 않았습니다. 실제 연구 보고에 따르면 이 수액이 광대버섯 중독에 효과적인 것으로 나타났습니다. 장, 나는 이 수액을 두 아들과 어머니에게 투여하고자 합니다." 닥터 골드만이 진지하게 설명했다.

"선생님, 감사합니다." 장과 슈아는 억장이 무너지는 마음이었다가 해독제가 있다는 말에 기뻐하며 감사를 표했다.

"저는 이탈리아에 있는 지인에게 부탁하여 큰엉겅퀴 수액을 응급으로 공수해올 예정입니다. 물론 그 전에 FDA에 전화를 걸어 이에 대한 승인을 요청할 생각입니다. 만약 FDA의 승인이 떨어지면 로마에서 샌프란시스코로 출발할 비행기에 해독제를 실을 수 있고 내일 오전에는 그 수액을 받아 환자들에게 투여할 수 있을 것입니다." 닥터 골드만의 친절한 설명을 들은 장과 슈아는 기쁨의 눈물을 흘렸다. 다행히 닥터 골드만은 FDA 담당자를 설득할 수 있었다.

다음날 오전에 공항에서 대기하고 있던 중환자실 담당 레지던트가 해독제가 담긴 수화물을 받아서 급히 중환자실로 돌아왔다. 닥터 골드만이 포장을 뜯었을 때 그의 얼굴은 당황으로 물들었다. 포장에 들어 있는 해독제가 2인 분량이었던 것이다. 그는 분명히 3인 분량의 해독제를 요청했는데 실제로 보내져온 해독제는 2인 분량이었다. 그는 당황한 얼굴로 장과 슈아를 만나 상황을 설명했다. 설명을 들은 장과 슈아는 당황했다.

둘째 아들 장은 눈 앞이 깜깜했다. 바로 결정을 내려야했지만 말이 입에서 떨어지지 않았다.

"여보, 어머님이 독버섯을 아이들에게 먹인 것이라고요. 나는 두 아이 중 한 아이라도 죽는다면 더 이상 살고싶지 않아요." 슈아가 눈물을 흘리며 장에게 말했다.

"슈아, 어머님이야. 단 한 분뿐인 어머니라고." 당황한 목소리로 장이 말했다.

"골드만 박사님, 해독제를 더 들여올 수는 없나요?" 장이 기대어린 목소리로 닥터 골드만에게 물었다.

"바로 이탈리아 담당자에게 해독제를 더 보내달라고 요청하겠습니다. 그렇지만 이 해독제는 내일 새벽이 되어야 비행기로 이송되어옵니다. 문제는 두 아이와 할머니의 간 파괴가 점점 더 진행되었다는 것입니다. 환자들의 혈액 속에는 간손상으로 인해 혈중으로 유리된 아미노트랜스퍼라제(aminotransferase)가 점점 증가중에 있습니다. 더 파괴가 진행되기 전에 해독제를 투여해야 합니다. 더 늦으면 해독제도 소용이 없습니다." 닥터 골드만이 다급히 말했다. 골드만의 이야기를 들은 장은 자신이 선택의 갈림길에 놓였다는 사실을 이해했다.

"골드만 박사님, 아직 어머님이 의식이 남아 있다면 제가 중환자실로 들어가서 어머님을 뵙고 상황 설명을 드리고 싶습니다." 장이 침울하게 부탁했다. 닥터 골드만은 장이 중환자실에 들어가서 환자를 면담할 수 있도록 해주었다. 장은 초점 없는 눈으로 맥없이 누워있는 자신의 어머니를 보고 눈물을 흘렸다.

"어머니, 저를 알아보시겠어요? 장입니다." 장은 메이를 바라보며 조용히 그녀를 불렀다.

"장, 미안하구나. 아마 내가 독버섯을 아이들에게 먹인 것 같다. 미안하구나." 메이가 장을 보며 힘겹게 말했다.

"어머니, 그런 말씀 마세요. 어머님이 잘모르셔서 그런 것인데요. 너무 자책하지 마세요." 장은 눈물을 흘리며 위로했다.

"어머니, 이탈리아에서 독버섯 해독제를 구해왔어요. 그런데 해독제가 많지 않아서 2인 분량 밖에 없습니다. 팡과 넬슨, 어머님 중에 한 명은 해독제를 투여받을 수 없어요. 그러면 죽게 될 확률이 높습니다. 어머님, 어떻게 해야 할까요?" 장은 흐느끼며 어머니에게 물었다.

"장, 미안하구나. 나 때문에 이런 일이 벌어져서 미안하구나. 장, 해독제는 두 아이들에게 투여하는 것이 좋겠다. 나는 이미 이 세상을 많이 살았으니 더 이상 원이 없단다. 모든 것은 나의 잘못으로 일어났으니, 설사 나의 잘못이 아니더라도 두 아이가 사는 것이 나는 더 좋아. 장, 나는 괜찮단다." 메이는 장을 따뜻이 바라보며 이야기했다.

어머니의 말을 들은 장은 눈물을 흘릴 수밖에 없었다. 중환자실에서 나온 장은 대만에 있는 형에게 전화를 걸었다. 자초지정을 들은 형은 모든 것을 이해해주었다. 장은 조금 갈등하다가 닥터 골드만에게 두 아이에게 먼저 해독제를 투여해줄 것을 요청했다.

해독제를 투여받은 두 아이들은 더 이상 간파괴가 진행되지 않고 안정되기 시작했다. 그러나 해독제를 투여받지 못한 할머니는 간파괴가 급격히 진행하게 되었다. 다음날 새벽 해독제가 공항에 도착해서 급히 그녀에게 투여되었지만 파괴된 간세포를 되돌릴 수는 없었다. 그녀의 간은 대부분 파괴되었고 며칠 뒤 사망하였다. 메이의 시신은 비행기로 수송되어 대만으로 보내졌다. 그녀는 남편의 무덤 옆에 묻혔다. 두 아이는 2주 후에 건강한 모습으로 퇴원할 수 있었다. 두 아이의 건강한 모습을 본 장과 슈아는 기쁜 마음과 함께 죄책감도 느꼈다.

2010년 캘리포니아주 독극물중독관리센터 통계 자료에 따르면, 캘리포니아 중부 지역에서 독버섯 중독된 환자는 358명이었는데 이중 1명이 사망하였고 16명은 심각한 간기능 손상을 경험했다. 이들 중 5명은 간 이식이 필요할 정도로 간부전 상태에 도달했다. 사망자를 비롯한 심각한 간 손상을 경험한 환자들은 대부분 아마톡신에 의해 발생한 것으로 추정되었다. 그러나 광대버섯 중독에 대한 해독제가 미국에서는 전무한 실정이라 임상의들도 효과적인 치료를 하지 못하고 있는 것이 현실이다. 현재 한 곳의 제약회사가 독버섯 중독의 해독제로서 큰엉겅퀴 수액의 임상적 유용성에 대해 임상시험을 진행 중에 있다. 전국에서 아마톡신 독버섯 중독이 산발적으로 일어나고 있으므로 이런 환자들에 대해 임상적 시험을 실시해서 그 효과가 객관적으로 드러난다면 FDA의 시판 허가가 승인될 것으로 판단된다.

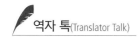
역자 톡(Translator Talk)

독버섯을 먹고 사망한 경우의 대부분은 아마톡신을 함유한 독버섯을 먹은 것이다. 아마톡신은 열에 강한 독소로 요리를 해도 파괴되지 않는다. 일단 위장을 통해 혈액에 유입되면 전신 각 세포의 핵(nucleus)에 작용해서 핵 기능을 억제한다. 신체 각 세포는 항상 일정한 속도로 각 세포가 필요한 단백질을 만들어 세포 형태를 유지하고 세포내 일어나는 대사활동에 사용하게 되는데 핵 기능이 억제되면 이런 단백질의 생성이 불가능해진다. 결국 세포의 기능이 억제되고 세포 형태가 허물어지면서 세포가 괴사되게 된다. 아마톡신은 특히 간을 심각하게 파괴시키는데 복용 후 24시간 정도가 지나면 본격적인 세포 파괴가 일어나게 된다.

만약 독버섯을 복용한지 2시간 이내이면 활성탄(activated charcoal, 식용 숯가루)을 복용시켜서 위장에 남아 있는 독버섯이 혈액으로 흡수되지 못하도록 처치한다. 큰엉겅퀴 수액을 줄 수도 있는데 이 속에 포함된 실리마린(silymarin)이 간세포에 작용해서 아마톡신이 간세포내로 유입되는 것을 차단하는 작용을 하게 된다. 그렇게 해서 간세포의 기능이 완전히 억제되는 것을 막아 간세포가 생존할 수 있도록 한다.

역자도 병원에 있으면서 가끔 독버섯을 먹고 의식불명으로 입원하는 환자를 봤다. 이런 환자들은 대부분 간손상이 심각한 상태였으며, 가끔 골수(bone marrow) 세포들이 광범위하게 괴사가 일어나서 회복 불가능한 경우도 있었다.

근육
매니아의
죽음

키 작고 마른 체형의 중학생 지미는 마음씨까지 여려 같은 또래 불량배들에게 괴롭힘의 대상이 되곤 했다. 그럴 때마다 어머니가 학교에 방문해서 항의 했지만 괴롭힘을 받은 증거가 없었기 때문에 불량 배들을 처벌할 수 없었다. 대신 어머니가 학교에 방문할 때마다 지미는 불량배들의 보복을 받곤 했다. 지미는 불량배들의 폭행에 대해 어떻게 대처해야 할지 알 수 없었다. 믿었던 어머니도 도움이 되지 않았던 것이었다.

미해군 퇴역군인이었던 아버지 제롬은 지미가 스스로 이겨내기를 바랐다. 지미가 얼굴에 멍이 들어 집에 나타날 때에도 시간을 갖고 지켜보았다. 그저 지미의 전신을 이곳저곳 살피며 폭행이 어느 정도 일어났는지 확인할 뿐이었다.

"지미, 이 세상은 홀로 살아가는 것이란다. 지금은 네가 어리니까 엄마와 아빠가 너를 보호해주지만 나중에 커서 엄마와 아빠가 없을 때 누군가 너를 괴롭히면 어떻게 되겠니? 아빠는 네가 지금 당하는 일을 스스로 이겨내길 바란다. 그래야 나중에 더 큰 일을 당했을 때 스스로 잘 헤쳐나갈 수 있기 때문이야." 아버지 제롬은 지미를 따뜻하게 바라보며 말했다. 아버지의 말을 들은 지미는 처음에는 이해를 하지 못했다. 자기처럼 약한 아이가 어떻게 덩치 좋은 불량배들을 극복할 수 있는지 방법을 알지 못했기 때문이었다. 그렇지만 두 번 듣고 세 번째 듣는 순간 아버지가 자신에게 무엇을 요구하는지 조금 알 수 있었다.

"아버지, 제가 무엇을 해야 할까요?" 얼굴에 멍이 들어 있던 지미가 진지하게 물었다.

"지미, 네가 불량배들에게 폭행을 당하는 것은 약하기 때문이란다. 이런 아이들은 하이에나 같아서 강한 아이들에겐 꿈쩍 못하면서 약한 아이들만 괴롭히지. 네가 강해지면 이런 불량배들은 아무 문제도 되지 않을꺼야. 아빠를 보렴. 너도 아빠처럼 강한 몸을 가질 수 있어. 아빠와 같이 조깅도 하고 아령도 들어보지 않을래?" 아버지가 기쁜 목소리로 대답했다. 그날부터 제롬은 지미를 위해 시간을 따로 내어 하루에 30분씩 조깅을 함께 하였다. 그리고 지미에게 아령을 드는 방법도 지도해주었다. 운동을 싫어해서 중학생이 될 때까지 야외할동을 거의 하지 않았던 지미였지만 좋아하는 여학생 앞에서 불량배들에게 폭행을 당하는 모습은 참기 힘든 부끄러움이었다.

지미는 조깅과 아령이 힘들었지만 묵묵히 인내하였다. 운동을 시작하고 한 달이 지났을 때에도 지미의 신체에 커다란 변화는 보이지 않았다. 그러나 지미는 실망하지 않고 아버지를 따라 계속 운동했다. 운동의 효과는 3개월째에 나타났다. 매일 달리기를 하자 척추가 바로서고 허벅지가 굵어지기 시작했다. 아령을 들면서 팔뚝이 두꺼워졌으며, 눈동자에 힘이 실리기 시작했다. 아빠와 운동한 지 3개월만에 지미의 분위기가 변했다. 분위기가 변하자 불량배들도 지미를 폭행하기가 어려워졌다. 지미는 자신의 변화가 야기한 불량배들의 변화를 보면서 운동에 대한 가치를 깨닫기 시작했다.

고등학생이 되자 지미의 몸은 몰라보게 변화되어 있었다. 하체는 탄탄했고 가슴은 떡 벌어져 있어서 보기가 좋았다. 왜소해서 불량배들에게 폭행을 당했던 2년 전 지미가 아니었다. 그는 학교 수업 시간 이외에는 항상 학교 체육관에서 평행봉과 턱걸이, 역기, 덤벨, 웨이트 머신 등을 하며 시간을 보냈다. 그는 체육관 친구들이 먹는 근육 보충제에도 관심이 많았다. 용돈이 생기면 그는 영양제를 파는 가게에 들려 근육생성에 도움이 되는 분지쇄아미노산(branched-chain amino acids, BCAA) 영양제를 자주 사서 섭취했다. BCAA는 인간의 신체에 존재하는 20가지 아미노산 중 루이신(leucine)과 이소루이신(isoleucine), 발린(valine) 등 3가지 아미노산을 지칭하는 것으로 단백질 합성을 촉지하는 역할을 해서 근육 매니아들이 자주 먹는 보충제였다. 그는 고등학교 2학년이 되자 학교에서 다섯 손가락 안에 드는 건장한 체격을 가진 청소년이 되었다. 그는 더 이상 겁쟁이가 아니었다. 모든 남학생들이 부러워하는 몸을 가지게 되어 은근히 그 기분을 즐기게 되었다. 지미는 졸업이 가까워졌을 때 대학이 아닌 해군을 지원하기로 결정했다. 대학에 가기를 바랬던 어머니는 실망했지만 해군 출신이었던 아버지는 아들의 결정이 반갑기만 했다.

지미는 졸업 후 샌디에고에 있는 해군학교에 입교하여 6개월간 신병 훈련을 받았다. 신병 훈련은 매우 엄격한 체력 훈련으로 이루어졌는데 15km 행군과 5km 달리기, 윗몸 일으키기, 푸시업, PT체조 등을 매일 실시했다. 이미 중고등학교 시절 5년 동안 이와 비슷한 체력 훈련을 해왔던 지미는 별 어려움 없이 신병 훈련을 받을 수 있었다. 문제는 선원으로서 배워야할 항해에 관한 지식이었다. 공부에 별 흥미가 없었던 지미는 이런 학습 시간이 너무 힘들었다. 다행히 주변 동료의 도움으로 신병 훈련을 무사히 마칠 수 있었다. 지미는 샌디에고에 정박 중인 항공모함에 배치되었다. 6개월 뒤 지미가 배치된 항공모함은 이라크에 주둔 중인 미군을 지원하기 위해 곧 중동지역으로 이동하였다.

지미의 일상은 매우 단순했다. 신병으로서 해야할 일을 끝마치면 더 이상 해야할 일도 없었다. 선상으로 나오면 사방이 바다였고, 그가 할 수 있는 일이라곤 체력단련실에서 역기를 드는 것 이외에는 특별히 없었다. 항공모함의 체력단련실에는 수많은 근육 마니아들로 북적거렸다. 지미의 체격도 매우 매력적이었기 때문에 지미는 체력단련실에서도 부러움의 대상이었다. 지미는 즐겁게 체력 단련을 했고 동료들과 잡담을 하며 시간을 보냈다. 근무가 끝난 후 할 것이라고 체력 단련 밖에 없었기 때문에 지미는 하루 종일 체력단련실에서 살았다. 지미보다 더 오래 체력단련실을 이용하는 해군은 없었다.

지미가 체력단련실에서 운동을 하던 어느날 지미는 선배 병사가 100kg에 육박하는 역기를 쉽게 그리고 자주 드는 것을 보고 호기심을 느꼈다. 지미는 다가가서 비결이 무엇인지 물었다.

"지미, 옥시잭(Oxy Jack)이라는 영양보충제를 먹어봐! 끝내줘. 몸에 활력이 넘치고 운동을 오래할 수 있어. 이거 매점에서 팔아." 그는 시원시원하게 대답해주었다. 그의 말을 들은 지미는 옥시잭에 큰 흥미를 느꼈다.

"이거 혹시 마약 성분이 섞인 것 아니에요?" 지미가 궁금해하며 물었다.

"아니야. 마약 성분이 섞였다면 3개월에 한 번씩 시행하는 소변 마약 정기검사에서 양성 소견이 나왔겠지. 그런데 마약검사상 음성이야. 마약은 아니야. 무슨 활력제 같은 것이 섞인 것 같아. 이것을 먹으면 활력이 넘쳐." 그는 기분 좋게 이야기했다. 지미가 볼 때 선배는 무척 행복해보였다. 지미는 궁금해하며 매점에 가서 옥시잭을 샀다. 그리고 호기심에 한 알을 먹고서는 다시 체력단련실로 돌아왔다. 조금 있으니 전에는 느껴보지 못한 활력이 느껴졌다. 온몸에 힘이 넘쳐 흘렀고 지칠 것 같지가 않았다. 지미는 평소에 들던 역기 무게에 10kg

을 더 추가하여 역기를 들어보았다. 어렵지 않게 들렸다. 그리고 20번을 들었는데도 지치지 않았다. 지미는 기분이 너무 좋아서 그날 저녁 11시까지 체력단련실에서 운동을 하며 보냈다. 지미는 그 다음 날에도 옥시잭을 먹고 체력단련실에 갔다. 그는 먹을 때마다 슈퍼맨이 된 기분이었다. 그는 옥시잭 매니아가 되었다.

옥시잭을 사용한 지 3주 정도 되던 어느 날 아침 지미는 평소대로 아침 6시에 체력단련실에 들어갔다. 아무도 없는 체력단련실에서 지미는 옥시잭을 한 알 먹고는 운동을 준비했다. 10분 동안 줄넘기를 하고, 다시 10분 동안 런닝머신을 뛰었다. 그리고 윗몸 일으키기와 푸시업 그리고 덤벨을 들었다. 그 다음 벤치프레스에 누워 역기를 들어올렸다. 100kg부터 시작했다. 가볍게 들어올렸다. 조금씩 무게를 더해서 150kg을 들어올렸을 때 지미는 가슴에서 시작되어 왼팔로 뻗어가는 흉통을 느꼈다. 그 강도가 점점 쎄져 더 이상 역기를 들어올릴 수 없었다. 그는 일어나 앉아 가슴을 감싸쥐었다. 그러나 지미는 더 이상 스스로 앉아 있을 수 없었다. 그는 곧 의식을 잃고 그대로 체육관 바닥에 쓰러졌다. 함께 운동하던 병사가 그 모습을 보고 다가가 지미를 흔들어보다 바로 의무실로 전화를 걸었다. 그러나 받는 사람이 없었다. 그는 즉시 의무실로 향했다. 잠에 취해 있는 의무병과 군의관을 데리고 체력단련실에 돌아왔을 때 지미의 숨결과 맥박은 정지상태였다. 군의관은 즉시 심폐소생술을 지시하고는 체력단련실에 비치되어 있는 제세동기(defibrillator)를 준비했다. 군의관이 제세동기 사용을 준비하는 동안 의무병이 지미의 가슴을 30회 압박한 후 지미의 구강을 통해 2회 인공호흡을 실시했다. 제세동기가 준비되자 군의관은 즉시 150볼트의 전압으로 3회 심장에 충격을 가한 후 바로 다시 흉부압박과 인공호흡을 실시했다. 약 10분 동안에 걸친 심폐소생술에도 불구하고 지미의 맥박과 호흡은 돌아오지 않았다. 그는 사망한 것이다. 그의 나이 20살이었다.

지미의 시체는 항공 수송으로 미국에 보내졌고 해군 기지에서 부검이 실시되었다. 외형적으로는 어떤 외부적 타박상이 발견되지 않았다. 영양상태가 매우 좋은 모습이었고, 근육질의 근골격이었다. 그의 이마에는 넘어졌을 때 바닥에 부딪힌 흔적이 있었다. 그러나 부딪힌 이마에 멍이나 반상출혈(ecchymosis)은 보이지 않았다. 이는 사망자가 바닥에 넘어지기 전에 이미 심장이 정지되어 혈액 순환이 멈춰졌음을 암시한다. 사망자의 신체는 구조적으로 이상을 보이지 않았다. 사망자의 팔이나 다리에는 바늘 자국도 없었다. 머리부터 발끝까지 절개해서 내부 장기를 확인한 결과 심근경색 소견 이외에 다른 장기 이상은 발견되지 않았다. 심근경색이 일어난 부위는 심장의 좌측이었다. 그 부위는 회선관상동맥(circumflex coronary artery)이 혈액공급을 담당하는 부위였는데 사망자의 회선관상동맥이 약 80% 정도 막혀 있었다. 당시 사망자는 150kg의 역기를 들어올리고 있었기 때문에 순간적으로 다량의 혈액공급이 필요했고 이에 따라 심장이 급격히 수축과 이완을 반복했을 것이었다. 이런 상태에서 좁아져 있던 회선관상동맥 부위에 상대적으로 혈액 공급이 부족하여 심근경색이 발생했을 것이라 추론되었다. 지미의 사인은 심장마비였다.

건강했던 아들이 군대에 간지 2년도 못되어 시체로 돌아오자 아버지 제롬은 매우 비통했다. 그는 해군의 사인 발표를 믿기 어려웠다. 너무도 건강했던 아들이 심장마비라니 믿을 수가 없었다. 제롬은 캘리포니아주 독극물중독관리센터를 찾아와 아들의 사인에 어떤 독극물이 관여했는지 규명해주기를 요청했다. 나는 이곳 센터의 의학자문위원회에서 독극물 분석가로 활동 중이었기 때문에 지미의 사후 혈액과 소변에 어떤 독극물이 존재하는지 밝히는 임무를 맡게 되었다.

나는 먼저 지미의 심장마비가 자연발생적이었는지 아니면 독극물에 의한 발생이었는지 확인해야 했다. 나는 해군 의무실에 지미의 의료기록을 요청했다. 지미의 마지막 신체검사에서 혈액 검사상 총 콜레스테롤 수치는 155mg/dL, LDL 콜레스테롤 수치는 92mg/dL, HDL 콜레스테롤 수치는 65mg/dL으로 건강한 성인 남자가 보이는 수치였다. 당시 혈압도 116/82mmHg로 정상범위였다. 지미는 과체중도 아니었고, 당뇨병이나 고혈압에 걸린 적이 없었다. 가족 중에 심장마비로 사망한 사람도 없었다. 실제로 지미의 조부모님들이 80대로 여전히 캘리포니아주에서 거주 중이었다. 데이터를 근거로 실제로 지미에게 자연발생적으로 심근경색이 발생할 확률을 계산해보면 매우 낮았다. 결국 지미의 심근경색은 자연발생적으로 일어났다기보다는 무언가 외부적인 자극에 의해 발생했을 확률이 높다는 계산이 나온다.

일반적으로 심근경색은 심장에 혈액을 공급하는 혈관인 관상동맥 내부에 동맥경화반(atherosclerotic plaque)이 존재하는데 어떤 이유든지 이 동맥경화반 파열이 일어나고 파열된 덩어리가 떠밀려가다가 더 좁아진 부위에서 혈관 자체를 막아서 발생한다. 하지만 청소년의 경우는 관상동맥 내부에 동맥경화반이 거의 발생하지 않기 때문에 이들에게 심장마비가 발생하는 경우는 대부분 갑작스런 혈관경련(vasospasm)이 과도하게 일어났을 때이다. 과도한 혈관경련은 관상동맥이 선천적으로 좁은 청소년에게 심근경색을 야기할 수 있다. 내가 조사해보니 지미의 관상동맥은 정상적인 크기였고 동맥경화증도 없었다.

나는 혈관경련 등을 통해 심장 발작을 유발하는 코카인이나 암페타민(amphetamine)이 시체의 혈액과 소변에 존재하는지 면밀히 검토했다. 결국 내가 찾고자 하는 약물을 찾아낼 수 있었다. 보고서를 제출한 며칠 뒤 제롬 부부가 사무실로 찾아왔다.

"닥터 우, 지미가 죽은 이유를 찾아내셨다고 들었습니다. 설명해주시면 감사하겠습니다." 제롬이 비장한 표정으로 요청했다.

"제롬, 저는 사망자의 혈액에서 메스암페타민(methamphetamine)과 유사한 약물을 발견했습니다. 이 약물은 디메틸아밀라민(dimethylamylamine, DMAA)이라는 성분입니다. 원래는 코막힘 완화제로 사용되던 약물이었는데 2000년대 들어 에너지 영양보충제의 첨가물로 많이 이용되고 있습니다. 이 성분을 먹으면 힘이 쎄지고 인지력이 좋아지면서 운동을 좀 더 강력하게 할 수 있습니다. 그래서 보디빌더나 스포츠 선수들이 영양보충제로 먹는 경우가 흔합니다. 그런데 이 약에 부작용을 겪는 사람이 가끔 발생하고 있습니다. 지미처럼 혈관 수축이 발생하는 것입니다. 지미는 약 3주 전부터 옥시잭이라는 영양보충제를 섭취하고 있었습니다. 옥시잭에는 카페인과 DMAA가 함유되어 있었습니다. 안타깝게도 당신의 아들은 DMAA의 부작용으로 사망한 것으로 판단됩니다." 나는 차분히 설명해주었다. 하나밖에 없는 외아들을 잃은 부부의 표정은 슬픔으로 가득 찼다. 나는 그저 부부가 마음을 추스르도록 가만히 기다리는 것으로 안타까움을 대신할 수밖에 없었다.

지미 사건이 발생한 뒤 미 국방부는 2010년부터 미군기지에서 DMAA가 함유된 영양보충제를 판매하지 못하도록 조치했다. 그로부터 3년 뒤인 2013년 미국 FDA는 DMAA가 함유된 영양보충제 시판을 금지하였다.

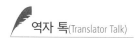

인간은 행복을 추구한다. 그리고 고통은 피하려고 한다. 행복을 느낄 때를 보면, 재미 있는 것을 보거나 할 때, 맛있는 것을 먹을 때, 이성과 교제할 때, 흥분제를 복용했을 때 등이다. 이런 경험들은 즐거운 느낌이거나 황홀한 느낌이다.

우리가 쉽게 황홀한 느낌을 경험하는 경우는 이성과 교제할 때이다. 사랑하는 이성과 교제할 때 느끼는 짜릿함이 바로 황홀감인데 이런 경험은 단지 상상으로도 찾아올 수 있다. 그러나 진정한 황홀은 진실한 사랑을 통한 이성교제에서 일어난다. 그렇지만 황홀은 쉽게 찾아오지 않는다. 왜냐하면 황홀은 서로 사랑할 때 찾아오는 감정이고, 사랑하기 위해서는 서로 간의 헌신이 필요하기 때문이다.

사랑은 상대에 대한 헌신과 노력이 필요한데 노력도 없이 황홀을 맛보고자 하는 이들이 마약에 빠지기 쉽다. 그러나 불행하게도 마약이나 흥분제는 인간의 뇌를 손상시키고 타인에게 위해를 가할 뿐만 아니라 자기의 몸을 망가뜨려 죽음으로 몰아넣는다. 마약은 하면 할수록 몸은 망가지고 황홀함이 줄어드는 독극물 중의 독극물이다.

다행스럽게도 인간은 이성교제와 맞먹는 훌륭한 황홀의 도구가 존재하는데 그것은 바로 운동이다. 운동을 하면서 육체적 쾌감 즉, 황홀을 느끼는 경우가 많은데 이는 엔돌핀(endorphin)의 분비 증가에 기인한다. 육체적 운동이 일정 상태를 넘어가면 체내 엔돌핀 분비가 증가하는데 엔돌핀은 마약인 모르핀과 같은 황홀을 맛보게 해준다. 모르핀은 합성물질로서 몸에 해로운 데 비해 엔돌핀은 몸에서 생성되는 천연물질로 몸을 건강하게 해주는 행복한 물질이다. 엔돌핀은 우리가 단순하게 조깅을 해도 얻을 수 있는 행복 물질이다. 이성교제처럼 상대에 대한 헌신이 필요한 것도 아니다. 스스로 시간을 내어 운동하면 그만이다. 단순한 행위로 황홀감을 얻을 수 있는 것이 운동이다. 그런고로 청소년들은 육체적 운동을 기피하면 안된다. 평생 행복을 얻을 수 있는 도구인 운동을 위해서도 일주일에 한 번이라도 운동을 하는 습관을 들이는 것이 좋다.

아이의
간식

스킵은 두 아이의 아버지이자 직원이 50명인 양조장을 운영하고 있는 사업가이다. 그는 33세라는 젊은 나이에 아버지가 운영하던 양조장을 물려받았다. 양조장은 1978년 할아버지에 의해 설립되었는데 그 당시 지미 카터 대통령은 가정에서 술을 제조해 시중에 판매할 수 있도록 법을 새로 제정했었다. 그로 인해 미국 내에는 수많은 소규모 양조장이 설립되었다. 할아버지가 양조장을 설립했을 때 스킵의 나이는 13세였다. 그는 할아버지와 아버지가 일하는 양조장에서 10대를 보냈다. 할아버지는 양조장을 설립하고 10년 후에 일선에서 물러났다. 몸이 좋지 않았던 아버지도 양조장을 맡은지 10년 만에 양조장을 스킵에게 물려주었다.

스킵은 20대 중반에 교회에서 만난 아름다운 여성 클라라와 결혼했다. 스킵이 아버지에게 양조장을 물려받았을 때 부부는 이미 자식이 둘 있는 상태였다. 젊은 야망가인 스킵은 양조장을 전국적인 주류회사로 키우기 위해 밤낮으로 노력했다. 미국 전역으로 출장을 가는 경우도 많았고 회사에서 밤을 새우는 경우도 종종 있었다. 스킵의 회사가 성장할수록 클라라의 마음은 점점 외로워져만 갔다. 그런 중에 클라라가 임신을 하게 되었다. 클라라는 이미 마흔살이었고 두 아이들은 벌써 14살과 12살인 상태였다. 평소와는 다르게 속이 거북하고 헛구역질이 나서 병원을 찾아가니 역시 임신이었다.

산부인과 의사 월리스는 클라라에게 노령임신의 위험성에 대해 경고했다.

"클라라, 노령임신할 경우에 아이가 장애를 가지고 태어날 확률이 높습니다. 산전검사를 철저히 해서 태아의 장애 여부를 보다 빨리 확인하는 것이 좋습니다. 그래야 임신을 지속할 것인지 아니면 낙태를 시행할 것인지 결정할 수 있습니다." 산부인과 의사가 조언했다.

클라라는 의사의 권고대로 정기적으로 방문하여 초음파검사와 혈액검사를 받으며 자신과 태아의 건강 상태를 체크했다. 임신 16주에는 혈액을 채취하여 기형아검사(triple markers test)를 받았다. 기형아검사는 산모의 혈액 속에 알파 페토프로테인(alpha fetoprotein)과 휴먼 코리오고나도트로핀(human choriogonadotropin (hCG)), 언컨쥬게이트 에스트리올(unconjugated estriol) 등 세 가지 성분을 측정해서 태아가 다운증후군이나 척수 등 신경관결손(neural tube defects), 에드워드증후군 등의 장애를 가지고 있는지 파악하는 검사이다. 불행하게도 클라라의 혈액검사 결과는 태아가 다운증후군일 확률이 매우 높다고 보여주었다. 산부인과 의사 윌리스는 클라라에게 태아의 염색체를 직접적으로 검사해야 확실한 결과를 알 수 있음을 말했다.

"클라라, 당신의 혈액검사를 보면 태아가 다운증후군을 가지고 있을 확률이 매우 높습니다. 그러나 이것은 단지 확률일 뿐임으로 보다 확실한 검사가 필요합니다. 양수천자를 해서 양수 속에 존재하는 태아의 염색체를 검사해보아야 합니다."

윌리스는 가느다란 주사침을 클라라의 복벽에 삽입했다. 그리고 초음파의 도움을 받으면서 태아에 손상을 주지 않고 양수를 20mL 채취했다. 염색체 검사 결과 태아는 남아였다. 그러나 불행하게도 태아는 염색체 21번이 비정상적으로 한 개 더 많았다. 태아는 다운증후군을 가지고 있었던 것이다. 며칠 있다가 찾아간 병원에서 클라라는 이런 사실을 알게 되었다.

"박사님, 어쩌면 좋죠?" 클라라는 떨리는 목소리로 물어보았다. 스킵은 회사일로 바빴기 때문에 그날도 홀로 병원에 온 클라라는 너무 걱정되었다.

"클라라, 당신의 아이는 다운증후군을 가지고 있습니다. 이런 장애를 가지고 태어난 아이들은 지능발달에 장애가 있습니다. 그리고 심장질환 등 크고 작은 질환을 가지고 태어날 가능성이 높습니다. 아마 평생을 아이의 양육에 헌신해야 할 것입니다." 윌리스가 말했다.

"치료할 방법은 있나요?"

"치료방법은 없습니다."

슬픈 얼굴로 한 동안 말이 없는 클라라를 윌리스가 위로했다.

"클라라, 다운증후군을 가지고 태어난 많은 아이들이 사회생활에 조금은 적응하면서 행복하게 살아가고 있습니다. 물론 다운증후군을 가지고 태어난 아이를 양육하는 것은 남은 평생 동안 헌신을 요구합니다. 그래서 부모에게 아이를 출산하라고 말할 수는 없습니다. 아직 임신 20주가 안되었기 때문에 낙태가 가능합니다."

클라라는 너무 혼란스러웠고 아이의 문제를 홀로 결정할 수는 없었다. 그녀는 집으로 돌아가서 남편에게 전화를 걸어 집으로 귀가하기를 요청했다. 스킵은 전화기 너머 들려오는 아내의 목소리가 너무 우울했기 때문에 속으로 놀라며 곧바로 차를 집으로 몰았다.

"스킵, 나 임신 18주인 것 알고 있죠? 오늘 산부인과에서 우리 아이가 다운증후군이라는 소리를 들었어요. 이런 아이들은 모두 정신지체아로 태어난다더군요. 너무 무서워요." 클라라가 말했다.

클라라의 말을 들은 스킵은 너무 당황스러웠다. 그는 회사일로 바빴고, 가정에 신경쓰지 않은지 오래 전이었다.

"클라라, 내 생각에는 태아를 유산시켰으면 좋겠어. 다운증후군 아이를 키우는 것은 매우 힘든 일이야. 나는 아이를 키울 자신이 없어." 스킵이 말했다.

"스킵, 전 아이를 낳고 싶어요. 아이의 심장 소리가 들려서 도저히 유산할 수가 없어요. 우리는 이 아이를 키울 재정적 여유가 있어요. 아이를 행복하게 해줄 수 있어요." 클라라는 뱃속에 있는 아이가 이미 태어난 아이같다고 생각했다. 아이 둘은 이미 성장해서 엄마보다는 친구들을 찾아 밖에 있는 시간이 많았고 텅빈 넓은 집에 클라라는 아이의 심장 소리를 느끼며 지금까지 행복해 했었던 것이다. 스킵은 클라라에 대한 사랑이 식었기 때문에 굳이 클라라의 일에 신경쓰고 싶지 않았다. 그는 클라라와 다투기 싫었다. 스킵은 더 이상 클라라의 마음을 돌리려고 하지 않았다.

스킵은 더욱 더 회사일에 몰입했고 집으로 귀가하는 것보다 출장을 가는 일이 잦았다. 출장에는 항상 개인비서였던 베티가 동행했다. 생기발랄한 20대후반의 베티는 회사의 보스인 스킵이 매우 매력적이라 생각했다. 그녀는 기회가 생길 때마다 자신의 보스를 향해 사랑스러운 눈초리를 보냈다. 다운증후군 아이를 출산하려는 아내만 생각하면 머리가 아팠던 스킵에게 아름다운 베티의 유혹은 참아내기 어려운 일이었다. 스킵은 출장을 핑계로 베티와 함께 여행을 떠나기 시작했다.

다섯 달이 지나 클라라는 다운증후군을 가진 아이를 출산했다. 그 아이의 이름은 윌로우였다. 윌로우는 엄마에겐 사랑스런 아이였다. 그렇지만 다운증후군의 영향으로 두 살이 되어서야 홀로 걸을 수 있었고 세 살이 되어서야 자기의 의사를 말로 조금씩 표현하기 시작했다. 클라라는 월로우를 데리고 커뮤니티에서 운영하는 다양한 어린이교실에 참가해서 월로우가 또래와 어울릴 수 있도록 했다. 그러나 월로우는 자기 또래의 아이들에게 전혀 관심을 보이지 않았고 새로이 보는 풍경이나 물건 등에도 전혀 관심을 보이지 않았다. 월로우는 또래 아이들과는 다르게 호기심이 없었다. 그저 엄마 말만을 잘 따르는 순한 아이였다. 13살 차이나는 둘째 형이 어린 월로우와 잘 놀아주었는데 형도 고등학생이 되자 더 이상 월로우에게 관심을 보이지 않았다. 월로우에게는 오직 엄마밖에 없었고, 클라라의 모든 시간은 월로우를 돌보는 데에 투자되었다. 그녀에게 월로우는 특별한 존재였다. 두 아들은 장성해서 대학을 다니기 위해 다른 도시로 떠났고, 남편은 더 이상 자신에게 말을 걸지 않았다. 그녀에게는 월로우가 모든 것이었다.

스킵은 월로우에게 온 신경을 쓰고 있는 아내를 보면서 마음이 더 차갑게 식었다. 집에 들어가도 그녀의 신경은 온통 월로우였다. 스킵은 점점 더 베티에게 빠져들었다. 만약 5년 전 어머니가 돌아가면서 남긴 유언이 아니었다면 벌써 클라라와 이혼했을지도 모른다. 어머니는 딸이 없었기 때문에 하나뿐인 며느리 클라라를 무척 사랑했다. 그녀는 스킵이 회사일에만 너무 몰두하는 것 같아 매우 불안했다. 그녀는 죽기 전에 아들을 불러 절대로 클라라와 이혼하지 말아달라고 부탁했던 것이다.

불륜의 시간이 길어지자 베티가 스킵에게 이혼할 것을 요구했다.

"베티, 난 죽어가는 어머니에게 약속을 했어. 절대 이혼하지 않겠다고. 당신이 계속 이혼을 요구한다면 어쩔 수 없이 헤어질 수밖에 없어." 단호한 스킵의 대답을 듣고는 베티도 한발 물러설 수밖에 없었다.

클라라의 일상은 매우 바빴다. 아침에 일어나자마자 월로우를 데리고 집근처에 산책을 나갔다가 집에 돌아온 후 목욕을 시켰다. 아침을 먹이고 지체장애아 어린이 교육기관에 데리고 가서 아이를 교육받게 했고, 오후에는 수영과 승마를 배우는 것을 지켜봤다. 그리고 저녁에는 월로우에게 동화책을 읽어주었다. 월로우 때문에 하루가 순식간에 지나갔다.

월로우가 8살이 되던 해 클라라는 자신의 오른쪽 유방에 딱딱한 이물질이 만져지는 것을 느꼈다. 병원에 찾아갔을 때 유방암은 이미 말기를 향하고 있었다. 암이 유방뿐만 아니라 간과 골반뼈에도 퍼져 있었다. 지난 8년 동안 월로우를 돌보느라 건강검진을 등한시했던 것이 유방암을 키운 원인이었다. 클라라는 즉시 유방절제술을 시행받고 항암제를 투여받았다. 세 차례에 걸친 항암제 투여로도 여러 장기에 전이된 암세포들을 제거할 수 없었다. 클라라는 점점 메말라갔다. 그녀는 죽기 직전에 손을 잡고 있는 남편에게 속마음을 이야기했다.

"여보, 윌로우를 버리지 않는다고 약속해줘요. 윌로우는 우리집을 벗어나면 살 수 없는 아이예요. 당신도 알다시피 당신만 옆에 있으면 윌로우는 행복한 아이예요. 여보, 약속해줄 수 있나요?" 클라라는 눈물을 흘리며 이야기했다. 죽어가는 클라라를 보며 스킵은 이루 말할 수 없는 죄책감에 시달렸다. 어머니에게 약속했던 말, 결혼하고 행복했던 시절들 그리고 몰래 베티와 불륜을 저지른 일들이 주마등처럼 지나쳤다.

"여보, 걱정 말아요. 윌로우는 꼭 내가 데리고 살게. 정신지체아 돌봄 특수시설에 보내지 않고 꼭 데리고 살게. 미안해." 그는 눈물을 흘리며 대답했다.

그녀는 옆에서 아무 표정 없이 앉아 있는 윌로우를 바라보며 슬픈 얼굴로 세상을 떠났다. 윌로우는 엄마가 자신의 곁을 떠났다는 것을 알지 못했다. 윌로우는 다음날이 되어서 엄마가 보이지 않아 이상한 생각이 들었다. 스킵은 집에 홀로 남겨진 윌로우를 위해 60대 보모를 고용했다. 그리고 될 수 있는대로 집에 귀가하려고 노력했다.

그러나 클라라에 대한 죄책감도 몇 달 가지 않았다. 스킵은 클라라가 죽은지 6개월이 지나 불륜관계였던 베티와 결혼했다. 베티는 꿈에 그리던 스킵의 집에 안주인의 자격으로 들어설 수 있게 된 것이었다. 새엄마를 마주한 윌로우는 무표정한 얼굴이었다. 물론 베티도 윌로우에게 어떤 감정도 가지고 있지 않았다. 그녀에게 윌로우는 옆집 아이였다. 결혼 후 6개월이 지나자 베티가 스킵에게 말했다.

"스킵, 윌로우는 특별한 관리가 필요해요. 지금처럼 집에 방치해두면 윌로우는 사회에 적응할 수가 없어요. 보세요. 윌로우가 상대하는 사람은 늙은 보모밖에 없잖아요. 윌로우에겐 친구가 필요해요. 정신지체아들을 교육시키며 양육하는 특수학교에 맡겨두는 것이 좋을 것 같아요."

베티의 말을 들은 스킵은 정색을 하며 말했다.

"베티, 당신의 말이 무슨 뜻인지 알아. 그러나 나는 죽은 아내에게 내가 꼭 데리고 있겠다고 약속을 했어. 나는 죽은 아내와의 약속을 져버리고 싶지 않아. 베티, 당신이 좀 더 윌로우에게 신경을 써주었으면 좋겠어." 스킵은 아내를 설득했다.

"알았어요. 내가 더 노력해볼게요. 그렇지만 무엇이 윌로우를 위하는지 당신도 생각해보세요." 베티가 대답했다.

베티는 남편이 집에 없을 때 윌로우에게 전혀 신경쓰지 않았다. 윌로우는 집에서 보모와 있을 뿐이었다. 그렇게 몇 달이 지나고 베티는 임신을 하게 되었다.

"스킵, 내가 찾은 특수학교를 보세요. 건물 밖 정원은 잔디밭이고 아이들이 뛰어놀고 있어요. 건물 내부에는 수영장도 있고 체육관도 있어요. 여기는 간호사도 상주하고 있나봐요. 스킵, 윌로우는 친구가 필요해요. 내가 집에 같이 있어도 전혀 웃는 얼굴을 보이지 않아요. 윌로우를 위해서라도 또래가 많은 특수학교에 보내는 것이 좋을 것 같아요." 어느날 배가 불러온 베티가 말했다.

"베티, 난 죽어가던 클라라에게 약속을 했어. 꼭 내가 윌로우를 잘 키우기로."

"스킵, 내가 무조건 윌로우를 그곳으로 보내자는 것은 아니에요. 아이를 한 번 데리고 가서 아이에게 이런 장소가 있다는 것을 보여주는 것이 좋다는 생각이에요. 당신도 생각해보세요. 아이가 평생 홀로 집안에서만 지낸다면 얼마나 불쌍할까요?" 베티는 스킵의 눈치를 보며 자신의 뜻을 관철시키기 위해 노력했다.

베티의 말이 일리 있다고 생각한 스킵은 베티가 보여준 다운증후군 아이와 자폐아 아이 교육 전문 특수학교인 에버그린스쿨에 찾아가 보기로 마음 먹었다. 스킵은 그날 저녁 인터넷 검색을 통해 에버그린스쿨에 대한 학부모들의 평가가 어떤지 확인해보았다. 많은 사람들이 에버그린스쿨을 호의적으로 평가하는 것을 보고 스킵은 안심했다. '매우 청결하다' '정원이 잘 관리되고 있다' '아이들이 뛰어놀 수 있는 공간이 넓다' '음식이 맛있다' 등의 리뷰를 볼 수 있었고 무엇보다도 직원들이 아이들을 너무 사랑한다는 리뷰가 스킵의 마음을 움직였다. 부부는 상담 예약을 하고는 함께 에버그린스쿨로 향했다.

"환영합니다." 학교의 교장인 해밀턴 여사가 스킵 내외와 윌로우를 친절하게 맞았다. 학교는 인터넷 홈페이지에서 본 것처럼 넓고 깨끗했으며 쾌적했다. 부부는 해밀턴 여사에게 이것저것 물어보았다. 그리고 함께 학교내 구내식당에서 식사를 했다. 많은 사람이 이야기했던 것처럼 음식의 질이 좋았다. 아이들은 밝은 얼굴로 웃으며 식사했고 중간중간에 웃음소리도 들렸다. 식사 후 식당에서 제공되는 커피를 함께 마시게 되었다. 이야기가 시작되기 전에 해밀턴 여사가 윌로우에게 말했다.

"윌로우, 저기 아이들 밖에서 재미있게 노는 것 보이지? 윌로우, 한 번 나가서 아이들이 무슨 놀이를 하고 있는지 보지 않으련? 아빠와 우린 이곳에서 커피를 마시며 이야기를 나누고 있을 테니까 걱정하지말고…" 해밀턴 여사의 말을 들은 윌로우는 자신없는 듯 스킵의 다리를 더 꼭 안았다. 그렇지만 창밖 정원에서 자기 또래의 아이들이 웃고 떠들며 뛰어다니는 모습을 보니 흥미가 생기지 않을 수 없었다. 윌로우는 아버지를 한 번 보고는 슬며시 식당 밖 정원으로 걸음을 옮겼다. 윌로우가 정원으로 나가자 해밀턴 여사는 에버그린스쿨의 장점에 대해 다시 설명하기 시작했다.

"우리는 아이들을 세심히 보살핍니다. 이곳은 간호사가 한 명 상주하고 있고, 협력 의사가 응급환자 발생에 대비하여 24시간 대기 중이며 항상 정기적인 건강검진을 실시하여 아이들의 건강을 체크하고 있습니다. 우리학교의 자랑거리는 올림픽에도 출전한 적이 있는 체육지도교사가 몇 분 계셔서 아이들의 신체발달에 큰 도움을 주고 있다는 것입니다. 우리의 교육목표는 아이들의 사회성 증진입니다. 이를 위해 대화의 능력을 키우는 여러 교육과정을 개설하고 있습니다. 우리 학교의 많은 졸업생들이 실제로 여러 분야에서 일하고 있습니다. 일부는 결혼도 해서 행복한 가정을 꾸리고 있지요."

"정말인가요?" 스킵이 밝은 얼굴로 물어보았다.

"네, 아이들의 사회성을 키워주어서 아이들이 커서도 홀로 사회생활을 할 수 있도록 돕는 것이 우리 학교의 목표입니다. 많은 아이들이 커서 사회에 잘 적응하고 있습니다." 해밀턴 여사의 설명을 들은 스킵은 매우 만족했다. 아이들의 표정도 밝고 건강해 보인다는 것이 매우 인상적이었다. 그러나 스킵은 바로 결정할 수는 없었다. 윌로우의 마음 상태도 몰랐고 죽은 아내의 얼굴도 눈에 걸렸기 때문이다.

스킵은 해밀턴 여사에게 감사함을 전하며 다음에 다시 찾아오고싶다고 말했다.

"언제든지 환영합니다. 윌로우를 데리고 오셔서 윌로우가 이곳에 점점 적응하는 기간을 갖는 것이 좋을 것 같습니다. 원하시면 이곳에서 자고가셔도 됩니다. 이곳은 항상 24시간 내내 세심하게 관리되고 있습니다." 해밀턴 여사는 인자한 얼굴로 윌로우를 보며 이야기했다.

집으로 돌아온 후 스킵은 윌로우만 데리고 매달 한 번씩 에버그린스쿨을 찾았다. 갈 때마다 윌로우의 표정이 점점 밝아졌다. 네 번째 방문을 했을 때에는 윌로우기 이곳에서 친구들과 함께 자고싶다고 해서 스킵이 허락해주었다. 다음 날 오후에 스킵이 학교를 찾았을 때 윌로우는 친구와 카드게임을 하느라 아버지가 자신을 찾아온지도 모르고 있었다. 스킵이 윌로우에게 다가갔다.

"아빠, 내 친구 페피야." 윌로우는 활짝 웃는 얼굴로 스킵에게 말하고는 다시 카드놀이에 열중했다. 스킵이 보기에 윌로우는 집으로 돌아가고싶은 마음이 없는 듯했다. 윌로우는 맞은 편 페피뿐만 아니라 옆에 앉아 있는 다른 아이에게도 눈을 마주치며 감정 표현을 하고 있었다. 스킵은 윌로우가 웃는 모습을 정말 오랜만에 보았다. 스킵은 윌로우를 데리고 집으로 돌아오는 차 속에서 물어보았다.

"윌로우, 집에 홀로 있는 것보다 거기 에버그린스쿨에서 친구들과 함께 있는 것이 더 좋으니?"

"네, 아빠, 페피랑 다른 친구들이랑 공도 차고 카드놀이도 하고 재미 있었어요."

"윌로우, 아빠는 네가 친구들과 행복하게 지내는 것이 보기 좋았어. 윌로우, 너 에버그린스쿨에서 지내고 싶니?" 스킵은 온화하게 물어보았다.

"음…. 아빠, 나를 보러 자주 올거야?" 걱정스러운 얼굴로 윌로우가 물어보았다.

"그럼, 자주 오지. 네 형들도 너를 보러 자주 올거야."

"아빠, 그럼 좋아, 나 거기서 지낼래. 페피 말고도 친한 동생이 생겼는데 항상 나만 따라다녀."

"윌로우, 정말 괜찮겠어? 우리 집이 아니라 이젠 에버그린스쿨에서 살아야 해. 괜찮아?"

"응, 아빠. 난 거기에 친구들이 있어서 재밌어. 아빠 자주 찾아와야 해." 윌로우가 밝게 말했다.

며칠 뒤 스킵은 윌로우를 데리고 에버그린스쿨에 찾아가서 입학원서에 사인을 했다. 그때 윌로우의 나이는 9살이었다. 스킵은 윌로우를 자주 찾아갔다. 회사일이 허락하는 한 자주 에버그린스쿨을 찾았는데 해맑게 웃는 윌로우를 보고서는 안심하고 돌아왔다. 스킵은 에버그린스쿨에 갈때마다 구내식당에서 윌로우와 식사하며 윌로우의 건강을 챙겼다. 맛있게 먹는 윌로우를 보면서 안심했고 1년 전에 죽은 클라라에게 미안한 마음이 많이 가셨다. 행복한 윌로우의 모습을 보면서 스킵은 윌로우에 대한 걱정을 접을 수 있었고, 시간이 지남에 따라 그의 방문회수도 줄어들게 되었다. 다음해에 베티가 쌍둥이 딸을 출산하자 스킵은 윌로우에 신경쓸 여유가 없게 되었다.

윌로우는 에버그린스쿨에서 즐거운 나날을 보냈다. 그는 샐러드를 좋아했고 육류보다는 채식을 더 먹었다. 다운증후군에 걸린 다른 아이들처럼 윌로우도 약간 통통한 비만 체질이라 영양실조와는 거리가 멀었다. 어느날부터 윌로우는 정원에 핀 꽃잎을 먹기 시작했다. 식당에서 먹는 샐러드와 비슷하다고 윌로우는 생각했다. 점점 시간이 지나면서 윌로우는 꽃잎뿐만 아니라 나뭇잎도 껌처럼 씹어먹게 되었다. 학교 직원들은 윌로우가 꽃잎을 먹는다고 생각해서인지 윌로우의 행동을 제지하지 않았다. 윌로우의 친구들도 남을 신경쓸 정신적 여유가 없었기 때문에 윌로우는 홀로 나뭇잎을 씹는 맛에 빠지게 되었다.

어느날 윌로우가 학교 로비에서 배를 움켜쥐며 경련을 일으켰다. 이 모습을 본 양호교사가 즉시 학교 협력 의사에게 전화를 걸어 윌로우의 상태를 설명했다. 전화로 윌로우의 상태를 전해들은 의사는 양호교사에게 윌로우를 즉시 응급센터가 있는 병원으로 데리고 갈 것을 주문했다. 윌로우가 병원에 도착했을 때는 윌로우의 맥박이 점점 약해지고 있었다. 응급실에서 심전도 검사를 하니 급격한 심실성빈맥을 보여주고 있었다. 응급의학과 의사가 본격적인 치료를 하기도 전에 아이의 심장은 한계를 벗어나기 시작했다. 담당의사는 제세동기를 사용하여 심실성빈맥을 완화시키려고 하였지만 윌로우의 심장은 반응하지 않았다. 수차례의 제세동 시도에도 불구하고 윌로우의 심장이 정지되자 의사는 에피네프린(epinephrine)과 석시닐콜린(succinylcholine)을 투여하여 심장을 자극하고 즉시 심폐소생술을 시행했다. 20분이 지나도 윌로우의 심장은 다시 뛰지 않았다. 학교로부터 연락을 받고 응급실로 달려온 스킵은 윌로우의 시신만을 볼 수 있었다.

스킵은 윌로우와 죽은 아내에게 죄책감을 느꼈다. 스킵은 윌로우의 사인이 무엇인지 알고 싶었다. 곧바로 시신이 부검되었다. 폐에서는 폐동맥 속에 혈액이 응고된 덩어리인 혈병이 발견되었다. 다리의 정맥이나 대정맥 등에서는 혈병이 발견되지 않았다. 검시관은 윌로우가 폐동맥에서 발생한 혈병들이 심장의 혈관을 막아 심장마비로 사망한 것으로 결론지었다.

스킵은 괴로운 마음으로 부검보고서를 읽어보았다. 비통한 마음으로 읽다가 스킵은 위장에 남아 있는 음식물 분석글을 보고 의아함을 감추지 못했다.

– 위에는 약 300cc 정도의 녹갈색 액체가 남아 있었고 거기에 녹색의 식물 잎
  사귀와 침엽수 잎사귀에 존재하는 가시 같은 것들이 섞여 있음.
– 작은 구슬만한 레드베리 같은 열매가 혼합되어 있음.
– 대장에는 식물로 의심되는 것들이 함유된 부드러운 황갈색 대변이 존재함.
– 친구의 말에 따르면, 사망자가 죽기 전에 정원에서 나뭇잎을 먹었다고 함.

  '월로우는 무엇을 먹은 것일까? 왜 사망했을까?' 스킵은 월로우가 왜 사망
했는지 이유를 알고 싶었다. 왜 폐동맥에서 혈병들이 발생했는지 생각해보다가
월로우가 먹은 이상한 잎사귀와 열매가 문제가 되지 않았을까 생각했다. 스킵
은 바로 사립탐정을 수소문했다. 고용된 사람은 과거 수사 경찰이었던 맥베이
였다.
  "저는 월로우가 죽을 당시 에버그린스쿨에서 무슨 일이 있었는지 알고 싶
습니다. 학교의 잘못으로 우리 아이가 죽었다고 생각하지는 않습니다. 그러나
왜 죽었는지 알아야 죽은 아내에게 적어도 미안하지는 않을 것 같습니다. 저는
죽어가는 아내에게 꼭 아들을 지켜준다고 약속했었습니다. 마음이 아프군요."
스킵은 비통한 목소리로 맥베이에게 호소했다.
  맥베이는 응급실의 의무기록과 부검보고서를 세세히 읽어보았다. 그리고
에버그린스쿨로 찾아가서 월로우를 담당했던 선생님과 식당 직원에게 평소 월
로우가 좋아했던 음식을 물어보았다. 담당선생님은 월로우의 위장에서 발견된
나뭇잎사귀와 가시 내용물을 의아하게 생각했다. 맥베이는 월로우의 친구였던
페피를 찾아갔다.
  "페피, 월로우가 나뭇잎사귀 같은 것을 먹지 않았니?" 맥베이가 물어보았
다.
  "네, 월로우가 정원에 있는 나뭇잎사귀를 가끔 먹었어요. 꼭 샐러드 같다고
나보고도 먹어보라고 했어요." 페피는 맥베이에게 대답하며 그 나무가 있는 정
원으로 데려갔다. 나무는 잎사귀가 고사리처럼 통통하고 가시가 있는 정원수였
다. 거기에는 레드베리 같은 열매가 열려 있었고 나무의 키가 크지 않았다. 맥
베이는 잎사귀와 가시 그리고 열매를 따서 깨끗한 용기에 담았다. 그리고 정원
사를 찾아서 그 나무가 무엇인지 물어보았다. 나무는 일본 주목(Japanese Yew)

이었다. 맥베이는 곧바로 스킵에게 전화했다.

"스킵, 윌로우가 죽기 직전에 먹은 잎사귀와 열매가 어떤 것인지 알아냈습니다. 저는 샌프란시스코 종합병원에 근무하는 약물중독분석 전문가를 알고 있습니다. 잎사귀와 열매가 사인이 될 수 있는지 알아보겠습니다." 맥베이는 기다리고 있던 스킵에게 상세히 경과를 설명했다.

나는 사립탐정인 맥베이로부터 전화를 받았다.

"닥터 우, 사립탐정 맥베이입니다. 저번 사건에 도움을 주셔서 감사합니다." 나는 맥베이로부터 사건의 경위를 상세히 들을 수 있었다.

"맥베이, 아이가 먹었던 식물이 아이를 죽음으로 몰아넣었을 수도 있다고 생각합니다. 저는 독성이 있는 정원수에 대한 정보가 많이 있지는 않습니다. 그러나 동료인 프랭 박사는 이 분야에 전문가입니다. 함께 만나서 조언을 들으면 문제가 쉽게 해결될 수 있을 것 같습니다." 나는 맥베이에게 사실대로 말하고 프랭 박사의 연구실에서 함께 만나기로 약속했다.

"일본 주목은 탁신(taxine)이라는 독극물을 함유하고 있습니다. 탁신은 항암제인 파클리탁셀(paclitaxel)의 주성분입니다. 종양조직뿐만 아니라 정상 조직에도 매우 유독합니다. 과량 복용하면 호흡이 억제되고 심박동수가 매우 낮아집니다." 프랭 박사가 말했다.

"그러나 윌로우는 사망할 당시 심박동수가 매우 높아져 있었습니다." 맥베이가 프랭 박사에게 말했다.

"네, 때때로 반대의 상황이 벌어지기도 합니다. 즉, 심박동수가 급격이 높아지는 것이죠. 사체의 혈액에서 탁신의 농도를 측정할 수 있다면 탁신이 아이를 사망에 이르게 했는지 알 수 있을 것 같습니다." 프랭 박사는 말했다.

나는 프랭 박사의 의견에 동감했고 사체의 혈액이나 조직에서 탁신의 농도를 측정해보기로 결정했다. 윌로우의 시체를 부검했던 기관에 전화를 해서 혈액이나 조직이 남아 있는지 물어보았다. 아쉽게도 시체는 화장되어 공동묘지에 묻힌 상태였고, 혈액 검사에 이용되고 남은 미량의 혈액이 냉동고에 남아있을 뿐이었다. 나는 부검실에 가서 상황을 이야기하고 냉동보관되어 있던 윌로우의 혈액을 검사실로 가져왔다. 그리고 조심스럽게 질량분석기를 이용해서 탁신의 성분이 사체 혈액에 존재하는지 검사해보았다. 그러나 아쉽게도 검체의 양이 충분하지 않았다. 나는 검사 진행 결과를 작성하여 사립탐정 멕베이에게 알려주었다.

"남아 있는 윌로우의 혈액 검체 양이 너무 적어서 우리는 혈액 속에 탁신의 존재 유무를 확인할 수 없었습니다. 그런고로 윌로우가 삼켰던 일본 주목 잎사귀와 열매가 윌로우의 사망에 직접적인 원인이었다고 확신할 수 없게 된 상태입니다. 원래 정신지체아 보호 시설인 에버그린스쿨은 유독성 성분을 함유한 이런 나무들을 키우면 안됩니다. 왜냐하면 많은 정신지체아들이 이상한 것들을 함부로 먹는 이식증을 가지고 있기 때문입니다." 나의 보고서를 읽은 멕베이는 내용 그대로를 스킵에게 알려주었다. 스킵은 탐문한 결과를 전해듣고 멕베이와 나에게 고마움을 표시했다.

스킵은 에버그린스쿨을 방문하여 해밀턴 여사를 만났다.

"교장선생님, 우리 윌로우를 사랑으로 보살펴주셔서 감사합니다. 이번에 우리 아이가 죽어서 사망 사유에 대해 따로 조사해보았습니다. 사립탐정의 이야기로는 이곳 정원에 심어진 일본 주목 잎사귀와 열매를 먹고 윌로우가 죽었을 가능성이 높다고 합니다. 원래 일본 주목은 탁신이라는 독극물을 함유하고 있다고 합니다." 스킵의 말을 들은 해밀턴 여사는 매우 놀랐다.

"일본 주목이 그렇게 위험한 정원수였다니 죄송합니다. 시내 여러 관공서에 이 나무들이 많이 심어져 있어서 이런 사실을 알지 못했습니다. 어떻게 해야 할지 모르겠습니다." 당황한 얼굴로 해밀턴 여사가 말했다.

"교장선생님, 저는 윌로우의 사인을 따지려는 마음은 추호도 없습니다. 단지, 정신지체아들을 보호하는 시설인 이곳에 일본 주목이 심어져 있으면 위험하다는 생각입니다. 왜냐하면 아이들이 함부로 아무거나 따먹거나 주어먹기 때문입니다. 제가 10만 달러를 이곳에 기부하겠습니다. 이 돈으로 아이들이 뛰노는 정원을 다시 새롭게 정비했으면 좋겠습니다." 스킵은 바로 그자리에서 자기 앞수표를 끊어주었다. 해밀턴 여사는 이 돈으로 정원을 재정비했다. 일본 주목은 파내고 그 자리에 정원용 야자수를 심었다. 그리고 분수대도 설치해서 더욱 근사한 정원으로 만들었다. 에버그린스쿨은 이 정원을 '사랑스런 윌로우 정원'으로 명칭했다.

독버섯 이외에도 동양란과 비슷하게 생긴 관상용 백합(Peace Lily)과 야생 포도처럼 조그만 열매들이 주렁주렁 열리는 피톨라카 아메리카나(Phytolacca Americana), 야생화처럼 꽃을 피우는 톡시코덴드론(Toxicodendrons) 등을 먹고 사망하는 환자들이 많다. 드물지만 일본 주목 때문에 복부 통증으로 응급실에 방문하는 경우도 있다. 일본 주목은 사람보다는 닭이나 개, 소 등 동물들이 열매나 잎사귀를 먹고 아파하는 경우가 많다.

윌로우처럼 다운증후군을 가지고 태어나는 아이들이 증가하는 추세이다. 이는 초혼 연령의 증가에 기인하는 것으로 35세 이후에 아이를 출산하는 여성의 경우 다운증후군을 가진 아이가 태어날 확률이 더 높아진다. 임신 16주에 시행하는 기형아검사(triple marker test)는 이런 부모에게 좀 더 많은 선택의 기회를 제공한다. 정신지체장애를 안고 태어난 아이는 아무 것이나 함부로 먹는 이식증을 앓게 될 가능성이 높다. 항상 세심한 주의가 필요하다.

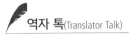

역자 톡(Translator Talk)

인간의 신체는 3×10^{13}개의 세포로 구성되어 있다. 각 세포에는 핵(nucleus)이라는 소기관이 존재하고 그 속에는 23쌍의 염색체(chromosome)가 존재한다. 즉, 하나의 세포 내에는 46개의 염색체가 존재한다. 이야기 속 다운증후군은 각 세포 내에 21번 염색체가 하나 더 있어서 총 47개의 염색체가 존재한다. 이로 인해 염색체 유전자 발현이 잘못되게 나타나고 신체구조적으로, 그리고 신경학적으로 장애를 가지고 태어나게 된다.

다운증후군 아이가 태어날 확률은 임신부 700명당 1명으로, 산모의 나이가 35세가 넘어가면 점점 더 증가하는 것으로 알려져 있다. 다운증후군 아이는 모든 임신부에게서 태어날 수 있다. 즉, 내 형제, 내 자녀가 다운증후군을 앓고 태어났을 가능성도 항상 있었다. 그러므로 항상 따뜻한 눈길이 필요하다. 또한 장애를 가지고 있을지라도 이 세상에 태어난 생명은 모두 고귀하다고 받아들여야 한다. 왜냐하면 인간의 존엄을 존중하는 사회가 행복하고 강력한 사회로 성장하기 때문이다.

주목나무의 잎과 가시, 열매에는 탁신이라는 독소가 존재한다. 탁신은 심장세포에 작용해서 세포내 칼슘 농도를 증가시켜 심장세포의 기능을 마비시키고 결국 심장마비를 초래한다. 주목나무 가시나 열매를 먹는다고 항상 심장마비가 일어나는 것은 아니다. 5g을 섭취하는 정도로는 심장마비가 발생하지 않는다. 심장마비가 일어나기 위해서는 50g 정도의 주목나무 가시나 열매를 섭취해야 한다. 매년 미국에서는 탁신중독으로 약 100명 환자들이 병원을 방문하고 있다. 물론 환자의 대부분은 3세 이하의 아이들이다. 아이들은 인지 능력이 발달되어 있지 않아서 주변에 있는 것들을 아무 생각없이 먹는 경우가 많다. 그런고로 아이를 양육할 때에는 항상 세심히 살펴야 한다.

영리한
범죄자 vs
정의로운
범죄자

제이크는 회사 의무실에 자신의 소변을 제출하면서 떨리는 마음을 주체할 수 없었다.

'마리화나가 소변에서 검출되면 어떡하지? 회사에서 퇴출되면 안 되는데…'

제이크는 10일 뒤 소변 약물 검사 결과를 통보받은 다음에야 떨리는 마음을 진정시킬 수 있었다. 어렵게 들어간 샌프란시스코 시립 버스회사를 그만 둔다는 것은 상상하기도 싫은 일이었다. 그날 제이크는 집에 돌아가 한 달 동안 끊었던 대마초(마리화나)를 마음껏 피울 수 있었다.

제이크가 대마초에 손대기 시작한 것은 중학교 시절부터였다. 시작은 순전히 호기심이었다. 그러나 대마초를 피웠을 때 경험한 황홀경을 자꾸 다시 느껴보고 싶었다. 제이크는 수업 후 휴식 시간마다 화장실로 향했다. 그곳에서 친구들과 함께 담배와 마리화나를 피웠다. 그는 운 좋게도 선생님 모르게 대마초를 계속 피울 수 있었다. 그리고 부자인 부모 덕분에 대마초를 구매할 용돈도 충분히 얻을 수 있었다.

제이크의 아버지는 회계사로 아들이 올바르게 자라서 사회에 이바지하는 사람이 될 것이라고 생각했다. 어머니도 제이크가 고등학교 학업 성적이 좋지 않은 것은 단지 동기부여가 없어서 그럴 뿐 언젠가 정신을 차리면 훌륭한 학생이 되리라는 변함없는 믿음이 있었다. 부모는 제이크의 16번째 생일날 생일선물로 자동차를 사주었다. 그들은 제이크가 자신들의 사랑에 마음이 움직여서 공부를 열심히 하길 바랬다.

그러나 부모의 바램과는 반대였다. 그는 자동차로 통학을 하면서 친구들과 함께 차 안에서 마음껏 담배와 대마초를 피웠다. 가끔 부모가 제이크의 차 안에서 풍기는 탁한 냄새를 맡았으나 담배 냄새라고만 생각했다. 그의 부모는 직장 일과 취미활동에 바빠서 아들의 현실을 정확하게 인식할 수가 없었다. 제이크의 관심은 온통 대마초였는데 차가 생기면서부터 자동차에 대해서도 관심을 가지게 되었다. 자동차는 그를 나타내주는 또 다른 그가 되었다.

제이크는 자동차를 사랑했다. 자동차가 고장나면 근처 수리소에 가져가서 정비공과 함께 차를 고쳤다. 또한 친구들의 차가 고장나면 자신이 나서서 직접 고쳐주기도 하였다. 이럴 때면 친구들은 그를 자동차 박사라며 추켜세워주었다. 제이크는 자동차를 통해 친구들에게 인정받았고 마리화나를 통해 현실에서 갖지 못했던 일들을 상상 속에서 체험할 수 있었다. 제이크는 부모의 보호 아래 고등학교를 편하게 마칠 수 있었다. 그러나 낮은 학업 성취도로 인해서 대학에 진학할 수 없었다.

제이크는 고등학교 졸업 후 부모 집에서 하는 일 없이 빈둥거렸다. 고등학교를 졸업하니 더 이상 학교 화장실을 이용할 수 없어 대마초를 피우기가 불편해졌고 부모님이 주신 용돈으로는 매일 태울 대마초를 충분히 구매할 수가 없었다. 고등학생 때 부유한 친구들에게서 얻어 투약한 코카인이나 엑스터시 같은 마약들이 너무도 생각났다. 제이크는 마음껏 마약을 하고 싶어서 부모의 집을 떠날 궁리를 했다. 다행히 기회가 곧 찾아왔다. 그는 자동차 정비에 소질이 있어서 알고 지내던 자동차 정비소에 취직할 수 있었던 것이다.

제이크는 부모에게 지원을 받아서 원룸을 구했다.

첫 월급을 받자마자 제이크는 길거리의 마약상을 통해 이때까지 가져보지 못했던 대량의 대마초와 코카인을 구입했다. 제이크는 집으로 돌아오는 길에 큰 희열을 느꼈다.

제이크의 일상은 항상 비슷했다. 아침에 정비소에 출근해 선임과 함께 자동차를 정비하면서 기술을 배웠고, 저녁이면 집에 돌아와 대마초를 피웠다. 그의 집은 곧 대마초 냄새로 절었다. 그 냄새 때문에 부모의 방문을 극히 꺼려했고 대신 마약하는 친구들로 항상 북적거렸다.

제이크는 동네 정비소에서 정비 기술을 모두 익히자 좀 더 안정적인 직장을 원하게 되었다. 그는 샌프란시스코 시에서 운영하는 버스회사에 정비사이자 주차관리인으로 취직하게 되었다. 그의 부모는 아들이 안정적인 직장을 얻은 것을 축하해주었고 아들의 더 큰 성공을 기원했다.

제이크는 성실한 직원이었다. 미남형의 얼굴에 싱글이었고 그의 관심사는 오직 마약이었기 때문에 직장에서 맡은 바 일을 성실히 하였다. 단지 마약만 할 수 있다면 직장에서의 일은 제이크에겐 어려운 것이 아니었다.

그는 안정적인 직장을 잃고 싶은 마음이 없었다. 지각하는 일이 없었고 항상 상사의 지침을 잘 따랐다. 그리고 동료들이 휴가갈 때면 항상 당직을 서주었다. 당직을 설 때면 보다 많은 월급을 수령할 수 있어서 더 많은 대마초를 구입할 수 있었다. 주말이면 제이크에겐 천국이 펼쳐졌다. 마약의 세상 속에서 자신만의 세상을 구축하며 인생을 즐겼다. 다행인 것은 제이크가 대마초 이외에 다른 중독성 마약에는 깊게 빠져 있지 않았다는 것이었다. 직장 동료나 상사들은 제이크가 대마초 중독자라는 사실을 까마득히 알지 못했다.

8년 동안 주차관리인으로 성실히 근무한 덕분에 제이크는 상사의 추천을 받아 버스 운전직으로 승진할 수 있게 되었다. 버스 운전직은 주차관리직에 비해 월급도 많고 당직일 수도 적어 주차관리인들에겐 꿈의 직종이었다. 그렇지만 제이크는 이 추천장을 받고서 주저할 수밖에 없었다. 왜냐하면 운전직은 분기별로 마약검사를 통과해야 했기 때문이었다. 제이크는 함께 거주하는 친구에게 이 일을 상의했다.

"제이크, 이 추천장을 받아들여. 내가 듣기로는 마약검사 하기 전에 한 달 정도 대마초를 끊으면 소변에서 마리화나가 검출되지 않는데."

"그래? 정말이야?"

"응, 티노 알지? 그 친구도 대마초를 하는데 직장에 잘 다니고 있잖아. 그 친구에게 들었어."

제이크는 친구의 말을 듣고 인터넷을 통해 마약 검사를 검색해보았다. 인터넷을 통해 대마초를 한 달 정도 끊으면 소변과 대변에서 더 이상 마리화나가 검출되지 않는다는 사실을 확인하고 환호했다.

제이크는 안심하며 추천장을 받아들일 수 있게 되었다. 제이크는 시내버스 운전직에 배치되었다. 근무시간이 아침 6시부터 오후 2시까지로 주차관리직에 비하면 매우 쉬웠다. 간혹 술취한 사람이 버스에 타서 소란스럽게 구는 경우가 있었는데 이를 제외하고는 크게 어려운 일이 없었다. 제이크는 모든 것이 만족스러웠다. 일은 더 쉬워졌고 월급은 더 많아졌으며 대마초를 할 수 있는 시간은 더 늘어났다.

꿈 같은 시간이 지나가고 점점 마약검사를 받아야할 시간이 다가왔다. 제이크는 정확히 한 달 전부터 대마초를 피우지 않았다.

'괜찮겠지?' 속으로 만 번을 되새기며 제이크는 회사 의무실로 향했다. 그리고 떨리는 마음으로 그 결과를 기다렸다. 며칠 후 드디어 마약검사 결과가 나왔다. 음성 판정이었다.

'어, 정말로 검사에 걸리지 않는구나. 하하하.'

제이크는 안정된 직장을 더 이상 걱정없이 다닐 수 있게 되어서 너무나 행복했다. 그는 일을 하면서 꾸준히 인터넷 검색을 통해 대마초가 체내에 흡입된 후 간에서 대사되어 그 대사산물이 소변과 대변으로 배출됨을 알아내었다. 그리고 대마초를 피우고 나서 일주일 정도면 거의 모두 배출되어 일반적인 소변 마약검사로는 대마초를 검출해내지 못함을 알게 되었다.

제이크는 대마초를 끊어야 하는 한 달이 매우 큰 고통이었다. 몇 번은 버텼지만 대마초에 찌든 제이크에겐 한 달 동안 대마초를 끊는다는 것이 너무나 어려운 일이었다. 제이크는 대마초를 중단하는 기간을 줄이고 싶었다. 그는 일주일 정도 지나면 체내 대마초 성분이 모두 제거된다는 인터넷 글을 읽고는 대마초를 끊는 기간을 2주로 대폭 줄이는 것을 시도했다. 첫 번째 시도에서는 음성이라 통과했지만 세 달 뒤 두 번째 시도 때는 소변검사에서 대마초 성분이 나와 당황스러운 상황이 발생했다. 그는 의무실 담당자에게 불려갔다.

"제이크, 소변에서 대마초 성분이 검출되었습니다." 담당자는 담담히 이야기했다.

"네. 선생님, 제가 검사하기 며칠 전부터 감기몸살로 매우 힘들었었습니다. 그래서 감기약을 좀 독하게 먹었는데요. 그 약들이 문제가 되지 않았을까요?" 제이크가 불안한 듯 말했다.

"아, 네. 감기약이 소변마약검사에서 위양성을 나타낼 수 있습니다. 오늘 다시 한번 소변을 받아 재검사를 의뢰해보려고 합니다." 담당자는 친절히 이야기했다.

재검사한 소변검사 결과는 대마초 음성이었다. 그때는 이미 대마초 흡연을 중단한지 약 3주간이었던지라 혈액에 더 이상 대마초 성분이 남아 있지 않았던 것이다.

제이크는 소변검사에서 다시 대마초가 검출될까봐 걱정되었다. 그는 인터넷을 뒤지며 이를 해결하기 위해 열심히 궁리했다. 그는 약물검사 킷트를 사전에 구입하여 먼저 소변검사를 직접 실시해보기로 결정했다. 인터넷을 통해 약물검사 킷트를 구입한 후 음성 결과가 나오면 바로 회사 의무실로 가서 소변검사를 시행받았다. 만약 구입한 검사 킷트에서 양성이 나오면 검사 결과가 음성이 나올 때까지 물을 충분히 마셨다. 제이크는 과거 어렸을 때 하지 않았던 공부를 많이 하면서 방광에 고인 약물이 신장에서 여과되는 다량의 물에 의해 그 약물 농도가 희석된다는 사실을 알아내었던 것이다. 제이크는 10L의 물을 마시는 방법을 통해서 대마초 흡연 중단 기간을 하루로 단축시킬 수 있었다. 제이크는 깨달은 방법에 스스로 감탄하며 대마초를 즐겼다.

하루는 우리병원 진단검사의학과 소변 마약검사 담당자였던 케빈이 나의 방에 찾아왔다.

"교수님, 이상한 소변 검체를 발견했습니다. 이 검체는 대마초 농도가 양성은 아니지만 양성에 가까운 농도입니다. 그런데 특이하게도 소변 크레아티닌 (creatinine) 농도도 매우 낮습니다. 아마 이 사람이 소변검사 실시 전에 다량의 물을 섭취해서 방광에 고여 있는 대마초 농도를 인위적으로 희석시킨 것으로 생각됩니다. 이 사람은 대마초 중독자인 것 같습니다."

나는 케빈에게 대마초 중독자일 수도 있지만 마리화나 간접 흡연자일 수도 있음을 이야기해주었다.

"케빈, 우리가 실시하는 대마초 소변검사는 항우울제나 항생제, 마취제 등에 의해 위양성 반응을 보일 수가 있습니다. 그리고 나이트클럽이나 록콘서트 등에서 주변 사람들이 피우는 대마초 연기 때문에 간접 흡연되어 소변에 소량 검출될 수도 있습니다. 케빈, 이런 일은 흔하므로 우리는 이를 심각하게 받아들이면 안됩니다."

케빈은 나의 말을 듣고도 자신이 발견한 제이크의 소변 검체에 대한 의심을 풀지 않았다.

케빈은 대만인 이민자로 이곳 검사실의 약물검사 파트를 책임지고 있는 병리사였다. 그는 2살 때 부모를 따라 미국으로 이민을 왔다. 그는 대부분의 아시아 학생들처럼 학교에서는 모범생이었고 수학과 과학에 큰 흥미를 느끼고 공부했다. 자신의 흥미를 쫓아 화학 전공으로 대학에 진학했고 졸업하자마자 우리병원 진단검사의학과 약물검사 파트에 계약직으로 취직할 수 있었다.

케빈은 계약직이고 신입이었기 때문에 다른 직원들이 검사하기 꺼려하는 소변검사 파트를 맡게 되었다. 왜냐하면 소변에서 냄새가 났기 때문이었다. 하루에도 500명 이상의 소변 검체를 받아서 마약검사를 실시했으며 검사 과정 중에 종종 소변이 옷에 튀어 옷을 갈아입어야 하는 일이 빈번히 발생했다. 케빈은 성실히 맡은 바 일을 했다. 그리고 2년만에 정규직으로 일할 수 있게 되었다. 나는 케빈의 근무 태도를 꾸준히 지켜보다가 케빈에게 대학원에 진학하기를 조언해주었다.

"케빈, 당신은 훌륭한 성품과 뛰어난 지능을 가지고 있어요. 대학원에 진학하여 더 깊은 지식을 공부한 후 이곳에서 더 많은 일을 해보는 것이 좋을 것 같습니다."

케빈은 조언을 받아들여 법의학 대학원에 진학하였고 석사학위를 획득하였다. 나는 그를 승진시켜서 단순 검사에 머물지 않고 검사 결과의 오류 유무를 확인하는 파트 책임자 업무를 맡도록 하였다. 3년이 지나자 그는 검사 결과 분석의 전문가가 되었고 이 분야에서는 어느 누구보다 자신감을 갖게 되었다.

케빈은 #32449 번호의 소변 검사 결과가 매우 의심스러웠다. 번호로 개인 정보가 보호된 검체는 제이크의 소변이었는데, 케빈은 과거 검사되었던 #32449 번호의 검사 결과들을 확인해보았다. 케빈은 #32449 번호의 과거 검사들이 모두 마리화나 성분이 양성 농도보다 아주 약간 낮게 측정되어 음성이 되었으며 동시에 소변 크레아티닌 수치도 항상 매우 낮게 측정되었음을 확인했다.

'이 사람이 소변 검사를 측정했을 때마다 록콘서트에 가서 간접 흡연을 했을 수가 있을까?'

'이 사람이 소변 검사를 측정했을 때마다 항우울제를 복용하고 있었을까?'

'아냐, 이건 우연이 아니야'

케빈은 불가능하다고 생각했다. 케빈은 내가 학회 참석으로 검사실에 자리를 비웠을 때 냉동실에 얼려져 있던 #32449번의 소변 검체를 아무도 모르게 꺼내어 녹인 다음 용기 뚜껑을 열어서 실내에 4시간 동안 방치했다. 그런 후 물이 일부 증발된 소변 검체를 다시 대마초 검사를 실시했다. 결과는 대마초 양성이었다. 케빈은 자신의 예측이 맞았음을 기뻐했다. 케빈은 검사하고 남은 소변은 버려서 자신이 재검사한 사실을 숨겼다. 케빈은 #32449번 대상자가 누구인지 알고 싶었다. 그러나 의료법상 검사 대상자의 신변 비밀은 보장되어 있었기 때문에 케빈이 알 수 있는 방법이 없었다. 그저 마음 속으로 다음 분기에 검사하게 될 #32449번 대상자의 소변 검체는 꼭 좀 더 정확하게 검사해야겠다고 마음먹는 것 밖에 없었다.

제이크는 버스를 운전하면서 사고를 낸 적도, 결근하는 적도 없었기 때문에 성실함을 인정받아 초등학교 통학버스 운전직으로 승진하게 되었다. 시내버스에 비해 통학버스는 아이들 통학 시간에만 근무하는 것이라서 근무여건이 더 좋았다. 제이크는 남는 시간을 마약과 마약검사에 대한 자료를 찾는데 보냈다. 제이크는 10L에 이르는 물을 먹지 않고도 소변 마약검사를 통과하고 싶었다. 10L의 물은 마약쟁이가 감내하기에는 너무도 큰 인내를 요구하는 일이었다. 제이크는 끝없는 탐구를 통해 마침내 방법을 알아내었다. 그것은 바로 소변에 화학첨가물을 추가하는 것이었다.

유린럭(Urine Luck)이라는 상품명으로 암암리에 판매되고 있던 화학첨가물은 소변내 존재하는 마약 물질을 산화시켜서 전혀 다른 성분으로 바꿔주는 것이었다. 그렇게 성분 형태가 바뀌면 마약검사에서 그 성분이 검출되지 않는 신기한 제품이었는데, 마약쟁이들 사이에선 꿈의 제품으로 알려져 있던 것이었다. 유린럭은 인터넷으로 주문하면 우편을 통해 조그만 용기로 배달되었는데, 소변 검사를 위해 회사 의무실에서 소변을 받아 제출할 때 몰래 유린럭을 소변에 섞어주면 되는 간편한 방법이었다.

제이크는 매우 기뻐하며 인터넷을 통해 유린럭을 구매한 후 실제 잘 작용하는지 시도해보았다. 먼저 대마초를 흡연하고 난 후 4시간 있다가 소변을 받아서 유린럭을 첨가하여 섞은 후 집에 사두었던 마약검사 킷트로 검사해보았다. 놀랍게도 대마초 음성 결과였다. 제이크는 너무 기뻤다. 이젠 더 이상 구역질나도록 물을 먹지 않아도 되었기 때문이었다.

제이크는 회사 의무실에 딸려 있는 화장실에서 소변을 받은 후 소변 용기에 유린럭을 섞어서 의무실에 제출했다. 회사 직원들의 소변은 곧바로 냉장처리되어 샌프란시스코 종합병원 진단검사의학과에 이송되었다. 마침내 케빈은 기다리던 #32449번 대상자의 소변 검체를 마주할 수 있었다. 케빈은 흥분된 마음을 가라앉힌 후 제이크의 소변을 검사했다. 예측했던 대로 대마초 검사 결과가 음성이었다. 그런데 과거 검사 결과와는 다르게 소변내 크레아티닌 농도가 낮지 않고 정상적인 농도로 측정되었다.

'어! 크레아티닌 농도가 정상으로 변했네!'

'물을 다량으로 먹지 않았구나!'

'어찌된 일이지?'

케빈이 #32449번 검체를 다시 확인해보니 과거 검체와는 다르게 소변 색깔이 노랬고 냄새가 강했다. 과거의 소변들은 소변 냄새가 없었을 뿐만 아니라 색깔도 물처럼 거의 투명했다. 물로 희석된 소변과 동일했다. 그러나 이번에

이송된 검체는 정상인들의 소변 검체들과 동일했다.

'이 사람이 마약을 끊었나?'

'그럴 리 없는데… 이렇게 지능적인 사람이 마약을 끊었을 리 없는데…'

'나라면 어떻게 했을까?'

케빈은 골머리를 앓으며 생각하다가 충동적으로 마약 검사 정도관리에 사용되는 대마초 양성 물질을 소량 #32449번 소변 검체에 섞은 후 다시 검사해보았다. 검사 결과는 놀랍게도 음성이었다. 대마초 양성 검체를 섞었으니 섞인 소변 검체는 검사상 대마초 양성이 나와야 했지만 기대와는 다르게 결과는 음성이었다. 케빈은 놀라며 대마초 양성 물질을 #32449번 소변에 더 추가해서 검사해보았다. 그러나 놀랍게도 검사 결과는 동일하게 음성이었다. 케빈은 #32449번 소변 검체에 강력한 어떤 화학물질이 존재함을 알아냈다. 이 화학물질은 대마초 성분을 변질시켜서 대마초 약물 검사를 해도 검사상 음성이 나타나는 것이었다.

'소변에 존재하는 화학물질은 뭐지?'

'내가 마약쟁이라면 어떻게 했을까?'

'아마 소변을 화장실에서 개인적으로 받을 때 화학물질을 섞었겠구나.'

케빈은 구글링을 통해 소변 마약검사를 무력화시키는 화학물질이 존재함을 찾아냈다. 그리고 이런 화학물질들 중에서 시중에 유포되고 있는 것이 존재함을 찾아냈다. 바로 유린럭이었다. 케빈은 이런 사실을 찾아보고는 바로 내 사무실로 달려왔다.

"교수님, 지난 번에 말씀드린 #32449번 검체 기억나시죠? 이번에 검체가 다시 왔길래 검사를 했더니 이번엔 음성이었습니다. 제가 이상해서 불법이지만 검사의 정도관리에 이용되는 대마초 양성 검체를 일부 섞어서 다시 검사해보았습니다. 그럼에도 불구하고 검사 결과는 바뀌지 않고 그대로 음성이었습니다. 놀라서 문헌들을 찾아보았습니다. 그랬더니 유린럭이라는 물질이 공공연하게 유통되고 있었습니다. 유린럭은 소변에 존재하는 마약 성분들을 산화시켜서 다른 물질로 변화시킵니다. 그래서 마약검사에서 위음성 결과를 보여줍니다. 교수님, #32449번 검체에 유린럭이 함유되어 있는 것 같습니다. 유린럭 존재 유무를 질량분석기를 통해 검사해보는 것은 어떨까요?"

나는 흥분에 들떠 있는 케빈의 얼굴을 보고 케빈의 마음 상태를 충분히 짐작할 수 있었다.

"케빈, 흥분하지 마세요. 검사가 요청되지 않았던 검사를 임의로 추가로 시행하는 것은 불법입니다. 마녀사냥이 벌어질 수 있기 때문입니다. 이로 인해 선의의 피해자가 발생할 수 있기 때문이죠. 물론 마약 성분을 변화시키는 화합물질을 추가하는 것은 범죄입니다. 그러나 현재 의료법 체계에서는 이 화합물을 임의로 검사해도 된다는 규정이 없습니다. 이런 불합리 때문에 여러 전문가들이 모여 법 개정을 논의 중입니다. 저도 그 위원회에 속해서 법을 개선하기 위해 노력하고 있습니다. 케빈, 현재의 법은 이를 금하고 있으니 신중해야 합니다. 법이 통과될 때까지 기다리는 것 이외에는 달리 할 방법이 없습니다."

케빈은 나의 말을 듣고 실망한 표정을 감추지 못했다. 그의 얼굴에는 분노가 서렸으며 납득하지 못한 채 자신의 자리로 돌아갔다. 이후 케빈은 분기마다 마주하는 #32449번 소변 검체를 체념하며 검사했지만 분노는 더욱 더 쌓여만 갔다.

다행히 케빈이 내 방을 찾아온 일이 있은 후 2년만에 의료법이 개정되었다. 마약 성분을 변화시키는 화학물질은 어떤 제한도 없이 검사실에서 검사할 수 있도록 되었으며, 이를 사용한 사람은 사기죄가 추가되어 마약 사용자보다 더 무거운 형벌을 받도록 제정되었다.

제이크는 지난 2년 동안 편하게 마리화나를 즐겼고, 여기에 더해 코카인과 헤로인도 투약하기 시작했다. 유린럭은 제이크를 과감하게 만들었다. 유린럭은 소변에 코카인과 헤로인이 있어도 마약검사에서 걸리지 않게 해주었다. 제이크는 환각 작용이 약한 마리화나 대신에 코카인과 헤로인에 빠지게 되었다. 마약쟁이들 사이에서 유린럭 사용에 대한 경고가 잇따르자 제이크도 이를 자각하기 시작했다. 그리고 새로운 법이 발효되자 제이크는 더 이상 유린럭을 사용할 수가 없었다. 의무실에 소변을 제출하는 제이크의 손은 떨리고 있었다.

#32449번 소변에서 드디어 헤로인이 검출되었다. 케빈은 기뻐하며 나의 방으로 달려왔다.

"교수님, 드디어 #32449번 소변에서 헤로인이 검출되었습니다. 이 사람이 드디어 잡히게 되었어요." 웃으며 케빈이 말했다. 나는 케빈의 기분을 망치기 싫었지만 사실을 말했다.

"케빈, 이 사람은 과거 범죄 기록이 없습니다. 이번이 첫 번째 범죄이죠. 그래서 이 사람은 변호사를 고용해서 변호를 할 것이에요. 모든 사람들이 행하는 일반적인 행동이죠. 아직 끝나지 않았어요."

소변에서 헤로인이 검출된 제이크는 경찰서 출두에 앞서서 변호사를 찾아갔다. 변호사는 양귀비씨가 함유된 재료로 만들어진 빵을 먹으면 헤로인 검사상 양성이 나올 수 있음을 알려주었다.

제이크는 경찰서에 찾아가서 검사결과가 자신의 커다란 실수에서 비롯되었음을 강조했다. 자신이 먹은 음식 중에 양귀비씨가 함유된 음식이 존재했음을 강조한 것이었다. 담당 경찰은 제이크의 말이 신빙성이 있다고 판단하고 제이크를 집으로 돌려보내는 대신 매달 약물검사를 받도록 지시했다. 특히 소변을 받을 때는 담당 경찰과 동행하도록 했으며, 또한 불시에 아무 때나 소변 검사를 받도록 조치했다.

제이크가 단순히 보호관찰대상 조치만을 받았다는 소식을 전해들은 케빈은 매우 분노했다. 그는 #32449번에게 매우 집착하고 있었다. 이런 조치가 매우 불합리하다고 생각했고 반드시 #32449번이 마약중독자임을 밝히고자 했다. 그는 양귀비씨 검사에 대해 전문적인 문헌검색을 실시했다. 마침내 코넷티컷 대학 연구진이 발표한 논문을 찾아냈다. 연구자들은 양귀비씨를 섭취하면 헤로인뿐만 아니라 헤로인이 간에서 대사되어 발생하는 대사산물인 떼바인(Thebaine)도 검출됨을 보고했다. 그렇지만 단순히 거리에서 판매되는 헤로인을 투약했을 때는 소변에서 헤로인만 검출될 뿐 떼바인은 검출되지 않음도 보고했다.

케빈은 자신이 찾은 논문을 들고 내 방으로 찾아왔다.

"교수님, 이 연구에 따르면 소변에서 떼바인을 검사하면 #32449번이 양귀비씨가 함유된 빵을 먹었는지 아니면 길거리의 헤로인을 투약받았는지 알 수 있습니다."

"케빈, 그것은 불법입니다. 당신은 너무 감정적이 되었어요. 우리가 사사로이 특정 검체에 대해 떼바인을 임의로 검사하면 불법을 저지르게 되는 것입니다. 절대 허락할 수 없어요."

케빈은 나의 말에 순응하지 않았다. 그는 냉동고에 보관되어 있던 #32449번 검체를 녹인 후 떼바인을 측정했다. 그의 예측대로 떼바인은 검출되지 않았다. #32449번이 양귀비씨가 함유된 빵을 먹지 않았다는 것이 증명된 것이다. 케빈은 속으로 분노를 삭였다.

케빈이 내 방을 찾아오고 나서 일주일 뒤에 시내를 주행 중이던 스쿨버스가 마주오던 자동차에 돌진한 사고가 발생했다. 제이크의 스쿨버스였다. 비가 오는 날이었지만 제이크는 평소대로 헤로인을 투약한 후 버스를 몰았다. 헤로인을 투약받으면 동공이 좁아져 시야가 좁아지기 때문에 비오는 날에는 특히 조심해야 했지만 제이크는 신경쓰지 않았다. 마주오던 자동차에는 어린아이와 엄마가 타고 있었는데 그 교통사고로 두 사람 모두 사망하였다. 버스에 타고 있던 많은 아이들도 골절상을 입는 등 매우 비극적인 사고였다.

그 뉴스를 보고 있던 케빈과 동료들은 입맛이 씁쓸함을 감출 수가 없었다. 그들은 제이크를 알고 있었다.

역자 톡(Translator Talk)

대마초는 전세계에서 가장 많이 사용되고 있는 흥분제이다. 미국 캘리포니아 같은 지역에서는 2018년 1월부터 대마초가 기호식품으로 21세 이상 성인에게 합법적으로 사용이 허용되었으니 대마초가 이상한 마약임에는 틀림이 없다. 미국의 청소년들 중 약 12%가 대마초를 흡연한 경험이 있는 것으로 조사되고 있다. 물론 미국 대부분의 주에서는 아직까지 대마초를 기호식품으로 흡연하는 것이 불법이다. 대부분의 국가에서도 불법이다.

대마초의 유익한 점과 해로운 점에 대해서는 아직도 논란이 많이 벌어지고 있지만 거의 모든 국가에서 대마초가 불법인 이유는 어린이와 청소년의 뇌를 손상시키기 때문이다. 뇌를 이루는 신경들을 손상시켜 기억력과 판단력을 감퇴시키고, IQ를 저하시켜 바보 성인, 무능력한 성인을 만들어내는 것이 바로 대마초이다. 이는 청소년들의 담배 흡연이나 음주 행위와는 차원이 다른 결과라는 사실을 이해할 필요가 있다.

대마초 흡연 시 약간의 황홀감과 긴장완화를 경험하게 되는데, 이를 계속적으로 추구하다보면 대마초 중독에 빠져들게 된다. 대마초가 필로폰이나 코카인에 비해 마약 효과는 약하지만 대마초를 피우게 되면 약 10%가 대마초 중독에 빠지게 된다. 문제는 청소년 시절에 대마초를 경험하게 되면 첫 흡연 후 2년 안에 중독될 가능성이 4배 이상 높아진다는 것이다. 인생의 행복을 이성교제나 일의 성취, 운동 등에서 찾지 못하고 대마초에서 찾게 되니 얼마나 비참한 것인가?

대마초를 피웠을 때 몸에 마약효과를 나타내는 주요 성분은 테트라하이드로칸나비

놀(tetrahydrocannabinol, THC)이다. 분자량이 314달톤이고 분자식은 $C_{21}H_{30}O_2$로 지질 성분에 매우 친화적이다. 대마초를 흡연하면 폐에 흡입된 THC가 10여 분만에 대부분 혈액 속으로 녹아들어 간다. 혈액에 녹아들어 간 THC는 친유성이라 복부 같은 지방조직에 급속히 녹아들어가게 된다. 혈액에 남아 있는 THC가 신경세포에 작용해서 황홀과 긴장이완을 느끼게 해주고 간을 통과할 때 간에서 대사되어 제거되게 된다. 간에서 대사된 THC 대사산물은 담즙과 신장을 통해 대변과 소변으로 배출되는데, 이 대사산물도 매우 강한 친유성이라 대부분 다시 소장, 대장과 신장의 세뇨관에서 재흡수되어버린다. 그래서 몸에 흡수된 THC 성분은 매우 서서히 체내에서 제거가 이루어지게 된다. 대마초의 반감기는 사람마다 다른데 수 일이 넘는다. 대마초가 체내에서 제거되는 정도는 사람마다 다양한데 어떤 사람은 대마초 흡입 후 8일만에 소변에서 더 이상 대마초 성분이 검출되지 않은 경우가 있고, 어떤 사람은 22일 동안 대마초 성분이 소변에서 검출되는 경우도 있다. 또 대마초 성분이 강한 친유성이라 대마초를 많이 흡입하면 많은 양의 대마초 성분이 지질조직에 축적되게 되어 더 오래 동안 소변에서 검출되게 된다.

대마초는 만성통증을 앓고 있는 환자나 우울증, 불안장애, 간질 등의 치료에 효과가 있는 것으로 알려져 있다. 그러나 청소년들은 절대로 대마초를 접해서는 안된다. 왜냐하면 대마초가 어린이와 청소년의 뇌를 손상시키기 때문이다. 인간의 뇌는 태어난 후 계속 발육하다가 성인이 되면 즉, 21세가 되면 발육이 멈추게 된다. 유아기와 아동기, 청소년기에는 신경세포들이 서로 다양하게 연결이되면서 신호를 주고 받으며 성장하게 된다. 이렇게 신경계가 발육하는 시기에 대마초를 흡연하게 되면 이런 신경세포들 사이의 연결망이 하나둘 끊어지게 된다. 이는 결국 판단력과 주의력, 인지력, 기억력 감퇴로 나타나게 되고 IQ의 저하가 심각해진다. 또한 대마초를 주기적으로 흡연하게 되면 우울증과 불안증, 심하면 정신분열증을 일으킬 수 있다.

부모의
행복

프레스노 고등학교 미식축구팀의 주장, 알렉산더는 동료들에게 파이팅을 요구했다. 1분만 버티면 1993년도 캘리포니아주 고교미식축구 챔피언이 될 수 있었기 때문이다. 그는 3학년 졸업반이라 대학 미식축구팀의 스카우트들이 결승전을 면밀히 지켜보고 있다는 것을 알고 있었다. 그는 팀의 라인베커(linebacker)로서 상대팀 공격을 끈질기게 방해하고 있었다. 그가 한 번만 더 상대 팀의 쿼터백을 쓰러뜨리거나 공을 잡고 돌진하는 런닝백을 잡아내면 팀이 챔피언이 되는 것뿐만 아니라 자신도 전국 유명 대학의 미식축구팀에 장학금을 받고 진학하는 것을 확정할 수 있었다. 모든 것이 그의 어깨에 달려 있었다.

게임 스코어 28:27, 팀이 1점 앞서고 있었고, 상대팀이 1분을 남겨놓고 마지막 공격을 준비하고 있었다. 사이드라인에서 수비를 지휘하고 있던 감독이 눈짓으로 상대팀의 런닝백을 주의하라고 일러주었다. 왼쪽 수비라인의 라인베커였던 알렉산더는 상대 공격진의 모션을 속임수로 따돌리고 쿼터백에게서 공을 전해받고 있던 런닝백을 그대로 덮쳤다. 90kg의 거구가 65kg의 런닝백을 덮치자 런닝백은 그대로 바닥에 나뒹굴었고 손에 쥐어져 있던 볼이 튕겨져 나가게 되었다. 그 볼은 곧바로 옆에 있던 수비수 코너백의 손에 들어갔다. 그것으로 게임오버였다. 사이드라인에서 초조하게 오더를 내리던 감독과 동료선수들, 좌석에 앉아 있던 학부모들과 팬들이 모두 두 손을 번쩍 들며 승리의 함성을 내질렀다.

좌석에 앉아 있던 알렉산더의 부모도 너무나 기뻤다. 키 185cm, 몸무게 90kg, 금발에 잘 생긴 외모, 자신의 아들이지만 너무나 사랑스러웠던 아들이 유명 대학 미식축구팀에 장학생으로 들어가게 될 거라는 생각에 들떠 눈물이 날 지경이었다.

캘리포니아주 전역에 건자재 물품 체인망을 소유하고 있던 알렉산더의 아버지는 하나밖에 없는 자식이 너무나 자랑스러웠다. 마음 같아서는 자신의 모든 것을 주고 싶었다. 자신과 함께 공원 잔디 위에서 공을 주고받던 어린 아이가 자라서 벌써 스타가 되고 있으니 감회가 남달랐다.

30년만에 캘리포니아주 고교미식축구 챔피언에 오른 프레스노 고교는 축제 분위기였다. 교장선생님을 포함한 모든 선생님과 학생들이 교문에 나와 학교로 돌아오는 미식축구팀을 맞아들였다. 며칠 뒤 학교 근처 농장에서 대규모의 우승 파티가 펼쳐졌다. 미식축구팀과 치어리더들, 밴드부, 많은 학생들이 참석해서 파티 분위기를 즐겼다. 무대를 중심으로 흥거운 음악이 흘러나왔고 남녀학생들이 어울려 춤을 췄다. 한쪽에서는 맥주를 마시며 이야기를 나눴고, 한쪽에서는 담배와 대마초를 피웠다. 파티의 주인공이었던 미식축구팀도 파티 분위기를 즐겼다. 졸업반은 졸업 후 펼쳐질 새로운 미래를 이야기했고, 1학년들은 학교에서 소문난 예쁜 여학생들을 소재로 이야기꽃을 피웠다.

이런 파티를 이미 많이 경험해본 알렉산더가 옆에 있던 친구, 보에게 말했다.

"보, 너 누굴 찍었냐? 오늘 학교에 다니는 예쁜 여자애들은 모두 모인 것 같아. 하하." 한껏 상기된 표정의 알렉산더가 미식축구팀에서 수비수 코너백을 맡고 있는 보에게 물었다.

"와! 오늘 예쁜 여자애 많네. 나는 저기 치어리더를 찍었어. 예쁘게 생겼지? 맥주를 마시며 만져봐야겠어." 웃으며 보가 말했다.

"저 애? 작년에 내가 손 한번 댔잖아. 멋지던데. 졸업하기 전에 한번 자보는 것도 좋지. 하하… 나는 이젠 좀 질리네. 치어리더 주장도 저번 봄에 내가 건드렸잖아. 하하." 알렉산더가 따분한듯 이야기했다.

"알렉산더, 부럽다. 넌 얼굴도 잘 생기고, 운동도 잘하고, 게다가 집안도 좋으니 여자가 붙는다 붙어." 부러운듯 보가 말했다. 둘은 맥주를 마시며 파티 참가자들 얼굴을 하나하나 살폈다. 흥미없이 주변을 둘러보던 알렉산더의 눈빛이 갑자기 밝아졌다. 알렉산더가 바라보고 있는 곳에는 아담한 키에 갈색 머리카락을 가진 귀여운 얼굴의 소녀가 웃으며 남자친구와 대화를 하고 있었다. 둘은 이런 파티가 처음인지 무대에 나가서 춤도 추지 않았고 의자에 앉아 주변을 두

리번 거리며 구경하고 있었다. 알렉산더가 보기에 이들은 1학년 후배들이었다. 아마 파티가 처음인지 어색해하는 모습이 역력했다. 알렉산더는 계속 이 소녀를 힐끔거리며 맥주를 홀짝였다. 보는 벌써 치어리더에게 수작을 걸기 위해 떠나고 없었다.

밤 11시가 지나자 귀여운 소녀가 함께 이야기를 나누던 남학생과 함께 자리에서 일어났다. 아마 집으로 돌아가려고 하는 것 같았다. 그렇지만 예측과는 다르게 남학생과 여학생은 헤어져 서로 다른 동료를 찾았다. 알렉산더는 자리에서 일어나 소녀의 뒤를 좇았다. 소녀가 함께 왔던 친구를 찾으려고 무대 뒤로 돌아갔을 때 소녀는 한쪽 귀퉁이에서 남학생과 서로 끌어앉고서 키스하고 있는 친구를 발견했다. 소녀는 매우 놀랐지만 집에 돌아가야할 시간이라 친구에게 다가갔다.

"제니. 시간이 늦었어. 집으로 돌아가자. 네 오빠 어딨니? 집으로 데려다 달라고 해야겠어." 에이미가 제니 옆에 있는 남학생을 힐끔거리며 말했다.

"우리 오빠 한 시간 전에 여자친구 데리고 여기를 떠났어. 나도 어디 갔는지 몰라." 제니가 들뜬 표정으로 남학생을 바라보며 건성으로 대답했다.

"그럼 나는 어떻게 집으로 돌아가? 너 집에 안갈꺼야?" 당황한 에이미가 말했다.

"응, 나는 여기 더 있을래. 에이미 너 엄마에게 전화해서 데리러 오라고 해." 제니가 귀찮은 듯이 이야기했다.

"우리 엄마는 내가 이 파티에 온 것을 모른단 말이야. 여기에 온 것을 엄마가 알면 화낸다고. 너네 집에 놀러간다고 했다고." 에이미가 당황하며 소리쳤다.

"그렇지만 어떻게 해. 오빠가 사라졌다고." 억울한듯 제니가 말했다. 제니 옆에서 10여 분간 갈등하던 에이미는 가방 속에서 핸드폰을 꺼내 엄마에게 전화를 걸려고 했다. 그 때 알렉산더가 옆에서 나타났다.

"차를 구하고 있어? 나도 집으로 돌아가려고 하는데." 알렉산더가 호감가는 얼굴로 에이미에게 말했다. 알렉산더의 말을 들은 에이미는 깜짝 놀랐다. 학교의 슈퍼스타가 바로 옆에서 말을 걸고 있는 것이다.

"알렉산더죠? 미식축구팀 주장?" 신기한듯 알렉산더를 쳐다보며 에이미가 말했다.

"맞아. 알렉산더야. 집이 어디야? 내가 집에 가는 길에 데려다줄게."

"음…" 에이미는 즉시 대답을 못했다. 처음 만난 사람의 차를 늦은 밤 시간에 타본 적이 없었기 때문이었다. 에이미가 대답이 없자 옆에 있던 제니가 에이미에게 소리쳤다.

"에이미, 알렉산더야. 무슨 걱정이야. 주장 차를 타고 집으로 돌아가. 걱정할 필요가 없어." 제니의 재촉을 들은 에이미는 마지못해 알렉산더의 차를 타고 집으로 돌아가기로 결정했다. 알렉산더의 차는 대형 SUV였고 그는 친절한 얼굴로 보조석 문을 에이미에게 열어주었다. 둘을 태운 차는 시내 주택가를 향했다. 5분 정도 시외곽 도로를 달리던 차가 갑자기 옆 샛길로 방향을 틀었다. 긴장하며 보조석에 앉아 있던 에이미는 무언가 이상해서 운전석의 알렉산더를 바라보았다. 곧 차가 허허벌판에 멈춰섰다.

"알렉산더, 왜 이곳에 차를 세우는거예요? 이곳은 저희 집이 아니에요." 두려운 목소리로 에이미가 말했다.

"에이미, 알아. 내가 곧 집으로 데려다줄 테니 걱정 말아. 긴장을 풀어. 그냥 여기서 잠깐 쉬었다가자." 알렉산더가 친절한 얼굴로 에이미를 보며 말했다.

"알렉산더, 나는 그러고 싶지 않아요. 집에서 엄마가 기다리고 있어요. 제발 빨리 데려다줘요." 에이미기 두려워하며 말했다.

"이봐, 내숭 떨 필요가 없어. 너도 이것을 원하잖아. 너가 내 차를 탔을 때부터 너의 마음은 이것을 원한 것이라고." 알렉산더는 아무 것도 아니라는 듯 안전벨트를 풀고 옆자리에 앉아 있던 에이미를 덮쳤다. 건장한 남성이 강압적으로 옷을 벗기자 에이미는 자신의 저항이 아무런 효과도 없음을 알았다. 15년 동안 간직해오던 순결이 섹스에 눈이 먼 남자에 의해 무차별하게 짓밟혔다. 그녀는 강간을 당하는 내내 울 수밖에 없었다. 사정을 끝낸 알렉산더는 무표정한 얼굴로 바지를 올리고는 운적석으로 갔다. 그는 바로 차를 몰아 에이미의 집에 도착했다.

"에이미, 오늘 있었던 일을 어느 누구에게도 이야기하면 안돼. 그렇지 않으면 다음번엔 더 지독하게 너를 다룰거야." 알렉산더는 내리려던 에이미를 붙잡고 차갑게 이야기했다. 에이미는 눈물을 훔치며 차에서 내렸다. 그리고는 곧바로 뛰어서 집으로 들어갔다. 그녀는 엄마의 얼굴도 보지 않고 바로 샤워장으로 가서 더러워진 몸을 물로 닦고 또 닦아냈다.

밤을 거의 뜬눈으로 지샌 에이미는 지난 밤에 당한 강간을 부모에게 말할 수가 없었다. 자신의 불찰이 너무나 죄송스러웠고 알렉산더의 위협이 또 무서웠다.

오전에 친구 제니가 에이미의 집을 방문했다. 그녀는 지난밤에 있었던 황홀한 추억을 에이미에게 자랑하기 위해 왔지만 에이미의 표정이 좋지 않은 것을 보고는 무슨 일이 있었냐고 물어보았다.

"에이미, 얼굴이 왜 이래? 무슨 일 있었니?" 걱정어린 표정으로 제니가 말했다.

"제니, 모든 것이 너 때문이야. 너가 그 파티에 가자고 조르지만 않았어도 어제 같은 일을 당하지 않았을 거야. 내가 같이 집으로 돌아가자고 했을 때 너가 거절만 안했어도 내가 이런 일을 당하지 않았을거야." 화가 난 에이미가 울면서 제니에게 소리쳤다. 제니는 지난밤 에이미에게 있었던 이야기를 들을 수 있었다. 그녀는 분노하지 않을 수 없었다.

"에이미, 이건 강간이야. 너희 부모님게 사실대로 말하고 경찰에 신고해야 해. 너의 순결이 짓밟혔다고." 제니가 소리쳤다. 제니는 에이미를 데리고 그녀의 부모에게 데리고 갔다. 에이미의 강간 사실을 들은 부모는 분노했다. 곧바로 경찰이 왔고 경찰은 에이미를 데리고 산부인과 병원으로 가서 강간의 증거물을 확보했다. 에이미의 질 부위에서 면봉으로 남아 있는 알렉산더의 정액을 채취했다. 검체는 즉시 경찰서 범죄과학연구소에 보내져 남성의 정액이 존재하는지 검사되어졌다. 남성의 정액에 존재하는 산성인산분해효소(acid phosphatase)가 에이미의 질 검체에서 양성으로 나타났다. 경찰은 알렉산더를 체포하기 위해 그의 집으로 갔다. 무슨 일이 발생했는지 모르고 있던 알렉산더는 저녁밥을 먹다가 에이미 강간범으로 체포되어 경찰서로 이송되었다. 알렉산더를 체포한 경찰은 증거물로 SUV 차량의 좌석 시트를 뜯어냈다. 알렉산더의 부모는 영문을 몰라 경찰에 항의할 뿐이었다. 그들의 눈에 알렉산더는 모범생이었다. 부모는 수많은 소녀의 우상이었던 아들이 강간을 했다는 사실 자체를 믿을 수 없었다.

그의 부모는 곧바로 경찰서에 들러 보석금 10만 달러를 내고 아들을 데리고 집으로 돌아갔다. 이 사건의 재판은 2주 뒤에 열리게 되었다. 알렉산더가 에이미를 강간했다는 소문은 삽시간에 학교에 퍼졌다. 강간을 저지른 알렉산더뿐만 아니라 강간을 당했던 에이미도 학교 가기가 창피했다.

"알렉산더, 너 정말 그 소녀를 강간했니?" 아버지가 신중한 목소리로 물었다.

"아버지, 에이미가 성관계를 동의했어요. 제가 뭐가 부족하다고 그런 소녀를 강간하겠어요? 한밤 중에 제 차를 탄 소녀에요. 아버지 저는 그런 아이가 아니에요." 알렉산더는 억울하다는 듯이 이야기했다. 알렉산더의 이야기를 들은 아버지는 마음이 아팠다. 아버지는 어려움에 빠진 아들이 안쓰럽기만 했다. 이 사건만 아니었다면 아들은 몇 년 지나 전국적인 스타가 될 수 있다고 생각했던 아버지였다. 그는 아들이 이 사건에서 쉽게 빠져나올 수 없을 것이라 생각했다. 알렉산더의 정액이 에이미의 질에서 검출되었고, 성관계 당사자인 에이미는 강간을 이야기하고 있을 뿐만 아니라 당시 에이미가 알렉산더의 차를 탔을 때 여러 학생들이 그들을 목격했기 때문이었다. 그는 장래가 창창한 아들이 구렁텅이에 빠졌다는 사실이 못내 화가 났다. 강간범으로 확정되면 감옥에서 10년 이상을 보내야 하는데 그럼 아들의 인생은 무엇이 되겠는가? 아버지는 며칠간 잠을 이룰 수 없었다.

"알렉산더, 내가 변호사를 통해 알아봤는데 너는 강간범으로 몰릴 가능성이 아주 높다고 한다. 이대로 가면 유죄를 받을 확률이 아주 높아." 아버지가 침통한 음색으로 알렉산더에게 말했다.

"아버지, 저는 어떡해요? 저는 억울하다고요." 알렉산더는 울며 이야기했다.

"너, 프랑스로 가지 않으련? 거기에 내 친구가 있어. 그곳에서 공부도 하고 사업도 배우면서 이 사건이 잠잠해질 때까지 기다리는 것이 좋겠다." 아버지는 안쓰러운 얼굴로 아들에게 말했다.

재판 당일이 되었다. 법정이 열리고 판사와 검사, 변호사가 모두 법정에 들어와 심리를 준비하였다. 에이미는 피해자석에 앉아서 수치심을 참으며 기다리고 있었다. 알렉산더의 부모와 에이미의 부모도 방청석에 앉아서 심리를 기다렸다. 그렇지만 아무리 기다려도 사건의 피의자인 알렉산더의 모습을 법정에서 볼 수 없었다. 판사가 알렉산더의 부모에게 아들의 소재를 물어보았지만 부모의 대답은 자신들도 모른다였다. 사건을 담당했던 경찰 스탠리는 당당한 표정으로 법정을 떠나는 알렉산더 부모를 못마땅하다는 듯이 쳐다보았다. 그는 알렉산더가 부모 도움으로 이미 먼곳으로 도주했을 것이라 추측했다. 스탠리는 피해자석에서 눈물을 흘리고 있는 에이미를 안쓰럽게 바라보다가 법정을 떠났다. 그날부터 스탠리는 미국 전역을 대상으로 알렉산더가 숨어 있을만한 곳을 수색했다. 그러나 세 달이 지나도록 알렉산더를 찾을 수 없었다. 세월이 지나면서 그의 뇌리에서 알렉산더 이름이 점점 지워져갔다.

가을에 있었던 끔찍한 기억도 세월이 지나면서 에이미의 기억 속에서 차츰 희미해져 갔다. 그녀는 대학시절에 사귄 남자친구와 결혼해서 행복한 가정을 이루며 평온한 일상을 보낼 수 있었다. 경찰 스탠리도 다양한 사건을 처리하느라 평소와 다름 없이 바쁜 나날을 보냈다. 그는 결혼 20주년을 기념하기 위해 부인과 함께 프랑스로 여행을 가게 되었다. 스키가 취미였던 아내를 위해 알프스의 몽블랑과 인접한 곳에 위치한 근사한 리조트를 예약했다. 설질이 좋은 스키장에 고급 레스토랑, 멋진 경관 등 모든 것이 만족스러웠다. 그는 아침에 일어나서 부인과 조식을 한 후 함께 스키를 타러 나갔다가 오후 늦게야 돌아왔다. 그리고는 리조트에 딸린 고급 레스토랑에서 아내와 평온한 저녁을 즐겼다. 리조트에 머문지 3일째 되던 저녁에 그는 레스토랑 벽면에 설치된 와이드스크린 화면에서 리조트 홍보 영상을 보게 되었다. 홍보 영상에는 스키장에서 운영하는 스키 교실도 있었는데 스키 강사 이름이 많이 익숙한 이름이었다. 바로 알렉산더였다. 12년 전에 사라진 알렉산더가 이곳 스키장에 스키 강사로 있었던 것이다. 스탠리는 모습이 조금 변한 알렉산더를 바로 알아볼 수 있었다. 다음날 리조트의 스키교실을 찾아가 알렉산더가 정말로 과거의 그인지 살펴보았다. 바로 그였다. 행복한 미소로 주변 동료들과 어울리고 있었는데 12년 전 그가 미국 전역에 수배를 내린 바로 그 알렉산더였다. 그는 휴가를 마치고 귀국하자마자 프랑스 인터폴에 요청하여 알렉산더를 미국으로 강제송환조치했다.

프랑스에 있어야 할 아들이 자신의 거주지 경찰서 감옥에 감금된 것을 본 아버지는 매우 비통했다. 그는 미국에서 소송 승률이 좋은 변호사를 알아보았다. 그는 1994년 오제이 심슨 사건에서 훌륭히 변호를 수행한 스미스를 10만 달러에 이르는 비싼 수임료를 주고 고용했다. 스미스는 오제이 심슨 변호팀에서 신참 변호사로 실무를 맡아 많은 일을 처리했다. 그 변호팀은 살해당한 오제이 심슨의 이혼한 전 아내 니콜 브라운의 옷에 묻어 있는 오제이 심슨 혈액에 문제를 제기했다. 혈흔에는 실제 혈액에는 존재하지 않는 이디티에이(EDTA)라는 물질이 미량 검출되었는데, 이 EDTA라는 성분이 병원에서 환자를 채혈할 때 이용하는 채혈튜브에 항응고제로 포함되어 있는 것이었다. 변호팀은 누군가가 검사 목적으로 채혈된 오제이 심슨의 혈액을 빼돌린 다음에 그 채혈된 혈액을 살해당한 니콜 브라운의 옷에 고의적으로 묻혔다고 주장했다. 변호팀은 경찰을 의심했다. 결국 오제이 심슨은 무죄로 석방되었다. 알렉산더의 아버지는 오제이 심슨의 사건처럼 아들도 무죄로 석방되길 원했다.

변호사 스미스는 바로 증거 확보에 착수했다. 오제이 심슨 사건 때처럼 그는 증거에서 객관적 오류를 찾고자 했다. 그는 사건 증거물 보관소에 보관되어 있는 알렉산더 차량 보조석의 시트에서 혈흔을 발견했다. 그는 법원의 허가를 받은 후 혈흔이 누구의 것인지 그리고 혈흔 속에 마약 성분이 존재하는지 알아보기 위해 전문 검사실로 검사를 의뢰했다. 혈흔의 원주인을 찾기 위한 유전자 검사가 실시되어 에이미의 유전형과 일치함을 확인했다. 그리고 혈흔에는 우연찮게도 대마초 성분이 발견되었다.

본격적인 재판이 진행되기에 앞서 검사측과 피고인 변호사측이 판사 앞에서 만나 재판에 제시될 증거의 적격성 여부를 서로 검토하였다. 왜냐하면 배심원들 앞에서 공개될 증거는 과학적으로 신빙성이 있어야 한다는 프라이 룰(Frye criteria)을 충족해야 했기 때문이다. 피고인 변호사측은 약물중독 분석 전문가인 맥마스터 박사를 대동하고 참여했다.

"재판장님, 며칠 전에 증거물 보관소에 보관되어 있던 알렉산더 차량 보조석 시트의 혈흔에서 마약 성분이 존재하는지 검사를 했습니다. 이것이 그 결과 보고서입니다. 우리는 혈흔이 에이미의 것인지 확인하기 위해 유전자 검사를 실시했으며 에이미의 것과 일치함을 확인했습니다. 또한 혈흔에서 대마초의 주성분인 THC (tetrahydrocannabinol)가 미량 검출됨을 확인하였습니다. 이 사실을 미루어볼 때 그 날 파티에서 에이미는 대마초를 흡연하였다고 판단됩니다. 12년이 지난 현재에 대마초 성분이 미량 남아 있다는 것은 12년 동안 분해된 양을 생각해보면 파티 당일 혈중 THC 농도가 매우 높았다는 것을 추측할 수 있습니다. 즉, 그녀는 대마초를 즐기고 섹스도 즐기는 그런 소녀라는 것을 미루어 짐작할 수 있습니다." 변호사 스미스는 미소띤 얼굴로 담당 검사를 바라보며 또 이야기했다.

"우리는 그날 저녁에 둘 사이에 성관계가 없었다고 말하는 것이 아닙니다. 성관계가 있었습니다. 그러나 성관계는 강압적인 강간이 아니라 합의하의 서로 즐긴 관계였습니다. 피고인측은 검사결과를 재판의 증거로 채택해주시길 요청드립니다." 변호사는 판사를 똑바로 바라보며 확신에 찬 어조로 말했다. 담당 검사는 피고인측의 주장에 매우 당황했고, 피해자에게 사실 여부를 확인할 시간을 달라고 판사에게 요청했다.

에이미는 담당 검사에게 이 사실을 전해듣고 당황했다.

"검사님, 저는 이제까지 대마초를 피워본 적이 없습니다. 그날 파티에서도 대마초를 입에 대지 않았습니다. 어떻게 이런 일이 일어날 수가 있는 것이죠?" 억울함 때문에 눈물을 보인 에이미가 검사에게 말했다.

"에이미, 나는 당신의 말을 믿습니다. 그런데 검사결과를 어떻게 봐야하는지 알 수가 없습니다." 담당 검사도 답답해 했다. 그는 이 상황을 자신이 해결할 수 없음을 알고 나에게 전화를 걸어 도움을 요청했다. 나는 며칠 뒤에 열린 재판 전 증거채택 심사에 참여하게 되었다. 에이미도 시간을 내어 참석했다.

"재판장님, 피고인측이 제출한 대마초 성분 분석보고서는 면역학적 검사방법(Immunoassay)으로 분석한 것입니다. 이 검사방법은 정확하지 않아서 환자가 해열진통제를 먹었거나 항바이러스 약물 등을 투약받았을 때도 대마초 성분 양성으로 결과가 나타납니다. 바로 위양성인 결과입니다. 이런 면역학적 검사방법은 결함이 있어서 양성의 검사결과가 나오면 더 정확한 검사방법으로 추가검사를 실시해서 확진해야 합니다. 즉, 질량분석기(mass spectrometry)로 검사를 해서 정말로 보조석 혈흔 속에 대마초 성분(THC)이 존재하는지 검사를 해보아야 합니다." 나는 판사에게 조용히 이야기했다.

"우리도 질량분석기를 이용해서 확진검사를 실시하고 싶었습니다. 그러나 아쉽게도 보조석 시트에 남아 있는 혈흔의 양이 매우 적어서 면역학적 방법으로 검사를 하고보니 더 이상 남는 혈흔이 없게 되었습니다. 검체가 없어서 추가확진검사를 못한 것입니다." 변호사 스미스가 억울한 듯 이야기했다.

"그렇다면 검사결과는 증거로 제출하기에는 부적절합니다. 과학적인 신뢰도가 떨어지기 때문입니다. 더군다나 차량 좌석의 시트에 존재하는 혈흔을 가지고 면역학적 검사를 실시했던 예가 과거에 없었습니다. 즉, 검사 자체의 신뢰성에 문제가 있습니다." 나는 판사를 똑바로 바라보며 이야기했다.

그러나 판사는 우리의 의견을 묵살했다. 그가 생각할 때 12년 전 강간사건의 증거는 몇 가지 되지 않았다. 그렇기에 그나마 이 증거가 배심원단이 들어볼만 하다고 판단했다. 재판 당일 피고인 변호사측은 에이미가 성관계에 자유분방한 학생이었다고 주장했다. 그 주장의 근거로 면역학적 검사방법으로 검출한 대마초 양성 결과였다. 검사측은 이에 대한 반박으로 그 검사방법은 부정확해서 현재 확진검사로 이용되지 않고 있다는 점과 자동차 차량의 시트에 묻은 혈흔에서 단 한 번도 이런 검사가 시행되어보지 않아서 그 검사의 신뢰도가 의심스럽다는 점을 주장했다. 배심원단 12명 중 4명이 좌석 시트의 혈흔에서 검출되었다는 대마초(THC) 검사 결과를 다행히 믿지 않았다. 그런고로 평결 없이 1차 재판이 종결되었다.

변호사 스미스는 좌석 시트의 혈흔 검사 결과만으로는 배심원을 설득하기에 한계가 있음을 확인하고는 추가적인 검사를 실시했다. 그는 경찰서 증거 보관실에 보관되어 있던 강간 당시 에이미가 입고 있었던 속옷을 검사했다. 이번에는 면역학적 검사방법이 아닌 질량분석기를 이용해서 속옷에 묻은 혈흔에서 마약 성분을 찾기 위해 분석을 의뢰했다. 한 달 뒤 다시 재판 전 증거채택 심사가 열렸다. 스미스는 이번에도 약물중독 분석 전문가 맥마스터 박사를 대동하고 참여했다.

"재판장님, 사건 당시 에이미가 입고 있었던 속옷 혈흔에서 발견된 마약성분은 헤로인(heroin)입니다." 스미스는 확신에 찬 눈빛으로 판사를 쳐다보며 이야기했다. 그 소리를 들은 에이미가 소리쳤다.

"나는 이제까지 헤로인을 해본 적이 없어요. 어떻게 해본 적도 없는 헤로인이 검출될 수 있나요?" 에이미가 울음을 터트렸다. 그녀는 변호사라는 그럴 듯하게 보이는 사람에게 자신이 길거리의 창녀보다 못한 존재로 매도당하고 있다는 사실이 너무 억울했다. 스미스의 주장을 듣고 있던 나는 그에게 원본 검사데이터를 요구했다. 내 요구를 들은 스미스는 조금 놀랐으나 재판장 앞이라서 거부할 수는 없었다. 나는 며칠 뒤 질량분석기로 분석한 원본 검사 데이터를 받아들고 면밀하게 검토하였다. 재판 당일 나는 증인으로 참석했다.

"재판장님과 배심원단 여러분, 에이미는 헤로인 중독자였습니다. 사건 당일 에이미는 헤로인을 투여받은 상태였고, 우리는 에이미의 속옷 혈흔에서 헤로인 성분을 발견해냈습니다. 또한 미량이지만 모르핀(morphine)도 검출되었습니다. 그날 밤 성관계는 강간이 아니라 서로 합의한 상태에서 일어난 행위였습니다." 변호사 스미스는 확신에 차서 말했다.

"피고인측이 제출한 검사결과를 면밀히 검토해보았습니다. 피고인측은 에이미의 속옷에서 헤로인과 모르핀을 검출했다고 했습니다. 그러나 실제로 헤로인을 투약하면 헤로인은 뇌와 간, 대장 등 여러 장기에서 수 분 이내에 급속히 분해되기 때문에 실제로 혈액에서 검출되기 어렵습니다. 그래서 헤로인을 검출할 때는 헤로인 대신 헤로인의 대사산물인 모노아세틸모르핀(MAM, 6-monoacetylmorphine)이나 모르핀을 검사합니다. 즉, 헤로인보다는 헤로인 대사산물이 나타나야 합니다. 검사결과를 보면 헤로인은 양성인데 비해 헤로인 대사산물은 검출되지 않았습니다. 그런고로 피고인측이 제시한 헤로인 투약은 사실이 아닙니다. 미량 검출되었다는 모르핀도 실제로는 위양성 결과입니다. 피고인측이 제출한 검사 분석보고서에 나타난 모르핀의 농도는 너무 낮아서 분석에 이용된 질량분석기로는 측정할 수 없는 농도입니다. 제가 그 검사실을 알아보니 텍사스주 휴스턴에 위치한 이름 없는 검사실이었습니다. 공신력 있는 기관으로부터 인증도 받지 않은 신뢰성이 불분명한 검사실이었습니다. 여기 제가 가져온 질량분석기 검사 데이터를 봐주시기 바랍니다. 피고측이 제출한 모르핀 검사 원본 데이터와 비슷한 검사 패턴을 보여주고 있습니다. 그런데 저는 이 검사 데이터를 증류수를 검사해서 얻었습니다. 즉, 피고인측이 제시한 모르핀검사 결과는 위양성의 거짓 결과입니다. 그 검사를 시행했던 검사실은 피고인측의 개인적 부탁을 받고 시행한 양심 불량한 검사실이라고 판단됩니다." 나는 마음의 분노를 실어 증언했다. 피고인 변호사측이 거짓으로 검사결과를 조작해서 선량한 에이미를 창녀 같은 싸구려 여자로 매도하는 것에 나는 매우 큰 분노를 느꼈다.

"재판장님, 증인의 발언은 개인적인 감정이 들어가 있습니다. 이의를 제기합니다." 변호사 스미스가 내 말을 막으며 급히 소리쳤다.

"네, 증인은 개인적인 감정에 기반하지 말고 사실 그대로의 것만 증언해주시기 바랍니다." 재판장이 요청했다.

"설사 에이미의 혈흔에서 미량의 모르핀이 검출되었더라도 이것은 모르핀이나 헤로인을 투약했기 때문이라고 보기 어렵습니다. 왜냐하면 모르핀은 감기약 속의 기침 억제제의 주 성분이며 월경 시 먹는 진통제의 주 성분인 코데인(codeine)의 대사산물이기 때문입니다. 우리가 코데인을 먹으면 간에서 코데인이 분해되면서 코데인 글루쿠로나이드(codeine-6-glucuronide)와 노코데인(norcodeine) 그리고 모르핀이 생성됩니다. 만약 에이미의 혈흔에서 모르핀이 발견되었다면 정황상 코데인 복용으로 생성된 것으로 판단됩니다. 물론 에이미의 속옷 혈흔에서 발견된 모르핀은 위양성으로 거짓 결과입니다." 나는 차분히 이어서 이야기했다.

이후 담당 검사가 휴스턴에 위치한 사설 검사실 사진 등을 보여주며 공신력이 매우 없는 검사실임을 재판장과 배심원에게 증명했다. 방청석에 앉아 있던 알렉산더 아버지의 표정이 일그러졌다. 그는 변호사 스미스를 노려보았다.

곧 재판은 종결되었고 이틀 후 재판 결과가 발표되었다. 알렉산더는 유죄를 선고받고 20년형에 처해졌다. 29세로 앞날이 창창했던 젊은이는 배심원단의 판결을 받고 맥 없이 허물어졌다.

나는 이번 사건을 통해 여러 약물중독 분석 전문가들이 변호사 스미스에게

뇌물을 받고 이용당하고 있음에 놀랐다. 나 같은 선량한 전문가가 이 재판의 증인으로 참여하지 않았다면 선량한 시민으로 살아가던 에이미는 일시에 매춘부보다 못한 여인으로 전락했으리라 생각된다. 약물을 이용한 강간은 지금도 빈번하게 발생하고 있다. 과거에는 알코올을 이용했지만 최근에는 로히프놀(Rohypnol)이나 감마하이드록시부티레이트(GHB, gamma hydroxybutyrate) 같은 약물이 많이 이용되고 있다. 이런 약물을 청량음료나 맥주에 타서 먹이면 피해자에게 진정 및 최면 효과가 나타나 강간에 무방비 상태가 된다. 더구나 강간 가해자를 기억 못하는 경우도 있어 최근 미국에서는 사용이 금지되어 있다.

역자 톡(Translator Talk)

이야기 속 알렉산더는 전도유망한 청소년이었다. 좋은 가정에, 훌륭한 교육을 받았고, 어쩌면 훌륭한 성인으로 자라나서 사회에 이바지할 사람이었다. 그러나 단 한순간에 그의 운명은 사회에 이바지할 사람에서 감옥에 갇힌 범죄인으로 바뀌게 되었다.

건강한 육체, 잘생긴 외모, 뛰어난 운동신경, 많은 소녀들의 선망… 알렉산더가 만약 에이미를 조금이라도 존중했다면 알렉산더의 인생은 찬란했을 것이다. 그러나 알렉산더는 상대를 존중하는 마음이 없었다. 이런 마음가짐은 결국 파멸을 불러올 확률이 높게 한다.

인간은 사회 속에서 살아간다. 즉, 인간은 관계 속에서 살아간다. 그렇기에 주변 사람과 따뜻하고 견고한 관계를 맺는 것이 중요하다. 그 기본이 바로 상대를 존중하는 것이다.

상대를 존중하는 태도가 가장 큰 성공의 밑거름이란 사실을 명심해야 한다.

위태로운
마약 운반자,
패커

카를로스와 린은 샌프란시스코의 명물인 금문교가 내려다보이는 근사한 5층 오피스텔 창가에서 커피를 마시며 나른한 여가를 즐겼다. 자신들이 이렇게 비싼 주택에서 살 수 있다는 것이 정말로 꿈만 같았다. 그들은 비록 혼인신고는 안했지만 10년을 함께 한 부부였다. 이들의 과거는 서로가 잊고싶은 슬픈 것들이었다.

카를로스의 아버지는 카를로스가 두 살 무렵 집을 나가서 돌아오지 않았다. 어머니는 마약중독자로 어린 카를로스를 제대로 돌볼 수가 없었다. 그녀는 수시로 마약 단속반에 걸려서 여러 차례 감옥에 수감되었고 어린 카를로스는 위탁 가정에 맡겨져 자랄 수밖에 없었다. 불행하게도 어머니는 그가 12살 때 에이즈(HIV) 감염으로 사망했지만 카를로스는 어머니의 죽음이 크게 다가오지 않았다. 어린 카를로스에게 세상은 냉담한 곳이었다. 어린 카를로스에게는 따뜻한 사랑과 관심이 필요했지만 위탁 가정의 양부와 양모에게서 바랄 수 있는 사랑에 한계가 있었다. 그는 학업성도 나쁘지 않았지만 너무 외로웠다. 그는 관심과 사랑을 거리의 불량배 형들로부터 얻었다. 15살이 되자 카를로스는 위탁가정을 뛰쳐나가서 지역에 뿌리를 박고 있는 갱(gang)에 가입했다. 당연히 학교는 그만두었고, 하루 일상이 폭력, 도둑질, 협박 등이었다. 그는 1년에 3~4개월씩 청소년 구금시설에 갖혀지내기 일수였다. 카를로스는 청소년기를 도둑질과 마리화나, 코카인을 투여받으며 보냈다. 코카인 등은 구입 비용이 매우 많이 들기 때문에 카를로스는 비용을 충당하기 위해 남의 집에 몰래 침입해서 귀금속을 자주 훔쳤다. 코카인이나 헤로인은 미래의 희망이 보이지 않는 카를로스에게 안식처가 되어 주었다.

카를로스는 마약 중독으로 감옥에도 많이 갔지만 마약 과다 사용으로 응급실에도 많이 실려갔다. 마약 재활센터에도 강제로 보내졌지만 마약을 끊을 수 없었다. 감옥 출소 후 보호소에서 생활을 했지만 언제부터인가 감시받는 것 자체가 싫어 노숙자로 길거리를 전전하게 되었다. 돈이 생기면 길거리 갱들에게 마약을 구입해 투약하는 것이 유일한 낙이 되었다.

린은 그나마 카를로스에 비해 좋은 가정환경에서 자랐다. 공무원이었던 부모 슬하에 외동딸로 많은 사랑을 받고 자랐다. 불행은 그녀의 어머니가 10살 때 폐암으로 사망하면서부터 시작되었다. 아버지는 아내를 잃은 슬픔을 잊기 위해 술에 의지했고 과음하는 날이 잦았다. 린의 인생에 회복되기 어려운 상처가 생긴 것은 12살이 되었을 때였다. 자라면서 외모가 엄마와 점점 비슷해졌던 린을 아버지가 술에 취한 상태에서 강간을 하게 된 것이다. 아버지는 술에 취해 아내를 본 것 같은 착각에 빠졌던 것이다. 그 다음날 바로 린은 집을 나와서 근처의 이모집으로 피신했다. 그녀는 이모집에서 생활했지만 아버지에게 당한 성폭행의 상처로 인해 정상적인 학교생활을 할 수가 없었다. 그녀는 불량소녀들과 어울리다가 술집에 나가는 언니들을 알게되었다. 그녀들이 공동으로 거주하는 아파트에서 가끔 자기도 하면서 그녀의 탈선은 브레이크가 없게 되었다.

16살이 되었을 때 그녀는 이모에게 어떤 말도 남기지 않고 집을 나와버렸다. 그녀는 자신을 편하게 대해주었던 술집 언니들의 아파트로 갔다. 그녀들은 나이트클럽 등에서 스트립쇼를 하며 생활비를 벌었는데 수익의 많은 부분을 마약 구입에 썼다. 린도 곧바로 이런 생활에 젖어들었다. 어린 나이에 스트립쇼를 했고, 언니들과 함께 마약을 투약하며 시간을 보냈다. 마약을 구입할 돈을 구하기 위해 그녀는 길거리 성매매에 나서게 되었고, 다양한 성병을 앓게 되었다. 그녀는 마약 단속반에게 발각되어 여러 차례 감옥에 투옥되었다. 이렇게 10여 년을 지내게 되자 보호자 역할을 해주던 언니들은 더 이상 도움이 되지 않았다. 왜냐하면 그녀들도 감옥에 가 있거나 보호소에서 감시를 받는 생활을 했기 때문이다. 그녀는 몸과 마음이 모두 피폐해져 20대 후반의 젊은 나이에 노숙자가 되었다.

샌프란시스코의 겨울은 눈도 내리지않고 얼음이 얼지 않는 날씨라 노숙자에게는 천국과 같다. 그러나 영상 4~6도 정도의 쌀쌀한 날씨에서 밤을 지새우는 것은 노숙자에게는 큰 일이었다. 노숙자였던 린도 좀 더 따뜻한 곳을 찾아 시내를 배회했다. 골목에 버려진 담요와 옷가지들을 발견한 린은 그곳으로 다가갔다. 거기엔 이미 4명의 노숙자들이 자리를 잡고서 담요와 옷가지들로 몸을 덮고 누워있었다. 린이 자세히 보니 어떤 남성이 홀로 커다란 담요를 덮고 있는 것이 보였다. 그녀는 살며시 담요의 한쪽 귀퉁이 속으로 몸을 누이면서 담요를 살짝 잡아당겼다.

"이런 제길, 저리 꺼져, 내꺼야." 남자가 갑자기 소리를 지르며 담요를 잡아당겼다.

린은 담요를 빼앗기지 않기 위해 사력을 다해 담요를 손으로 잡았다. 남자는 한 번 더 강하게 당겨도 담요가 자신쪽으로 끌려오지 않자 폭력을 가하기 위해 거칠게 일어났다. 일어나서 보니 무표정한 얼굴로 담요를 손으로 꽉 쥔 불쌍한 여자를 보게 되자 마음이 약해져 그대로 다시 눕게 되었다. 둘이 함께 담요를 덮으니 바닥에서 올라오는 한기가 조금 가시는 것 같았다.

"이봐요. 난 카를로스라고 해요. 난 그렇다고쳐도 당신처럼 예쁜 여자가 노숙자가 되었다니 안쓰럽군요." 카를로스는 연민의 얼굴로 옆자리에 누워 있는 린에게 이야기했다. 린은 카를로스의 따뜻한 목소리를 듣자 한동안 외롭게 지냈던 자신의 처지가 생각나 눈물이 흘러나왔다. 카를로스는 옆의 여자가 흐느끼는 소리를 들으며 착잡한 마음 금할 길이 없었다. 자신의 처지를 생각해보니 그것 또한 비참하기 그지없었기 때문이다. 카를로스는 더 이상 여자에게 이야기를 할 수 없어 조용히 자신의 처지를 생각하다가 잠이 들었다.

아침에 린이 눈을 떴을 때 옆에 누워 있던 남자는 사라지고 없었다. 노숙자들은 하루하루 생존을 걱정해야 하기에 타인에 대한 어떤 관심도 있을 수 없다. 린도 그렇고 카를로스도 마찬가지였다. 둘에게 지난밤의 대화는 그저 먼 추억에 불과했다. 그렇게 기억에서 사라졌던 카를로스를 린은 몇 달이 지난 봄에 공원 벤치에서 보게 되었다. 그는 따뜻한 태양 빛 아래에서 샌드위치를 먹고 있었는데 그를 발견한 린은 왠지 흥분되어 그에게 다가갔다.

"이봐요, 저를 알아보겠어요? 몇 달 전 골목에서 이불을 함께 덮고 잔 적이 있잖아요." 린은 밝은 목소리로 카를로스에게 물어보았다. 카를로스는 밝은 얼굴로 자신을 향해 말을 거는 사람을 지난 몇 년 동안 본 적이 없었다. 밝은 목소리가 너무 듣기 좋아서 다가온 여성 노숙자를 뚫어져라 쳐다보았다. 기억이 났다.

"아, 기억나요. 잘 지냈어요?" 카를로스는 진심으로 좋아서 웃으며 말했다. 둘은 함께 벤치에 앉아 지난 세월의 일들을 서로 이야기했다.

"린, 당신도 나처럼 기구한 삶을 살았군요. 내 삶도 정말 생각하기 싫을 정도로 비참했습니다. 보호소를 떠나서 길거리를 배회할 때 자살하고 싶은 생각이 한두 번이 아니었어요. 그런데 자살도 쉽지 않더군요. 도저히 무서워서 자살할 수가 없었습니다." 카를로스는 회한에 가득한 얼굴로 린에게 말했다.

"카를로스, 난 당신의 마음이 이해가 되요. 저도 길거리를 떠돌아다니며 음식을 구걸할 때 정말 아무 생각이 없었어요. 아무 생각 없이 멍한 상태로 지낼 수밖에 없었어요." 린은 눈물을 흘리며 이야기했다.

두 사람은 서로의 삶을 이야기하며 편안함을 느꼈다. 둘은 친구가 되었다. 그렇지만 둘은 노숙자의 상태를 벗어날 수 없었다. 왜냐하면 노숙자의 처지를 벗어날 방도를 알아낼 수가 없었기 때문이다. 둘은 구걸을 하고 정부의 생활보조금이 나오면 그 돈으로 길거리 마약상에게 마약을 구매하여 마약을 즐겼다.

린과 함께 지내며 린을 좋아하기 시작한 카를로스는 린에게 근사한 선물도 사주고 싶었다. 그는 다시 일을 하고 싶어졌다. 카를로스는 자신이 자주 찾았던 길거리 마약상을 찾아가 물어보았다.

"헤이, 조, 내가 할 일이 있을까?" 조는 카를로스를 자신의 보스에게 데려갔다. 보스는 미끈한 카를로스의 외모와 지난 10여 년간 꾸준히 마약을 구매한 이력에 관심을 표하며 카를로스가 자신의 구역에서 마약을 판매할 수 있도록 허락해주었다. 카를로스는 과거 동료들이었던 갱 멤버뿐만 아니라 할아버지, 할머니, 학생들에게까지 돈만 가져오면 마약을 판매했다. 마약을 판매하는 수단이 뛰어났던 카를로스는 자기 혼자서 판매할 수 있는 마약의 양이 한정되어 있다는 사실을 이해했다. 그는 곧 애인이었던 린에게 마약 배달을 시켰다. 두 사람은 마약 판매가 많아져서 돈이 생기자 두 사람만의 집을 구하는 것이 단지 꿈만이 아니라는 사실을 깨달았다. 3년 정도 둘이서 길거리 마약상을 하니 시외곽에 조그만 집을 얻을 수 있었다. 카를로스와 린은 너무 행복했다. 집에서 함께 마약을 할 수 있었고 길거리에 나갈 때도 함께 나갔다.

어느날 보스가 카를로스를 찾았다. 보스는 외형이 50대의 점잖은 신사였는데 그의 사업은 마약과 매춘이었다. 이런 사실은 그의 부하들만 알았고 주변 사람은 그를 성공한 사업가 정도로 알고 있었을 뿐이었다.

"헤이, 카를로스, 잘 지냈나?" 보스가 웃는 얼굴로 카를로스를 맞았다.

"네, 보스, 신경 써주셔서 감사합니다." 카를로스는 공손히 대답하며 보스의 눈치를 살폈다.

"카를로스, 내가 합당한 사람을 찾고 있는데 당신의 생각이 어떤지 궁금해." 보스의 말을 들은 카를로스는 커다란 기회가 자신 앞에 놓였음을 이해했다.

"보스, 전 어떤 일이든 하고 싶습니다. 기회를 주십시오." 카를로스는 눈도 깜빡이지 않고 보스를 바라보며 대답했다.

"카를로스, 나는 멕시코에서 마약을 운반해올 사람이 필요해. 물론 여기 길거리에서 마약을 판매하는 것보다 위험해. 국경 경비소에서 발각되어 감옥에 갈 가능성도 높고. 그런데 이 일을 성공하면 보수가 두둑해. 물론 운반하는 도중에 마약을 조금이라도 훔치면 죽음을 각오해야 해. 어떤가? 카를로스. 해볼 텐가?" 보스는 신중하게 물어보았다.

"네, 저는 보스의 도움으로 이 자리까지 왔습니다. 신의를 다해 열심히 하겠습니다." 카를로스는 들뜬 목소리로 대답했다.

카를로스는 차량을 운전하는 운전사 보조 역할을 맡았다. 그의 역할은 쉬웠다. 그저 동료들을 따라서 멕시코로 넘어갔다가 멕시코에서 마약을 싣고 국경을 다시 넘어오는 일로 국경수비대의 눈을 피하면 성공이었는데 카를로스는 신참이라서 옆 동료들이 하는 대로 따라했다. 첫 번째 임무는 성공이었고 보수를 두둑히 받았다. 카를로스와 린은 더 이상 길거리 마약상을 하지 않아도 충분한 수입을 얻게 되었다. 린은 이런 사실이 너무도 좋았다. 아이가 없었던 둘에게 정기적으로 생기는 거금은 생활하는데 부족함이 없도록 해주었다.

1년 동안 카를로스의 성실한 모습을 눈여겨본 보스는 카를로스를 불러 또다른 제안을 했다.

"카를로스, 나는 콜럼비아에서 직접 마약을 가지고 오려고 하는데 당신이 일을 해주었으면 하는데 어떤가? 해볼텐가?" 보스는 카를로스에게 새로운 일을 제안하면서 그 내용을 상세히 이야기해주었다.

"카를로스, 이건 지금까지 당신이 해온 마약 운반 형태와는 달라. 밀봉된 마약 봉지를 삼켜서 뱃속에다가 숨겨서 비행기를 타고 운반해오는 일이야. 물론 밀봉된 마약 봉지를 어떻게 삼키는지는 우리가 잘 알려줄거야. 어때?" 보스는 카를로스를 보며 이야기했다.

"보스, 여러 개의 밀봉된 마약 봉지를 삼켰다가 제가 죽지는 않을까요?" 카를로스가 걱정어린 목소리로 물어보았다.

"카를로스, 걱정하지마. 지금까지 여러 명이 이 일을 수행했지만 아무도 죽지 않았어. 여러 개의 마약 봉지를 삼켜도 나중에 대변으로 모두 나오게 되어 있어. 그리고 마약을 질긴 고무용기로 잘 포장하기 때문에 절대 마약이 위장으로 흘러나오지 않아. 우린 여러 번 운반해본 경험이 있어. 걱정하지마. 비행기를 타고 미국에 도착한 다음에 화장실에서 대변을 보면 삼켰던 마약 봉지가 대변과 함께 자연스럽게 배출이 될거야. 전혀 걱정할 것이 없어. 이 일이 성공할 때마다 천만 원의 수고료를 주지." 보스는 확신에 차서 이야기했다.

"보스, 내일이라도 당장 떠날 수 있습니다. 언제 어디로 가야 하는지요?" 카를로스는 높은 수고료를 듣자마자 하겠다고 수락했다.

카를로스는 머리를 자르고 면도를 깨끗이 한 다음 유명 브랜드의 정장과 구두를 신고 공항으로 출발했다. 카를로스 손에는 고급 서류 가방이 들려 있었고, 가방 내에는 가십거리가 실린 잡지들과 위조여권이 들어 있었다. 마약을 운반해봤던 동료들이 카를로스에게 공항에서 어떻게 행동해야 하는지 알려주었다. 카를로스는 태연히 공항 체크인을 하고 비행기에 올라탔다. 비행기는 콜럼비아의 수도 보고타에 착륙했다. 접선책이 공항에 마중나와 있었다. 산체스라고 불린 접선책은 카를로스를 차로 호텔까지 안내했다. 다음날 산체스가 서류가방에 마약을 담아서 호텔로 찾아왔다. 서류가방에는 먹기 좋은 크기의 마약 덩어리가 72개 들어 있었다. 덩어리는 질긴 고무용기에 담아져 있었는데 겉보기에 찹쌀떡처럼 보였다. 카를로스는 이미 배운대로 전날 점심부터 아무 것도 먹지 않았기 때문에 속이 비워 있었다.

"헤이, 카를로스, 여기 보이는대로 72개 덩어리야. 하나라도 없어지면 당신은 죽음을 피할 수 없어. 혹시라도 다른 곳으로 도망간다면 이 세상 끝까지라도 따라가서 죽일거야. 알지?" 산체스는 무서운 얼굴로 경고했다. 카를로스는 이미 10대 중반부터 갱들과 함께 지냈기 때문에 이들의 속성을 뻔히 알고 있었고 마약을 훔칠 마음도 없었기 때문에 산체스의 경고가 무섭게 들리지 않았다. 카를로스는 산체스가 보는 앞에서 마약 덩어리를 하나씩 하나씩 삼켰다. 다행히 마약 덩어리 표면에는 오일이 발라져 있어서 입으로 삼키자마자 위로 넘어갔다. 구역질을 참아가며 떡 같이 생긴 덩어리를 삼켰다. 카를로스는 마약 덩어리를 한 개씩 삼킬 때마다 삼킨 마약 덩어리의 포장지인 고무용기가 파손되어 마약이 위장으로 과다하게 흘러나오지 않을까? 하는 두려움이 조금씩 커졌다.

'카를로스, 정신차려, 내가 이 일이 아니면 어떻게 큰 돈을 만질 수 있겠어. 정신차리자.' 카를로스는 집에 남겨져 있는 린을 생각하며 두려움을 참아냈다.

72개나 되는 마약 덩어리를 모두 삼킨 후 카를로스는 즉시 공항으로 이동했다. 보코타에서 출국 수속은 매우 쉬웠다. 검색대를 통과하며 전신을 스캔했지만 뱃속에 있는 마약 봉지들이 발견되지는 않았다. 보스턴 국제공항에서 입국할 때도 비교적 쉬웠다. 카를로스는 일반 사람들과 똑같이 편안한 얼굴로 입국 수속을 밟았다. 그리고 샌프란시스코로 가는 비행기에 올라탔다. 공항을 나서자 보스의 부하가 차를 대기하고 있었다. 이들은 바로 카를로스를 태우고 호텔로 갔다. 설사제를 먹자 뱃속에 있던 마약 봉지들이 대변과 함께 배출되었다. 72개가 모두 배출될 때까지 30분이 넘는 시간이 소요되었다.

카를로스는 두둑한 수고료를 받아들고 린에게 달려갔다. 린은 다시는 못볼 수도 있었던 카를로스를 보자 너무나 기뻤다. 둘은 근사한 레스토랑에서 평생 처음 먹어보는 음식으로 행복한 시간을 보냈다. 이후 카를로스는 계속 인간 마약 배달부가 되었다. 그리고 배달하는 양도 점점 늘었고, 그에 따라 보수도 점점 늘어났다. 몇 년이 지나자 보스의 신뢰가 쌓이면서 더 이상 카를로스의 일에 간섭하는 사람들이 없어졌다. 공항에도 홀로 갔고 귀국도 홀로 했으며 대변으로 배출된 마약 덩어리를 보스에게 가져오는 일도 카를로스가 직접했다.

화창한 날씨의 봄이었다. 평소와 다름 없이 콜럼비아로 가는 비행기편을 알아보다가 린에게 함께 콜럼비아로 여행갈 것을 제안했다. 린은 이제껏 미국 밖을 벗어나본 적이 없었기 때문에 카를로스의 제안에 매우 들떴다. 카를로스는 콜럼비아의 해안가 관광지에서 5박을 한 후 보고타에 들러서 마약을 가지고 오는 여행 스케줄을 계획했다. 그리고 따로 관광지에 가서 즐길 코카인 분말 50g을 구매해서 화장품 케이스에 넣었다. 모든 것은 순조로웠다. 미국에서의 출국 수속도, 콜럼비아에서 입국 수속도 별탈없이 진행되었다. 둘은 콜럼비아의 아름다운 관광지를 구경하고 근사한 레스토랑에서 식사를 하며 저녁에는 호텔에서 마약을 하며 즐거운 시간을 보냈다. 둘은 보고타로 갔다. 카를로스는 다음 날 아침 린을 호텔에 남겨두고 산체스를 보러 나갔다. 그리고 마약 덩어리를 뱃속에 집어넣고 다시 호텔로 돌아온 후 린을 데리고 공항으로 갔다. 린은 산체스에게 무슨 일을 하는지 묻지 않았다. 단지 이런 평온한 시간이 계속 지속되기를 바랄 뿐이었다.

보스턴 로간국제공항에서 평소와 다름없이 입국 수속을 밟은 카를로스와 린은 여행용 가방을 찾기 위해 수화물 찾는 곳으로 이동했다. 그러다가 카를로스는 과거에는 없었던 마약탐지견이 수화물 사이사이를 거닐고 있는 것을 발견했다. 카를로스는 재빨리 린을 데리고 화장실로 향했다. 왜냐하면 린의 핸드백에 사용하고 남은 마약 분말이 30g 넘게 화장품 케이스에 보관되어 있기 때문이었다. 린도 마약탐지견을 보고는 마약 분말을 변기통에 버리려고 했다. 그러나 카를로스가 이를 저지했다.

"린, 그만둬. 이 마약이 얼마나 비싼 것인데. 버리지 말고 이것을 콘돔에 넣어서 입으로 삼킨 후 나중에 대변을 볼 때 다시 확보하면 괜찮아." 카를로스는 린을 보면 이야기했다.

"뭐라고요? 콘돔에 마약 분말을 넣은 후 그것을 삼킨다고요?" 린은 믿지 못하겠다는 표정으로 물어보았다.

"그래, 린. 내 뱃속에 고무용기로 쌓인 마약 덩어리가 90개나 있어. 내가 보코타에서 입으로 삼킨거야. 지난 3년간 이렇게 해서 안전하게 배달을 했어. 린, 괜찮아. 콘돔에 마약 가루를 넣고 꼭지를 묶으면 뱃속은 안전해. 절대 누출이 되지 않아." 카를로스는 린을 설득했다. 린은 그때야 처음으로 카를로스가 어떻게 마약을 운반했는지 알 수 있었다. 놀랍기도 하고 안쓰럽기도 해서 린은 그렇게 하겠다고 했다. 카를로스는 콘돔을 꺼내서 콘돔 속에 마약 분말을 넣은 후 꼭지를 묶고 그것을 린에게 삼키게 했다. 둘은 무사히 마약탐지견의 검색으로부터 벗어날 수 있었다. 둘은 안도하며 곧바로 샌프란시스코로 향하는 환승 비행기를 탔다.

안도하던 마음은 린이 비행기 안에서 환각 상태에 빠지며 변하기 시작했다. 린이 삼킨 콘돔이 약간 파손되어 마약이 위장으로 흘러나오게 된 것이다. 1시간 정도가 지나자 린의 맥박이 빨라지기 시작했고, 전신에 땀이 나고 복통과 흉통이 강하게 발생했다. 카를로스는 승무원에게 응급처치를 부탁할 수가 없었다. 린과 자신이 삼킨 마약 덩어리가 이 일로 드러날까봐 두려웠다. 린은 3시간 가까이 흉통을 참으며 비행기를 탔다. 비행기가 착륙하자 그 둘은 재빨리 택시를 타고 샌프란시스코 종합병원 응급실로 달려왔다.

간호사가 흉통으로 고통받고 있는 린에게 과거에 앓았던 질환과 복용 중인 약물 등을 물었다. 그리고 마약 복용 여부도 물어보았다. 처음 질문을 받았을 때 린은 사실대로 이야기하지 않았다. 카를로스가 사실대로 이야기하면 둘 모두 감옥에 간다고 했기 때문이었다. 그러나 방문 즉시 시행한 소변검사에서 마약 성분이 검출된데다가 복통과 흉통을 참기 어렵게 된 린은 담당의사에게 모든 것을 털어놓을 수밖에 없었다. 담당의사는 린의 위장 속에 남아 있는 마약이 더 이상 흡수되지 못하도록 활성탄(charcoal) 해독제를 위장에 강제적으로 주입했다. 높아진 맥박과 흉통을 낮추기 위해 약물 처치를 했고, 심장정지에 대비하기 위해 심혈관처치센터로 보내졌다. 다행히 위장에 남아 있던 마약은 더 이상 흡수되지 않고 대변으로 배출되었고, 심근경색 없이 린은 안정을 찾아갔다. 린이 치료받고 있는 동안 대변을 참기 힘들던 카를로스는 병원 화장실에서 대변을 보며 마약 봉지들을 배설했다. 다행히 찢어진 마약 봉지들은 발견되지 않았다.

심혈관처치센터에서 회복한 린은 곧바로 격리병동으로 옮겨졌다. 건강을 회복할 것만 같았던 린은 마약 중독과는 상관없는 무과립구증(agranulocytosis)으로 생명이 경각에 달리게 되었다. 무과립구증은 혈액 속 백혈구의 숫자가 매우 감소한 상태를 나타낸 것으로 환자가 쉽게 세균이나 바이러스에 감염되어 사망하는 무서운 질환이다. 담당의사는 나에게 전화를 걸어 린이 입원한 격리병동 회의실로 와주기를 요청했다. 회의실에 찾아가니 약물중독치료 전문가인 닥터 카렌, 두 명의 레지던트, 한 명의 인턴이 앉아 있었다.

"환자의 소변에서 코카인이 검출되었고 환자가 무과립구증을 보이고 있기 때문에 이는 코카인 분말 가루에 섞여 있는 레바미졸(levamisole) 부작용 때문이라고 판단됩니다." 닥터 카렌이 말했다. 길거리 마약상들에 의해 유통되는 코카인 분말 가루의 약 60%에는 레바미졸 분말이 섞여 있다. 원래 레바미졸은 기생충 치료를 위한 구충제로 사용되고 있다. 그러나 이 약 분말이 코카인 분말과 매우 흡사해서 불법 마약제조업자가 코카인 분말 증량을 위해 섞는 일이 흔하다. 그리고 레바미졸 자체가 심장을 자극해서 환각 효과를 증가시키는 효과가 있다. 이런저런 이유로 마약제조업자들이 애용하는 성분인데 이 약의 치명적 부작용이 바로 무과립구증이었다.

"네, 닥터 카렌의 말에 동감합니다. 아마 환자는 며칠 전부터 꾸준히 코카인을 복용한 것 같습니다. 그리고 어제 위장내에 존재한 마약 포장지가 파손되어 다량이 혈액 속으로 흡수되었다고 생각합니다. 아마 환자는 레바미졸에 매우 민감한 사람이라고 생각합니다. 일반적으로 레바미졸 복용으로 무과립구증 같은 부작용은 약 0.1% 정도에서 발생하는데 이 환자는 레바미졸에 민감한데다 특히 과량 복용으로 증상이 더 심한 것으로 판단됩니다. 검사실에 남은 소변 검체로 레바미졸을 검사해보면 검출될 것으로 판단됩니다." 내가 카렌에게 동의하며 말했다.

"이 환자는 혈액 속에 백혈구가 거의 없습니다. 감염이 있을 경우 바로 사망할 것이기 때문에 무균실로 옮기려고 합니다." 담당의사가 말했다.

3일 뒤 환자는 감염이 호전되지 않아 사망했다. 환자는 응급실에 방문했을 때부터 감염을 가지고 있는 상태였다. 아마 비행기를 탔을 때에 이미 백혈구가 감소된 상태였기 때문에 기내에서 감염증을 앓고 있는 승객들로부터 감염되었을 확률이 높았다. 그녀는 백혈구가 매우 감소된 상태에서 감염이 발생했기 때문에 감염이 전신으로 급속히 퍼졌다. 무균실에 입원했지만 세균을 이겨낼 백혈구가 거의 없어서 다양한 항생제를 투여해도 환자는 호전되지 않았다.

카를로스는 이 세상에서 자신을 이해해주는 오직 단 한 명의 동반자를 무책임한 행위로 사망에 이르게 하였다. 린이 사망했을 때 무균실 병동 앞에서 초조히 기다리던 카를로스의 모습이 눈에 선하다.

레바미졸이 함유되지 않는 순수한 코카인을 과다 복용하면 주로 심근경색이 발생한다. 과다복용된 코카인이 혈관을 강하게 수축시키고 결국 심장 혈관도 매우 좁아져 혈액공급 부족으로 심근이 괴사되는 심근경색이 발생하는 것이다. 이에 비해 암페타민 과다 복용은 혈관수축보다는 동맥경화증으로 혈관내를 감싸고 있는 죽상경화판(plaque)을 파열시켜서 경화판 물질 덩어리들이 좀 더 작은 심장 혈관을 완전히 가로막아 심근경색을 일으켜 사망을 초래하는 것으로 알려져 있다. 불법 마약제조업자들이 제조한 마약을 무분별하게 사용하는 인간이 사라지지 않는 현실이 아쉽기만 하다.

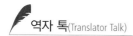

역자 톡(Translator Talk)

인간은 사회적 동물이다. 약 1만 년 전 구석기 시대에는 다양한 인종들이 지구상에 살고 있었다. 이들은 가족 단위로 모계를 중심으로 지구상에 넓게 흩어져 포식동물 등과 경쟁하며 살아갔다. 이 많은 인종들 중에서 큰 무리를 이루지 못한 인종들은 모두 혹독한 자연환경 속에서 살아남지 못하고 멸종했다. 즉, 무리를 이룰 줄 아는 사회성 강한 인종만이 살아남았고 지구상에서 번성하고 있다. 아이가 성장해서 친구를 찾는 것은 당연하다. 왜냐하면 이런 욕구가 강하게 존재하는 인간들이 현재의 인간 사회를 이루었기 때문이다.

아이들이 친구들을 찾는 것은 자연스러운 인간의 본능이다. 만약 아이에게 친구가 없다면 아이의 정서적 불안을 이해하고 그 부모가 대신 친구가 되어 주어야 한다. 만약 부모도 아이의 친구가 되어주지 않는다면 이런 아이는 어떻게 해야 하는 할까? 이런 상황에 있는 많은 아이들이 인터넷 게임에 빠지거나 가출하는 것을 볼 수 있다.

이야기 속의 카를로스와 린도 동일한 상태에 처해 있었다. 이들은 결국 가정을 뛰쳐 나갔고 이런 이들을 호의적으로 대하는 범죄집단으로, 그리고 술집 여성으로 생활하게 되었다. 만약 카를로스나 린에게 학교 가서 즐겁게 이야기 나눌 좋은 친구들이 있었다면 이들이 가정을 뛰쳐나가지는 않았을 것이다.

아이들은 친구를 사귀며 자신에게 맞는 친구가 어떤 형태인지 이해하게 되고 결국 성인이 된 후 평생의 반려자와 함께 인생을 살아가게 된다.

청소년 중에서 현재 극도의 외로움 상태에 빠져 있다면 예수를 공부하길 추천해본다. 예수는 평생을 외로움 속에서 살다간 간 사람으로 여러분이 현재의 고통을 이겨내는 데 큰 도움이 될 것으로 생각한다.

사망을 부르는 용량이 불분명한 약

샌프란시스코 외곽 지역 식료품점 계산대에서 근무하는 앨리시아는 20살의 꿈많은 아가씨이다. 그녀의 집안 형편이 부유하지 않았기 때문에 그녀는 고등학교 1학년이었을 때부터 이 식료품점에서 아르바이트를 시작했다. 그리고 고등학교를 졸업하자마자 직원으로 채용된 것이다. 그녀는 어렸을 때 선생님이 되고픈 꿈이 있었지만 학업성적이 좋지 않았고 힘겹게 살아가고 있는 부모님의 처지를 고려하지 않을 수 없었다. 그러나 그녀는 침울해하지 않았다. 그녀는 월급을 받으면 부모님께 드리는 착한 딸이었고 친구들과 만나면 즐겁게 수다를 떠는 성격좋은 아가씨였다.

주말 근무가 아닐 때면 앨리시아는 친구들과 만나서 수다를 떨었다. 친구들의 생일 파티에서 함께 음악을 들으며 수다를 떠는 것이 그녀의 스트레스를 해소하는 주요 방법이었다. 파티에서 가끔 친구가 구해온 엑스터시(Ecstasy) 알약을 함께 나눠먹으며 몸이 붕 뜨는 몽환적인 기분과 함께 행복한 느낌을 서로 공유했다. 엑스터시를 먹은 다음날이면 두통에 시달렸지만 근무에 지장을 주는 정도는 아니었다. 그녀는 친구들과 함께 봄에 시내 농구 체육관에서 열리는 레이브 파티에 가기로 약속했다. 그곳에서 빠른 리듬의 테크노 음악을 듣고 엑스터시를 먹으며 밤새 춤춰보고 싶었다. 그녀는 그날만을 손꼽아 기다렸다.

레이브 파티는 1990년대부터 미국 전역의 대도시 실내 체육관에서 대규모로 열리기 시작했다. 소규모 파티에서 음악을 듣고 춤추고 노는 모임에서 만 명 가까운 젊은이들이 모여서 DJ가 켜는 현란한 테크노 음악에 따라 밤새도록 춤을 추는 모임으로 변화되었다. 이런 테크노 댄스 파티에서 즐겨먹는 마약이 엑스터시이다. 이 약을 먹으면 몽환적인 상태로 밤새도록 춤춰도 기운이 안빠지고 함께 춤추는 사람들과 친밀감이 높아져 파티에서 매우 인기가 있다. 레이브 파티는 길거리 마약상들에게는 돈을 벌 수 있는 큰 기회였다.

엑스터시의 원래 명칭은 MDMA (3,4-methylenedioxy-methamphetamine) 이다. 1912년 독일 머크사에서 의약품 목적으로 개발되었지만 원래 의도와는 다르게 마약 효과가 너무 강해 중독환자들이 늘어나자 모든 나라에서 불법 마약으로 사용이 금지되고 있다. 엑스터시를 먹으면 기분이 고양되고, 상대와 감정을 공유하는 공감능력이 증가하며, 시신경과 청신경이 예민해지고 몽환적인 상태에 빠진다. 그래서 집단적인 즐거움을 추구하는 파티에서 이 엑스터시가 많이 이용된다. 그러나 과다복용하게 되면 불안과 초조감이 심해지고, 피해망상이 발생하고, 심박동수와 혈압이 올라가고, 체온이 올라가며, 탈수가 심해져 결국 사망하게 된다.

앨리시아는 친구 세 명과 함께 친구의 차로 레이브 파티가 열리는 체육관 주차장으로 갔다. 주차장에는 샌프란시스코 인근 도시에서 레이브 파티를 즐기러 온 수많은 젊은이들의 차량으로 가득 차 있었다. 체육관 입구마다 경비원들이 질서를 유지하고 있었고, 한켠에는 구급차가 세워져 있었다. 앨리시아는 예매한 입장권을 들고 친구들과 함께 들뜬 마음으로 파티장에 들어갔다. 그녀들의 손에는 형광봉이 들려 있었고, 상의는 형광물질로 장식되어 있었다. 체육관에는 이미 수천 명이 들어서서 빠른 템포의 테크노 음악에 맞추어 정신없이 몸을 흔들고 있었다. 앨리시아도 친구들과 함께 정신없이 춤을 추었다. 곧 몸은 땀으로 범벅이 되었다.

길거리 마약상인 스무디도 동료들을 데리고 레이브 파티에 참가했다. 그들의 호주머니에는 불법마약제조업자에게 받은 새로운 형태의 엑스터시 알약이 가득 들어 있었다. 제조업자는 이전의 엑스터시 알약에 비해 몇 배는 효과가 더 좋다고 스무디에게 홍보했다. 스무디는 이번에도 큰 돈을 벌 수 있으리라 생각했다. 스무디와 동료들은 엑스터시를 좋아할 것 같은 사람들이 보이면 무조건 다가가서 알약을 권했다.

"헤이, 예쁜 아가씨들, 즐거운 시간 보내고 있나요?" 마약상 중 하나가 앨리시아 일행에게 다가서며 말을 걸었다.

"나에게 기분전환제가 있는데 관심 있나요? 한 알에 만원이에요." 기분 좋은 웃음을 날리며 그는 아가씨들의 마음을 풀어주었다. 앨리시아와 친구들은 각각 한 알씩 구입했다. 그리고 근처에 설치된 맥주바에서 맥주를 사서 맥주와 함께 액스터시 알약을 먹었다. 먹은 지 30여 분이 지나자 서서히 액스터시의 효과가 나타나기 시작했다.

레이브 파티 행사 책임자였던 피오나는 파티가 시작되자마자 젊은이들이 오천 명 가까이 입장하자 매우 기분이 좋았다. 만 명에 가까운 젊은이들이 참가하는 레이브 파티를 성공적으로 끝마친다면 행사기획자로서 그의 이름은 매우 유명해질 것이 자명했기 때문이었다. 그는 이번 행사를 위해서 시에 허가를 얻어야 했고, 장소를 구하고, 유명 DJ를 섭외해야 했으며, 지속적으로 광고도 해야 했다. 또한 그의 경력에 중요하게도 이번 행사를 지역방송에서 녹화하기로 한 것이다. 피오나는 행사에 사용되는 음향시설과 조명시설을 최고의 것으로 사용했다. 그리고 춤추다가 탈진해서 쓰러지는 사람들을 구조하기 위해 구조사들과 구급차를 상시 대기시켜 놓았다. 항상 이런 파티에는 소매치기들이 많았기 때문에 불쌍사가 생기지 않도록 많은 경비원들이 행사장 내에서 파티 참가자들을 감시하도록 했다. 모든 일들이 피오나의 예측대로 순조롭게 진행되었다. 젊은이들은 DJ가 켜는 현란한 음악에 맞추어 정신없이 몸을 흔들고 있었고, 한켠에서는 행사요원들이 맡은 바 업무를 충실히 수행하고 있었다.

친구들과 함께 파티에 참가한 사람들과 몸을 부딪히며 춤을 추던 앨리시아는 몸에 갑자기 오한을 느꼈다. 그녀가 액시터시를 먹고 원했던 그런 몽환적이고 따스한 느낌이 아니었다. 그녀는 불안하고 초조해지면서 피해망상이 나타나기 시작했다. 그녀는 옆에서 춤을 추고 있던 친구들을 향해 소리쳤다.

"저리 꺼져. 저리 꺼지란 말이야." 그녀가 절규하듯 외쳤지만 액스터시의 약효에 취해 있던 친구들은 앨리시아의 말을 제대로 알아들을 수 없었다. 눈동자가 풀린 상태로 기분이 고양되어 몸을 격렬히 흔들 뿐이었다. 앨리시아는 커다란 음악소리, 현란한 네온사인, 더운 실내 온도, 땀에 젖은 사람들을 보며 공황적인 상태가 되었다. 그녀는 땀을 급격히 흘리기 시작했으며, 입술과 혀가 점점 말라갔고, 심박동수가 급격히 올라갔다. 그녀는 이 자리를 벗어나고 싶었다. 입구를 향해 느리게 걸어가던 앨리시아가 갑자기 쓰러졌다. 어느 누구도 앨리시아가 바닥에 쓰러진 것을 알아차리지 못했다. 몇 분 있다가 춤추던 사람이 엎어져 있던 앨리시아에 의해 넘어지면서 정신을 잃은 앨리시아가 발견될 수 있었다. 갑자기 사람들이 웅성거리기 시작했다.

사람들이 구급소로 달려가 구급대원을 데리고 왔다. 응급처치 후 곧바로 앨리사는 구급차에 실려 샌프란시스코 종합병원으로 보내졌다. 레이브 파티를 녹화 중이던 지역방송사 기자도 앨리시아가 쓰러진 것을 보고 구급차를 따라 병원으로 향했다. 방송차량과 함께 병원으로 향한 기자는 레이브 파티에서 일어난 이 사건을 응급뉴스로 지역방송에 내보내기 시작했다. 앨리시아가 병원에 당도하기도 전에 수많은 전화가 병원 응급실로 걸려왔다. 레이브 파티에 참여한 젊은이들의 부모들이었다.

나는 저녁 늦게 집에서 응급전화를 받았다. 약물중독 전문 치료 의사인 닥터 머피였다.

"닥터 우, 조금 전에 엑스터시 중독으로 의심되는 환자가 혼수 상태로 병원에 실려왔습니다. 레이브 파티에서 혼절했는데 상태가 매우 안좋습니다. 급하게 응급으로 혈액투석을 시행하고 있는데 환자가 어떤 마약을 먹고 이런 지경에 처했는지 원인을 알면 치료 방침을 확정하는데 도움이 될 것 같습니다. 지금 응급실에 있는 간이 마약검사법으로는 암페타민(amphetamine) 약물류가 양성이 나오는데 정확히 어떤 약물인지 확인하기 어렵고 환자가 다른 마약을 혼용했을 수 있어서 치료 방침을 확정하는데 곤란을 겪고 있습니다. 닥터 우, 환자가 매우 위급한데 지금 즉시 마약 검사를 해주실 수 없는지요?" 닥터 머피는 심각한 목소리로 나에게 부탁했다.

"물론입니다. 지금 나가서 검사해보도록 하겠습니다." 나는 TV에서 긴급히 보도되고 있는 뉴스를 보면서 신속 대답했다.

내가 응급실을 찾아갔을 때는 닥터 머피 이외에는 두 명의 경찰이 나를 기다리고 있었다.

"닥터 우, 저는 형사 폴입니다. 혼수 상태로 여기에 실려온 앨리시아 사건을 수사 중입니다. 제 생각으로는 마약 과다 복용으로 인한 쇼크사로 생각되는데 이번 레이브 파티에 참가한 젊은이들 중에서 앨리시아처럼 심각한 상황이 초래된 경우가 없어서 저도 혼란스러운 상태입니다. 제가 앨리시아의 친구들이 가지고 있던 엑스터시 알약을 두 개 가지고 왔습니다. 이 알약이 앨리시아를 혼수상태로 이끌었는지 알고 싶습니다." 형사는 심각한 얼굴로 나에게 이야기했다.

나는 형사에게서 받은 알약과 앨리시아의 혈액과 소변 검체를 들고서 검사실로 갔다. 검사실에는 나에게서 미리 연락을 받은 박사후 과정을 밟고 있던 포스닥 레이가 검사를 준비하고 있었다. 우리 검사실에는 최첨단의 질량분석기가 여러 대 있었고, 시장에 출시되기 전 연구단계인 질량분석기도 업체의 의뢰로 평가를 위해 가동되고 있다. 이 장비 중에 미세한 분자량 차이도 정확하게 구분해내는 최첨단 질량분석기가 있다. 이 장비는 분자들 사이의 질량 차이를 0.1달톤(Da)까지 정확히 측정해내기 때문에 혈액이나 소변내 거의 모든 성분을 원형상태 그대로 검출해낼 수 있다. 엑스터시의 분자량이 193.246달톤이고 모르핀(morphine)의 분자량이 285.34달톤, 코카인(cocaine)의 분자량이 303.353달톤, 대마초 주요 성분의 분자량이 314.45달톤이므로 만약 혈액 속에 이 네 가지 성분이 존재하면 질량분석기로 쉽게 구별되어지는 것이다. 물론 체내는 무균적이고 정제된 공간이기 때문에 일반 환경에서 보여지는 다양한 성분이 존재하지 않는다. 그래서 질량분석기로 193.246달톤의 성분이 발견되면 이는 엑스터시라고 말할 수 있게 되는 것이다. 닥터 머피는 앨리시아가 먹은 알약 속에 엑스터시 이외에 대마초나 아편류의 성분이 함께 섞여 있지 않을까? 의심했다. 왜냐하면 엑스터시 중독자들이 다양한 마약을 함께 복용하는 경우가 많았기 때문이다. 나는 앨리시아의 혈액과 소변 검체를 분석하면서 엑스터시 이외에 다른 마약들이 존재하는지 면밀히 분석했다. 그리고 경찰이 주고 간 알약도 구성 성분과 용량을 분석했다.

우리들은 앨리시아의 혈액과 소변에서 엑스터시 성분(MDMA)만을 검출할 수 있었다. 대마초나 아편 같은 마약은 검출되지 않았다. 그렇지만 혈중에 존재하는 엑스터시의 농도가 매우 높게 나타났다. 기존에 자주 접했던 엑스터시 중독환자들의 혈액에서 측정된 농도들보다 앨리시아의 혈중 농도가 매우 높게 나타났다. 경찰이 분석을 의뢰한 알약도 고용량의 엑스터시 알약이었다. 일반적으로 길거리에서 팔리는 엑스터시 알약보다 성분이 5배 정도 더 많이 들어 있는 고용량 엑스터시 알약이었다. 혼수상태로 실려온 앨리시아는 엑스터시 과다복용으로 심각한 부작용이 발생한 것이다.

나는 이 사실을 닥터 머피와 형사 폴에게 알려주었다. 환자는 혈액 투석뿐만 아니라 전신의 혈액을 교환하는 시술도 받았지만 결국 병원도착 5시간 만에 사망했다. 환자는 엑스터시 과다복용의 주요증상을 모두 보여주었다. 과도한 탈수 상태와 혈액응고상태 이상으로 내부 장기 출혈, 호흡곤란장애, 신부전, 근육괴사 등 환자의 상태가 너무도 심각했기 때문에 혈액 투석으로 혈액 속에 존재하는 엑스터시 성분을 인위적으로 제거했지만 젊은 여성의 죽음을 막을 수 없었다. 응급실 문을 나설 때 보호자 대기석에서 하염없이 눈물을 흘리고 있는 초췌한 40대 후반의 여성을 볼 수 있었다. 불쌍한 어머니를 이 세상에 두고 먼저 하늘로 떠난 이 젊은 아가씨의 마음은 어떠했을까? 생각하니 마음이 먹먹했다.

나는 사망한 앨리시아 이외에도 2명의 젊은이들이 저혈압과 호흡저하 등을 이유로 우리 병원 응급실에 입원한 사실을 알았다. 그러나 이들의 상태는 앨리시아처럼 심각하지 않았다. 적절한 수분을 공급해주고 내부 장기 손상이 일어나지 않도록 즉각적인 처치를 함으로써 이들의 생명에는 아무 지장이 없었다. 우리 병원 이외에도 파티가 일어났던 주변 병원들 응급실에 10여 명의 환자가 입원했지만 모두 경한 부작용이었다. 나는 앨리시아만 심한 부작용을 겪은 이유를 알고 싶었다. 나는 앨리시아의 보모에게서 연구용 검체 기증 동의서를 얻은 후 다른 환자 2명에게도 동의서를 얻을 수 있었다. 그러나 다른 병원 응급실에 입원한 환자들의 검체를 이용하는 것이 불가능했다. 이들 병원에서 이 환자들에게 연구용 검체 기증 동의서를 받지 않았기 때문이다. 나는 연구 대상 검체 수가 너무 적어서 연구를 진행할 수 없었다. 엑스터시는 복용하면 대부분 간에서 대사되어 대변으로 배출된다. 그리고 일부 약 20% 정도가 신장으로 통해 소변으로 배출된다. 나는 앨리시아의 간에서 엑스터시를 대사하는 효소에 유전적 결함이 있을 것으로 생각했다. 그래서 레이브 파티에 참여해서 동일한 알약을 먹은 젊은이들에 비해 혈중 농도가 더욱 더 높아졌을 것이라 판단했다. 그러나 연구를 해보지 못했기 때문에 추측할 뿐이었다.

앨리시아에게 불법 고용량 엑스터시를 판매한 스무디와 그 일당들은 모두 경찰에 체포되었다. 그 중 스무디와 앨리시아에게 알약을 판매한 부하는 살인죄가 적용되는 중형을 선고받았다. 대규모 레이브 파티를 주최했던 피오나는 더 이상 행사기획자로 나설 수 없게 되었다. 경찰은 사건사고가 많은 레이브 파티를 금지하고 싶어했으나 행사기획자나 참여자들의 반발에 막혀 실행에 옮길 수 없었다. 이들은 표현과 행동의 자유를 어느 누구도 억압할 수 없다는 주장을 하며 법이 제정되지 못하도록 막았다. 최근에 LA에서 개최되었던 레이브 파티에서 15살 어린 소녀가 앨리시아와 비슷한 증상으로 사망하는 사건이 있었다. 뉴스에 나온 그녀의 어머니는 울면서 더듬거렸다.

"다음달에 딸 아이의 16번째 생일을 근사하게 꾸며주려고 파티 장소도 알아보고 했는데…."

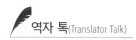

청소년기 시절에는 앞으로 인생을 살아가면서 행복을 느끼게 해줄 도구를 만들어가는 것이 중요하다. 음악 악기를 익혀서 연주의 즐거움을 죽을 때까지 느끼는 것도 큰 행복이다. 미술을 배우고, 수영을 배우고, 축구를 배우고, 농구를 배우고, 테니스를 배우고, 사진을 배우고, 컴퓨터 프로그래밍을 배우고, 공부를 하고, 이 모든 것들이 앞으로 살아갈 인생에 행복을 주는 수단이 된다.

이런 배움의 과정들 중에서 가장 비용이 적게 드는 것이 학교 공부라는 사실이 어쩌면 아이러니하다.

인간은 끊임없이 행복을 추구하며 살아간다. 행복의 도구가 많으면 많을수록 행복한 삶이 된다. 마약도 인간에게 순간적인 행복감을 선사한다. 그래서 한 번 마약에 빠지면 그 구렁텅이에서 벗어나기가 극히 어렵다. 왜냐하면 쉽게 얻을 수 있는 행복의 수단을 버리기가 쉽지 않기 때문이다. 가장 좋은 것은 마약의 유혹에 빠지지 않는 것인데, 이런 유혹에 쉽게 빠지지 않는 길은 자기 자신이 여러 행복의 수단을 가지고 있을 때이다.

자신의 삶은 어느 누구에게도 의존할 수가 없다. 즉, 정신적으로 홀로 우뚝 서서 살아가야 한다. 이때 행복을 얻을 수단을 가지고 있다면 행복한 삶을 가질 수 있다고 판단된다.

에필로그

나는 임상화학자로서 지난 30여 년간 진단검사의학과의 교수로 근무해왔다. 많은 사람들이 자신도 모르는 사이에 독극물에 중독되어 이유도 모른 채 사망하는 경우도 많이 보았고, 다행스럽게 우리 검사실의 도움을 받아 적절한 치료를 통해 생명을 건지는 경우도 보았다. 우리의 업무는 일반 대중에게 드러나지 않아서 진단검사의학에 대한 인식이 거의 없는 편이다. 이 분야의 사람들은 명성에 초연한 편이다. 그러나 이 분야는 환자를 진단하고 치료하는 데 매우 중요한 역할을 하고 있다. 나는 나의 이야기를 통해 이 분야 사람들이 수행하는 일들을 일반 대중에게 소개하고 싶었다. 물론 그것에 앞서서 약물을 올바르게 사용하지 않으면 얼마나 치명적인가를 깨닫게 해주고 싶었다.

약은 인류의 역사와 함께했다. 앞으로의 미래는 노년의 사회로 변화될 것이기에 인간은 살아생전에 많은 약을 복용할 수밖에 없는 환경에 처해 있다. 이 책이 일반 대중들에게 약에 대한 관심을 일으키는데 조그만 불씨가 되기를 소망해본다.